La Dieta de las 3 Horas^{MR}

Cómo Bajar de Peso Sin Dejar
de Comer de Todo

Elogios para *La Dieta de las 3 Horas*^{MR} por Jorge Cruise

"¿Tiene ganas de cenar pasta esta noche? Ningún problema. ¿Quiere comerse una tostada con esos huevos? Siga con gusto. Con *LaDieta de las 3 Horas*^{MR} nunca ha sido tan fácil perder peso mientras se come bien."
—Jacqui Stafford, *Shape*

•

"Combinando la investigación más sofisticada, con explicaciones fáciles y prácticas, la revolucionaria dieta de Jorge Cruise es una manera viable de perder peso sin tener que hacer grandes sacrificios. Jorge ofrece toda la motivación necesaria para que hasta la persona más perezosa se ponga a dieta. Si usted siempre ha soñado con un motivador de pérdida de peso que sea inteligente y cariñoso las 24 horas del días, los 7 días de la semana, ¡este libro es para usted!"
—Carol Brooks, editora general de *First for Women*

•

"Jorge Cruise ha identificado un factor crucial en lo que a pérdida de peso se refiere: Cómo se come es tan importante como qué se come. Su *Dieta de las 3 Horas*^{MR} es fácil de comprender, fácil de seguir y especialmente diseñada para aquellos que no tienen tiempo de hacer dieta. Su libro es una herramienta esencial para aquellos que buscan perder peso a largo plazo, para toda la vida."
—Lisa Sanders, MD, Yale University School of Medecine y autora de *The Perfect Fit Diet*

•

"*La Dieta de las 3 Horas*^{MR} ofrece una receta fácil de alimentación: cómo y cuándo controlar su hambre, *disfrutar de su comida y mejorar su salud*. ¡Es difícil encontrar algo mejor!"
—Leslie Bonci, MPH, RD, LDN, director de medicina de deportes, University of Pittsburg Medical Center, y nutricionista para los Pittsburg Steelers

•

"Por fin, el libro que le pondrá fin a la dieta Atkins y a la de South Beach. Si quiere perder peso, y no volver a ganarlo sin dejar de comer ningún tipo de comida, ¡este es el libro!"
—John Robbins, autor de *Diet for a New America* y *The Food Revolution*

•

"Jorge ha dedicado su vida a enseñarle a la gente que puede perder peso saludablemente. Este libro ofrece las herramientas que se necesitan para perder peso para siempre. Es un magnífico plan, y un libro inspirador."
—Kathleen Daelemans, autora de *Cooking Thin with Chef Kathleen* y *Getting Thin and Loving Food!*

•

"Jorge Cruise le da una nueva dimensión al mundo de la pérdida de peso. Le da la fuerza y las herramientas para perder peso, haciendo cambios muy sencillos a cómo y cuando come. Esta técnica puede ayudar a hacer toda la diferencia."
—Fred Pescatore, MD, autor de *The Hamptons Diet*

•

"Jorge Cruise hará que se sienta y se vea lo mejor posible."
—David Kirsch, autor de *The Ultimate New York Body Plan*

"*La Dieta de las 3 Horas*^{MR} de Jorge Cruise ofrece un plan de comizas razonable y práctico. Su guía es fácil de seguir, y le ayudará a cualquiera que decida seguirla, a comenzar a ver cambios corporales inmediatos, con resultados a largo plazo."
—Tammy Lakatos Shames y Lyssie Lakatos, RD, LD, CDN, autoras de *Fire Up Your Metabolism*

•

"Wow! Aprendí muchísimo en el fascinante nuevo libro de Jorge Cruise. Veo cómo la gente no tendrá ningún problema en seguir *La Dieta de las 3 Horas*^{MR} y perder peso manteniendo su metabolismo en marcha."
—Lucy Beale, autora de *The Complete Idiot's Guide to Weight Loss*

•

"Una alternativa fácil a las dietas bajas en carbohidratos, altas en grasa y otras dietas que pueden tener nocivos efectos secundarios."
—Dale Eustache, PhD, profesor de tecnologías del cereal, Kansas State University

•

"Este libro sencillo y fácil de comprender, le dará numerosas ideas prácticas para comenzar a perder peso inmediatamente sin sentir hambre, sin contar calorías y sin sentirse privado de nada. Le sugiero que compre una copia para usted, y otra para un amigo, y así iniciar este proceso juntos."
—Christopher Guerriero, fundador y cabeza del Nacional Metabolic and Longevity Research Center y autor de *Maximize Your Metabolism*

•

"Es una alegría ver que un exitoso mentor de la pérdida de peso rechace las dietas bajas en carbohidratos y otras dietas de moda para decirle a la gente la verdad: que puede comer lo que quiera, siempre y cuando sea con moderación. Es un plan de nutrición balanceado, inteligente y práctico. Jorge le habla a sus lectores en un tono comprensivo y alentador."
—Janis Jibrin, MS, RD, escribe para GoodHousekeeping.com y es la autora de *The Unofficial Guide to Dieting Safely*

•

"*La Dieta de las 3 Horas*^{MR} le ayudará a millones de personas a perder peso ¡y a sentirse de maravilla! El consumo de alimentos saludables cada tres horas ayuda a estabilizar los niveles de azúcar en la sangre, controlar el hambre y quemar las libras no deseadas."
—Jay Robb, nutricionista clínico certificado y autor de *The Fat Burning Diet*

•

"Jorge ha creado un plan sencillo, fácil de seguir ¡que no suena como una sentencia de cárcel! Sin contar carbohidratos, sin necesidad de exóticos suplementos ni complejos cálculos matemáticos antes de cada comida, *La Dieta de las 3 Horas*^{MR} es fácil de leer ¡y fácil de seguir!"
—Harley Pasternak M. Sc., entrenador de los famosos y autor de *Five Factor Fitness*

•

"Todos queremos hacer más en menos tiempo, y en *La Dieta de las 3 Horas*^{MR}, Jorge Cruise nos enseña a perder el peso que quiera, de una manera saludable y segura. ¿Qué mejor que eso? Este es un libro que le ayudará a alcanzar su meta de estado físico en la manera más corta, más fácil y más sencilla de todas."
—Mark Victor Hansen, co-creador de la serie *Sopa de Pollo para el Alma* (bestseller #1 en el *New York Times*) y co-autor de *The One Minute Millionaire*

LA Dieta DE

3

MR

LAS 3 Horas

Cómo Bajar de Peso sin Dejar de Comer de Todo

Jorge Cruise

Autor Bestseller en la lista del *New York Times*
y Asesor de Pérdida de Peso

Traducido del inglés por Rosario Camacho-Koppel

A mis tres millones de clientes en línea en JorgeCruise.com que me pidieron que creara una dieta realista, simple y saludable para gente *ocupada*.

ÍNDICE

PARTE I

HORA DE PERDER

PARTE II

CÓMO FUNCIONA— LA PROGRAMACIÓN VISUAL^{MR}

AGRADECIMIENTOS

Antes que nada, quisiera darles las gracias a los tres millones de clientes de mi website JorgeCruise.com con quienes he tenido el privilegio de trabajar. Sin sus valiosas opiniones, consejos y apoyo, La Dieta de las 3 Horas^{MR} no podría ser el éxito que es hoy día.

Gracias al Dr. David Katz, el modelo de todos los doctores. Su mensaje, de medicina integrada, es algo muy poderoso. El mundo es muy afortunado de tener su mensaje, y aún mas afortunado de que usted sea un mensajero tan apasionado y extraordinario. Espero trabajar con usted en proyectos futuros. Gracias, David, por ser mi inspiración como un pionero de la salud, y por ser tan buen esposo y padre de familia. ¡Bravo!

Debo darle las gracias a Oprah Winfrey, la mujer que lanzó mi carrera. Me invitó a su show en Chicago, y me presentó a dos personas cuyas vidas habían cambiado gracias a mi website. Nunca olvidaré ese día. A partir de ese momento, comprendí lo poderosa que es la herramienta del internet y cómo puede hasta cambiar las vidas y los cuerpos de mucha gente.

A Heather, mi esposa que tanto quiero. Gracias por ser mi mejor amiga, y el centro de mi existencia. Has traído alegría y equilibrio a mi vida. Mi vida comenzó realmente cuando nos conocimos. Muchísimas gracias, *baby doll*. Te estoy tan agradecido—eres mi chica.

Gracias a mi hijo, Parker. Gracias, amigo, por hacerme sonreír todos los días, y por toda la alegría que me das. Soy un padre muy afortunado.

Ben Gage, el presidente de mi compañía y el as legal. Gracias por todo tu esfuerzo y tu apoyo. Espero trabajar contigo durante toda la vida, transformando al país entero.

A Phyllis McClanahan y Jenn Anderson. Gracias por administrar mi oficina personal. Y además, gracias por toda su ayuda y apoyo con este libro. Tengo mucha suerte por estar rodeado de mujeres tan inteligentes. Gracias por su lealtad, y por su confianza en que podemos cambiar al mundo. No puedo siquiera imaginar lo que sería mi vida sin ustedes dos. Gracias, gracias, gracias!

A mis consejeros. Gracias, Halle Elbling, MS, RD, Vanesa Aldaz, MPH, RD, Linda Spangle, RN, MA, Janette J. Gray, MD, Cory Baker, CPT, NASM, Chef Bernard Guillas, Andrew Roorda, MD, y Jade Beutler, experto en suplementos. Estoy tan agradecido por su tiempo, su esfuerzo y su amistad. ¡Gracias!

Gracias a mi hermana Marta, por su amor. Y por supuesto, a mi bellísima Mamá, Gloria, y los muchos sacrificios que tuvo que hacer para que yo llegara a donde estoy parado hoy día. Gracias también a mi suegra, Sue, por su ayuda con este libro. Tengo tantísima suerte de tener una suegra que es una verdadera maestra de las palabras, y que nos quiere tanto (y felicitaciones también por tu pérdida de peso)!

A Cathy Leavy, por su extraordinario diseño de La Comida de las 3 Horas^{MR}, y el Horario de las 3 Horas^{MR}.

A Lisa Sharkey, mi amiga con un corazón de oro.

A Cristina Saralegui, la mejor mamá adoptiva que uno pueda tener. Besitos.

Gracias, Scout Gries, por tu extraordinario trabajo con la foto de la portada.

A Jacqui Stafford, que es la diva del estilo y el buen gusto. Gracias por tu apoyo en todo lo que hago. Eres una joya.

A Bruce Barlean, y a toda la familia Barlean. Gracias por todo.

A mi gran amigo, Jade Beutler, y su familia.

A todos mis amigos de AOL, la revista *First for Women* y *USA Weekend*.

A Steve Hanselman, el hombre de HarperCollins cuya pasión y visión de La Dieta de las 3 Horas^{MR} convirtió esta revolución en realidad. Gracias, Steve, por tu amistad y tu extraordinario apoyo.

Y por supuesto, gracias a mi extraordinario equipo en HarperCollins, que todos los días vive y respira la Revolución de las 3-Horas. Gracias, Jane Friedman, Brian Murray, Joe Tessitore y George Bick. Gracias, Kathryn Huck, Shelby Meizlik, Tara Cibelli, Shakti Shulka, Josh Marwell, Rene Alegria, Mary Ellen Curley, Laura Ingram y Sabrina Ravipinto. ¡Gracias a todos!

PRÓLOGO POR
CRISTINA SARALEGUI

Hay un refrán popular que dice: "Todo lo que llega fácil, fácil se va," y sobre esta base es que este excelente libro está escrito. O sea, las dietas relámpago, donde las primeras libras se pierden fácilmente, ¡engordan!

La mayoría de las dietas que existen hoy en día, están basadas en reprimirnos de algo, pero es ese algo esencial el que hace el comer uno de los deleites más agradables que tenemos en la vida.

Irónicamente, en la privación están basadas una gran parte de las dietas modernas, como es el caso de las dietas bajas en carbohidratos como la de Atkins, y otras más alocadas como la de la toronja, la col, o la de la comida cruda. Pero, ¿qué sucede durante estos regímenes en los que se nos prohíbe comer un grupo de alimentos completo, cuando sucumbimos a un antojo y rompemos la rutina de una dieta tan severa? Pues ese pedazo de pan o postre azucarado, un simple ataque momentáneo de gula, se convierte en una bomba que nos hace ¡estallar!, tanto física como emocionalmente.

Y, después de pasarnos unos días embutiéndonos, hay que volver a empezar de cero, con el rosario en la mano en vez del tenedor, para que la tentación de comer cosas ricas jamás regrese.

El problema es que regresará, más rápido y más fuerte que antes, y así sucesivamente hasta que usted (o yo) tiremos la toalla y engordemos más que antes. ¡Pero, ojo! El engaño psicológico es que todas estas dietas extremas e imposibles de seguir, en principio funcionan, y muchas veces con grandes resultados, pero al final cuando nuestros instintos humanos nos dominan, volvemos a engordar y lo hacemos con creces, dejándonos deprimidos y desconcertados.

Esta ha sido mi experiencia, como también la de miles si no millones de personas que sufren de sobrepeso, cada vez más gordos, menos saludables y ¡con la autoestima por el piso!

Las estadísticas muestran que en los Estados Unidos, más del 50 por ciento de la población sufre de sobrepeso. Esto significa un enorme riesgo a la salud en hipertensión, diabetes, enfermedades del hígado, la vesícula, los riñones, el corazón, cáncer, artritis, entre muchos otros males. Y los más obesos son los niños y jóvenes.

Pero no se deprima, porque en sus manos tiene la solución. Si ha leído hasta aquí, usted es parte de mi "club de los gorditos." Atrévase a tomar el control de su vida, a mejorar para siempre la calidad de ésta, sin dejar de comer las cosas que le gustan. La buena vida consiste en tener equilibrio entre lo que necesitamos y lo que anhelamos. Permita que Jorge Cruise, un profesional en el campo de la nutrición y ejercicios, le dé una mano. Jorge ha ayudado a millones de personas a través de sus libros y sus consejos en su página web, *www.jorgecruise.com.*

Jorge Cruise, un bello y delgado ex gordito, es un motivador como pocos he conocido a través de los 16 años que hemos hecho "El show de Cristina," y co-fundador con María Antonieta Collins de nuestro "Club de la Salud." Su nueva obra *La Dieta de las 3 Horas*MR, está basada en años de estudios en nutrición, y ofrece poderosos testimonios de personas a las cuales Jorge ha ayudado, y que viven satisfechos con esos resultados. ¡No se reprima más al comer! Al revés, ¡coma lo que le gusta!, pero hágalo cada tres horas. Más que una dieta, esto es un sistema de vida y un mantra para el bienestar.

¡Buena suerte!

Cristina Saralegui

PREFACIO

por David L. Katz, MD
Facultad de Medicina de la Universidad de Yale

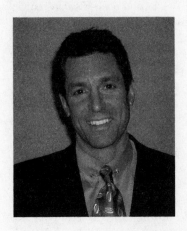

Jorge Cruise entiende el control de peso. Sabe que las dietas y la privación de alimentos son sólo desvíos y distracciones. Sabe que es relativamente fácil perder peso en poco tiempo, pero que volverlo a ganar, con intereses, es igualmente fácil, predecible y devastador. Conoce una dieta "de moda" cuando la ve.

De hecho, la palabra que elegiría para describirles a mi amigo y colega es: *comprensivo*. Jorge los guiará a perder peso y a tener un control duradero de su peso corporal con una gran dosis de comprensión. Conoce a fondo el tema, por lo tanto, entiende el metabolismo humano. Comprende la ciencia de la nutrición, las bases de la fisiología. Pero, lo que realmente lo diferencia es que ¡Lo entiende a usted! Jorge lo entenderá tan bien que es posible que tenga la impresión de que ha estado espiándolo, o indagando con sus amigos para obtener información sobre usted. No se preocupe, ¡no ha tenido que recurrir a eso! (Además, es un experto en cuanto a la pérdida de peso, ¡no el Fiscal General de la Nación!). Lo entenderá porque nos entiende a todos. Se comunica periódicamente con varios millones de fieles adeptos en www.jorgecruise.com. Obtiene información y retroalimentación de más de veintitrés millones de personas a las que asesora sobre aspectos nutricionales en America Online. Ha estado en todas partes, ha hablado con todo el mundo y ha sabido escuchar con verdadero interés, preocupación y gran empatía. La comprensión de Jorge vale mucho, él nos entiende.

La Dieta de las 3 Horas^{MR} es el producto de esa comprensión. **Este libro lo ayudará, sin duda, a perder peso y a no volverlo a ganar, porque está escrito por alguien que comprende lo que se requiere para lograrlo.** Jorge sabe que eliminar de la dieta categorías enteras de alimentos es una práctica que no puede durar. La mayoría nos revelamos contra dichas restricciones y, al hacerlo, pagamos el precio. Él sabe que aun si las dietas que prohíben el consumo de grasas pudieran mantenerse por largo tiempo, seguirían siendo una mala idea porque contradicen los principios de la buena salud. Jorge los irá guiando por el proceso de adelgazar, pero no a costa de su salud.

En *La Dieta de las 3 Horas*^{MR}, Jorge hace especial énfasis en los momentos en los que se deben consumir alimentos. Este es un concepto muy valioso. Comer de acuerdo con este plan ofrece ventajas tanto fisiológicas como psicológicas. Nunca tendrán que sentir hambre, por lo tanto, no hay sensación de privación. No es necesario eliminar categorías enteras de alimentos para controlar el consumo de calorías. Al distribuir los alimentos en comidas y refrigerios frecuentes, se reducen los niveles de insulina, lo que a su vez reduce la tendencia del organismo a producir grasa. El plan está diseñado inclusive para ayudar a maximizar su masa muscular, sin ejercicio.

Si tuviera que describir a Jorge en dos palabras, además de calificarlo como "comprensivo," diría que "se preocupa" por los demás. Jorge Cruise no sólo entiende la forma de ayudarle a perder peso. ¡Se preocupa por la forma como realizará ese proceso!

Debido a esta preocupación por los demás, Jorge no recurre a engaños ni a estrategias de venta con descripciones exageradas para despertar su interés y captar su atención. Si desea perder una libra por día, busque en otro lugar. Jorge tiene el valor de decir—con mucha razón—que no se deben perder más de dos libras por semana si desea perder peso de una forma segura y permanente. Además, Jorge es sincero y está en lo correcto al admitir que las calorías sí cuentan, que todos los argumentos contrarios son sólo humo y espejos.

Jorge Cruise ha desarrollado *La Dieta de las 3 Horas*^{MR} con base en una profunda compresión y una verdadera preocupación por los demás. A esto se puede agregar otro ingrediente aún más vital, la experiencia. Como debe saber, Jorge experimentó el problema en carne propia en su lucha con el sobrepeso y los problemas de salud, y estuvo a punto de morir en el intento. No obstante, logró darle tal vuelco a la situación que ahora se ha convertido por derecho propio en un modelo a seguir de la buena salud y el buen estado físico para todos nosotros. Jorge no los está enviando a un destino desconocido, los está invitando a seguir sus huellas por un camino que él ha ido abriendo con gran esfuerzo y dedicación.

La excepcional comprensión, preocupación y experiencia de Jorge Cruise hacia los demás se materializa en *La Dieta de las 3 Horas*^{MR}. Este libro es un regalo que usted puede y debe darse, si le ha sido imposible hasta ahora adelgazar y permanecer delgado. Y si está entre esas personas excepcionales que tienen su peso totalmente controlado, ¡felicitaciones! Regale este libro a alguien que conozca ¡para que también lo pueda lograr!

La Dieta de las 3 Horas^{MR} es lógica y fácil, práctica y poderosa, innovadora y a la vez intuitiva. En la desafiante búsqueda de una forma de controlar el peso para toda la vida, son pocos los que nos pueden guiar con la comprensión, la preocupación y la experiencia de Jorge Cruise. En *La Dieta de las 3 Horas*^{MR}, Jorge le ha abierto el camino para encontrarse con la persona más sana, más feliz, y más delgada, que usted quiere ser. Recórrralo. Con este excelente libro, le está ofreciendo su mano firme y segura. ¡Tómela!

El Dr. David Katz es Profesor Clínico Asociado de Epidemiología y Salud Pública y Director de Estudios de Medicina en Salud Pública de la Facultad de Medicina de la Universidad de Yale. Una de las principales autoridades de los Estados Unidos en nutrición, control de peso y prevención de enfermedades crónicas, el Dr. Katz es especialista certificado en Medicina Interna y Medicina Preventiva. Es cofundador y director del Centro de Investigación de Prevención de Yale, en donde ha sido responsable de manejar personalmente unos $15 millones de dólares en fondos para investigación. Además de unos setenta artículos científicos, el Dr. Katz ha escrito ocho libros hasta la fecha. Entre ellos, algunos libros de texto muy apreciados por los profesionales de la salud sobre temas de nutrición (*Nutrition in Clinical Practice* (La Nutrición en la Práctica Clínica); (Lippincott Williams & Wilkins, 2001), y *The Way to Eat* (Cómo Comer) (Sourcebooks, Inc., 2002) una guía de métodos y estrategias necesarias para controlar el peso y mejorar la salud nutricional de toda la familia. El Dr. Katz ofrece además una dieta total, personalizada, en línea, en www.thewaytoeat.net. Columnista sobre nutrición de la revista *O*, de Oprah, y consultor del programa *Good Morning America*, de la cadena televisira ABC, el Dr. Katz es consultado con frecuencia como experto por los medios de noticias y opinión. Vive en Connecticut con su esposa Catherine y sus 5 hijos, Rebecca de 16 años, Corinda de 15, Valerie de 10, Natalia de 9 y Gabriel de 5.

DE LA OFICINA DE JORGE CRUISE

Apreciado Amigo(a),

Quiero darle la bienvenida a *¡La Dieta de las 3 Horas*MR*!* Si es como yo, una persona muy ocupada, sin tiempo que perder; no podrá cumplir planes complicados poco realistas que, además, en definitiva, lo llevan a recuperar de nuevo el peso perdido...e inclusive a ganar un poco más. Este plan se basa en mi propia experiencia con el peso y el éxito de mis tres millones de clientes en línea.

En primer lugar, NO sufrirá ninguna privación—lo que significa que puede comer carbohidratos, NO tendrá que contar las calorías, NO tendrá que tomar píldoras, NO tendrá que someterse a cirugías y NO tendrá que hacer ejercicio. En último término, con mi Dieta de las 3 HorasMR, jamás habrá restricciones en cuanto a opciones de alimentos. Creo que es crítico para lograr su objetivo, porque nunca tendrá que hacer trampa ni sabotear su propio éxito. Porque, para ser francos, ¿cuánto tiempo puede pasar sin comer pan? El verdadero secreto de esta Dieta de las 3 HorasMR está en cuándo comer. Verá, el momento en el que hay que comer es el concepto revolucionario que se ha mantenido en secreto durante años. Así es, ¡el horario es lo que ayuda a esculpir su figura hasta adelgazarla!

Ahora, dispóngase a perder dos libras por semana disfrutando del placer de comer. ¡Es hora de perder!

Mis mejores deseos,

JorgeCruise™

Jorge Cruise
Creador de *JorgeCruise.com*

PARTE I

Hora de Perder

UNO

LA CLAVE PARA UN CUERPO DELGADO

"Antes de comenzar el programa de Jorge, mi peso estaba fuera de control. Me miraba al espejo y veía una persona enorme, bajita y gorda. Detestaba comprar ropa. Me sentía cansada y sin ánimo. Comencé la dieta de Jorge y, hasta el momento, he perdido 56 libras y he bajado cuatro tallas. Este programa me ha demostrado que, aún con cinco hijos y un horario muy pesado, es posible adelgazar. Pero, lo que es aun mejor, no he tenido que renunciar a los alimentos que me gustan. Es un plan muy fácil de seguir. ¡Gracias, Jorge!"

—BRENDA JOHNSON—PERDIÓ 56 LIBRAS

En la actualidad, el 65% de todos los norteamericanos tienen exceso de peso. No se trata sólo de un problema de los Estados Unidos. La mitad de los habitantes del Reino Unido también tienen problemas de sobrepeso. Es una epidemia. A pesar de la abundancia de libros sobre dietas, píldoras y programas para adelgazar, las personas son cada vez más gordas. Es evi-

Una Epidemia Fuera de Control

Más de 300,000 norteamericanos mueren cada año por enfermedades relacionadas con la obesidad—cifra superada sólo por los 400,000 que mueren por consumo de productos de tabaco. Más de 800 norteamericanos mueren cada día por problemas relacionados con la obesidad.

Tendencias de la Obesidad*
Entre los Adultos Estadounidenses
BRFSS, 1985
(IM = 38, o ~ 30 libras de sobrepeso para una mujer de 5′ 4″)

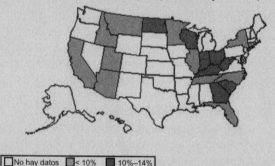

Tendencias de la Obesidad*
Entre los Adultos Estadounidenses
BRFSS, 2001
(IM = 38, o ~ 30 libras de sobrepeso para una mujer de 5′ 4″)

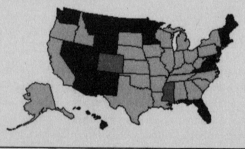

FUENTES: CDC

dente que las dietas actualmente disponibles no funcionan. Basta considerar las siguietes estadísticas:

- De acuerdo al Centro de Control de Enfermedades, más de 300,000 norteamericanos mueren cada año por enfermedades relacionadas con la obesidad. Esto significa que más de 800 norteamericanos mueren cada día por problemas relacionados con la obesidad.
- Hace veinte años, sólo el 4 por ciento de los niños de este país tenían problemas de sobrepeso. En la actualidad, este cifra ha alcanzado el 15 por ciento—y aumenta día tras día.
- En promedio, la investigación demuestra que los norteamericanos están aumentando entre 1 y 2 libras por año. De diez personas que pierden peso, nueve lo recuperan en el término de un año.

Viene entonces la gran interrogante: "¿Por qué hay tantas personas que no pueden perder peso sin recuperarlo de nuevo?" Al igual que usted y muchos otros, yo quise encontrar la respuesta a esta pregunta. Como especialista en pérdida de peso, durante muchos años he venido ayudando a la gente a adelgazar, con éxito. Sin embargo, muchas otras personas se encontraban en un callejón sin salida cuando se trataba de perder peso sin volverlo a ganar. Yo quise saber qué estaban haciendo mal y lo que mis clientes más exitosos estaban haciendo bien. Estudié entonces los efectos de muchas dietas distintas e interrogué a miles de mis más exitosos clientes en línea para luego poner a prueba un revolucionario concepto de dieta.

Esto fue lo que aprendí. ¿Quiere saber por qué USTED no puede perder peso sin volverlo a ganar? Bien, no va a encontrar la respuesta en una dieta baja en carbohidratos; en la dieta de la toronja, en la dieta de la sopa de repollo, o en ninguna otra dieta del momento. Así es, ahí no está la respuesta. De hecho, *a largo plazo,* esas dietas lo que hacen, en realidad, es engordarlo. (En los Capítulos 2 y 3, aprenderá más acerca de las razones por las cuales eso ocurre). Llegar al punto de inanición y privarse de todo lo que le gusta tampoco da resultado. Si alguna vez ha intentado hacer alguna de estas dietas de privación, ya sabrá que esto es cierto. Con cada dieta que se pone de moda y que usted haya ensayado, es posible que haya perdido algo de peso, sólo para llegar a un punto donde ya no baja más y luego vuelve a engordar.

De hecho, la respuesta radica en algo mucho más sencillo, más fácil de adaptar a su vida diaria y mucho más agradable de manejar. Se basa en un *secreto* dietético que ha dado resultado desde hace muchos años, tanto a mis más exitosos clientes en línea como a muchas otras personas. Cuando estudié a mis clientes más exitosos, me di cuenta de que el secreto del

Estatura: 5' 5"
Edad: 52 años
Peso inicial: 264 lbs.
Peso actual: 157 lbs.
Otros datos: Viuda, maestra de preescolar
 de tiempo completo, con dos hijos
 adultos

Fuente: JorgeCruise.com, Inc.

"Antes de La Dieta de las 3 Horas, yo era una mujer muy fofa, en mal estado físico. La expresión de mis ojos era triste y rara vez sonreía. Me veía de diez a quince años más vieja de lo que era en realidad. Usaba ropa suelta, poco atractiva, no me sentía muy orgullosa de mi apariencia y no usaba maquillaje. Naturalmente, deseaba poder cambiar, pero no hacía nada al respecto—sólo lo deseaba.

 "Ahora que he perdido 107 libras con La Dieta de las 3 Horas MR **, soy una mujer muy segura de mí misma, totalmente en control.** Mis ojos brillan y sonrío todo el tiempo. Me veo de diez a quince años más joven de lo que soy. Tengo un cuerpo delgado y firme. Me veo en buen estado físico. Uso ropa que destaca mi gran esfuerzo y me siento tan cómoda en una minifalda o en unos jeans a la cadera como me sentía con mi sudadera suelta. He cambiado de peinado por uno que me sienta mejor y ahora uso maquillaje. Cuando me miro al espejo, veo a una mujer talla 8, de 157 libras, que me parece algo familiar. ¡Oh, sorpresa! ¡Esa mujer soy yo!"

Los Secretos del Éxito de Debbie:

- ➤ Sea su prioridad #1.
- ➤ Programe sus menús semana por semana.
- ➤ ¡Esté preparada! Empaque los almuerzos la noche anterior, prepare pechugas de pollo con anticipación para la semana; limpie y corte los vegetales antes de guardarlos.
- ➤ Mantenga una prenda de ropa de su talla anterior en un sitio visible—y jure que nunca la volverá a usar.
- ➤ Lleve un diario, ¡para que se pueda dar cuenta de su progreso!
- ➤ Acepte con elegancia los cumplidos. ¡Se los merece!

éxito de la dieta está en el *momento* en el que se come. Así es, en el momento. El hecho es que el secreto de perder peso y no volverlo a ganar tiene que ver con muchos otros factores, además de lo que usted come. Se basa en *cuándo* lo come.

Más específicamente, se trata de comer cada tres horas. No cada 5 horas ni cada 2 horas, sino cada 3 horas. **¿Por qué cada 3 horas?** Una e otra vez, los estudios han confirmado la eficacia de las horas. Lo que ocurre es que si usted permite que pasen más de 3 horas entre una comida y otra, su organismo recurre a su "mecanismo natural de protección contra la inanición," lo que yo llamo, MPI. Cuando se activa el MPI de su organismo, éste piensa que está pasando por una hambruna. Cuando esto ocurre, su organismo hace todo lo que puede por preservar los tejidos corporales más ricos en calorías y garantizar así su supervivencia. Ese tejido es la *grasa* corporal. Así es, su cuerpo comienza a almacenar grasas y, a cambio, consume músculo. Por lo

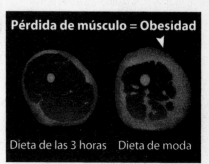

Pérdida de músculo = Obesidad

Dieta de las 3 horas   Dieta de moda

Con la mayoría de las dietas de moda se pierde músculo, como lo demuestran estos cortes transversales de los muslos (vistos en imágenes de resonancia magnética). Fuente: JorgeCruise.com, Inc.

tanto, es posible que en ese mismo momento usted pierda peso cuando se para en la balanza, pero no está perdiendo el tipo ideal de peso. Está perdiendo tanto músculo como grasa.

¿Por qué no es bueno perder tejido muscular magro? El tejido muscular magro controla su metabolismo en reposo. Así es, el tejido muscular magro controla la cantidad de calorías que quema cuando no está haciendo nada, cuando está descansando en el sofá, conduciendo su automóvil, sentado ante la computadora o aún cuando está durmiendo en la cama. Cada libra de músculo quema aproximadamente 50 calorías por día sin hacer nada. Al perder sólo 5 libras de músculo su metabolismo quema 250 calorías menos por día y, al término de un año, esto equivale a ¡26 libras de grasa adicional!

El hecho es que el problema no radica en su volumen de grasa corporal. Tal vez no le agrade esa grasa adicional, pero la grasa no tiene la culpa. Es sólo un síntoma. El verdadero problema radica en la pérdida de tejido muscular magro como resultado de años de mala programación de las comidas (ver el Capítulo 5) y/o por las dietas de moda (ver los Capítulos 2 y 3). Además, la pérdida de músculo significa un metabolismo en reposo más bajo y, por consiguiente, un aumento de peso crónico, de por vida.

¿Por qué 3 horas es el número *mágico?*

Comer cada 3 horas no sólo desactiva su "mecanismo de protección contra la inanición" preservando así su masa muscular y su metabolismo en reposo, hay además otras razones para adelgazar al comer cada 3 horas:

- Aumenta la tasa del metabolidmo basal
- Aumenta el nivel de energía
- Se controla el apetito
- Se reducen los niveles de colesterol
- Se dejan de consumir alimentos en cantidades exageradas

NOTA: Para información más detallada acerca del extraordinario poder de comer cada 3 horas, pase al Capítulo 5.

Por otra parte, al seguir el horario de alimentación correcto, se desactiva el MPI, lo que, a su vez, hace que el organismo queme más grasa sin perder músculo. Esto mantiene su metabolismo en reposo y ¡zaz!...¡adelgaza y le resulta más fácil mantener su peso!

Tal vez se pregunte, **"¿se trata de comer cada 3 horas? ¿De eso se trata esta dieta?" La respuesta es no. Comprende muchos otros factores. Se trata de lo que yo llamo *Programación Consciente.*MR ¿Qué quiero decir con esto? La Programación ConscienteMR comprende dos secretos. Se trata de estar consciente de: 1) en qué momento comer y 2) cuanto se debe comer sin restringir jamás las opciones de alimentos.** Así es, también hay que saber cómo comer, sin restringir ninguna de las opciones de alimentos que le gustan. El privarse de lo que más le gusta lo lleva a sucumbir en ocasiones y a consumir estos alimentos en exceso, lo que equivale al fracaso a largo plazo. En los Capítulos 5 y 6 se analizan estos dos secretos críticos. Por lo tanto, prepárese a dejar de pensar en el bajo contenido de carbohidratos. Prepárese a abandonar las dietas de moda. Prepárese a comenzar a pensar en la programación— *cuándo* comer.

Esta nueva forma de pensar hará que pierda peso sin esfuerzo, y lo que es más importante, que no lo vuelva a ganar. Por último, podrá disfrutar *lo que* come y *cómo* come, y seguirá perdiendo peso. El resultado final será que perderá lo que los médicos recomiendan—2 libras por semana—comiendo lo que le gusta. Lo mejor de todo es que: no recuperará el peso perdido.

¿No le parece emocionante? Siga leyendo y entre a la revolución de La Dieta de las 3 Horas^{MR}.

Porqué creé La Dieta de las 3 Horas^{MR}

Es posible que piense: "Probablemente, Jorge nunca ha sido gordo. Siempre ha sido esbelto delgado. ¿No es cierto?" La respuesta es no. El hecho es que fui un niño gordo y también fui gordo durante la adolescencia. Sé por experiencia lo que es sentirse avergonzado por el exceso de peso. Conozco esa situación. Mi papá también la conoció. La conoció también ni hermana. En una época, todos éramos gordos y estábamos en mal estado físico.

Crecí en el sur de California, mi madre era de Ciudad de México y mi padre de Pennsylvania. Tanto mi familia paterna como mi familia materna acostumbraban a consumir grandes porciones de comida. Es probable que yo haya consumido alimentos suficientes para tres niños. Engordé tanto que mi mamá me llamaba *el rey* y, en poco tiempo, no me parecía tanto al Rey Arturo como a su mesa...estaba redondo. A los quince años era un desastre físico.

Mis compañeros de colegio me llamaban "bola de manteca" o "gordiflón." Sí, mis compañeros era crueles, por decir poco. Los primeros años de secundaria fueron tal vez los peores de mi vida. Recuerdo la humillación durante las clases de educación física, cuando los capitanes de los equipos elegían a sus jugadores. Yo los oía decir: "Te elijo a ti," "a ti," "a ti," a medida que un compañero tras otro era escogido para un equipo. Íbamos quedando 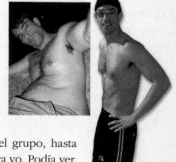 cada vez menos estudiantes en el grupo, hasta que, por último, el único que quedaba era yo. Podía ver y escuchar las burlas de mis compañeros. ¡Nadie me quería en su equipo!

Debido a mi peso y mi asma, no podía seguirles el ritmo. Cuando teníamos que correr la milla en la clase de educación física, todos me pasaban mientras yo jadeaba y mi respiración silbaba. ¡Me sentía tan gordo y tan

La Verdadera Consecuencia de la Obesidad.

El sobrepeso y la obesidad se han relacionado a numerosos problemas de salud que incluyen diabetes, enfermedades cardiacas y algunos tipos de cáncer. Un informe publicado en el *Journal of Science* predice que la obesidad puede reducir hasta en 7 años la expectativa de vida. El sobrepeso y la obesidad se han relacionado a los siguientes factores:

- Muerte prematura
- Hipertensión
- Diabetes y resistencia a la insulina
- Enfermedad de la vesícula biliar
- Enfermedad renal
- Enfermedad hepática
- Enfermedad cardiaca
- Diversos tipos de cáncer
- Artritis
- Trastornos ortopédicos
- Enfermedad respiratoria fatal
- Accidente cerebrovasculares
- Gota

- Asma
- Dolor de espalda
- Trastornos reproductivos en la mujer
  Trastornos menstruales
  Infertilidad
  Abortos espontáneos
  Mala calidad de embarazo
  Bienestar fetal deficiente
  Diabetes mellitus durante el embarazo
- Apnea del sueño y problemas de ronquidos
- Dolor crónico
- Depresión

lento! Aun peor, me sentía avergonzado. Era incapaz de hacer una flexión o una lagartija. Ni siquiera podía hacer una lagartija apoyando las rodillas contra el piso. Sé lo que es sentirme humillado por mi cuerpo.

Mi nivel de energía era bajo y tenía constantes dolores de cabeza. Nadie—al menos nadie de mi familia—sospechó jamás que mis problemas de salud se debían a mis hábitos alimenticios.

Durante esa época, pasé por una experiencia que cambió mi vida. Tuve peritonitis y estuve al borde de la muerte. Durante mi lenta y dolorosa convalecencia, comencé a pensar en cómo convertirme en una persona más sana. No sabía muy bien por dónde empezar pero sí sabía que quería cambiar mi estilo de vida y empezar una vida nueva.

A los 18 años, poco después de mi peritonitis, pasó algo que me hizo darme cuenta de la forma como podía comenzar una nueva vida: a mi padre le diagnosticaron cáncer de próstata y los médicos le dijeron que le quedaba un año de vida. Como último recurso, los dos nos registramos en un programa de un centro de medicina alternativa en San Diego. Yo asistía más que todo para darle apoyo emocional a mi padre, pero lo que aprendí allí cambió mi vida. En ese centro, mi padre y yo aprendimos todo lo que hay que saber sobre nutrición. Cuando cambiamos nuestras dietas, la salud de ambos mejoró. El cáncer de mi padre entró en remisión y mis dolores de cabeza desaparecieron. Ambos perdimos peso y nos sentíamos llenos de energía.

Sin embargo, yo luchaba por mantener ese nuevo estilo de vida sana. A veces, la fuerza de voluntad no era suficiente para mantenerme fiel a mi objetivo. Por esta época, asistí a un seminario de un día dictado por Anthony Robbins (quien es ahora un buen amigo y quien escribió el prólogo de mi primer libro). Durante ese evento, Tony le hizo una pregunta al público: *"¿Si pudieran hacer cualquier cosa y no fracasar, qué harían?"* Después de pensarlo unos momentos, me dije: "Quiero estar y mantenerme sano—y enseñar a otros la forma de lograrlo." **Me había dado cuenta de que lo más importante—la prioridad #1 era mi salud.** Sin salud, ninguna otra cosa era posible. También supe entonces que enseñar esta importante lección a los demás se convertiría en la vocación de mi vida. Esa poderosa lección me inició en la misión de mi vida: ser un especialista en formas de perder peso para personas muy ocupados.

Desde entonces, he venido estudiando métodos de ayudar a otros a tener un buen estado físico y adelgazar. He estudiado ciencias nutricionales, ejercicio y comunicación en la Universidad de California en San Diego (UCSD), en Dartmouth College, y en el Cooper Institute for Aerobics Research. Además, he tomado los cursos que ofrecen el Colegio Americano de Medicina Deportiva y el Consejo Americano sobre Ejercicio. He comprado y estudiado prácticamente todos los libros que se han escrito sobre técnicas para adelgazar. Hace algunos años, Arnold Schwarzenegger en persona me eligió para participar en su Concejo de Buen Estado Físico en California donde conocí a uno de mis mentores en el mundo de las dietas y el acondicionamiento físico: Jack LaLanne. Desde entonces, he establecido también estrecha amistad con algunos de los principales dietistas y médicos de los Estados Unidos, incluyendo pioneros de la medicina integrativa como el Dr. Andrew Weil de la Universidad de Arizona y el Dr. David Katz de la Universidad de Yale. He llegado inclusive a formar un círculo de expertos asesores con quienes me reúno periódicamente para analizar los últimos hallazgos y tendencias en el campo de la salud física (véase las páginas 13 y 14).

Aún tengo una cicatriz que me recuerda lo afortunado que soy de estar vivo—y el porqué de mi determinación de mantenerme delgado. Ahora, soy un hombre muy ocupado, además de ser esposo y padre, y he mantenido mi peso. Así es, sigo el plan de comer cada 3 horas. Además, también mi esposa Heather, después de que nació nuestro hijo Parker, recuperó su peso normal con este horario de alimentación. Mi gran interés por la pérdida de peso ha inspirado al resto de mi familia a adoptar hábitos de vida más sanos. También ellos se mantienen delgados prestando cuidadosa atención al *momento* en el que comen.

Mi pasado me inició en el trabajo de toda mi vida; sin embargo, escribí este libro—*La Dieta de las 3 Horas*^{MR}—en respuesta a la gran cantidad de correos electrónicos que he recibido de quienes visitan mi sitio web, JorgeCruise.com.

Anteriormente, las personas me visitaban en línea después de leer uno de mis libros de la serie *8 Minutos en la Mañana*®, en donde indico formas de mantenerse en buen estado físico con base en la recuperación de la masa muscular magra a través de un entrenamiento de resistencia. Son planes excelentes, pero exigen practicar ejercicios. Deben considerarse como mis planes "acelerados" para perder peso, planes para cuando no sólo se desea adelgazar sino también tener un excelente estado físico.

No obstante, muchos de esos correos electrónicos tenían un tema en común: todos querían una dieta sana que diera resultado, pero que requiriera poco o *ningún ejercicio*. Todos me decían que no estaban dispuestos a hacer ejercicio. Algunos tenían muchas libras que perder y el exceso de peso hacía que les resultara muy difícil hacer ejercicio. Otros tenían artritis y otros afecciones que les impedían hacer ejercicio por el dolor de las articulaciones. (Así es. Imagine recibir literalmente más de tres millones de correos electrónicos de distintas personas.) Eso me motivó a dar un paso atrás, considerar ese panorama y darme cuenta de que, a veces, algunos no pueden comprometerse a hacer ejercicio para perder peso, y, claro está, tienen que comer.

Mi corazón me dijo que debía crear un plan basado en la dieta y no en el buen estado físico que constituiría el primer gran paso para ayudar a eliminar la obesidad. Por eso creé La Dieta de las 3 Horas^{MR}, una dieta sencilla que permite adelgazar y no volver a engordar, adoptando buenos hábitos alimenticios y sin *tener que hacer ejercicio*.

Cómo Desarrollé Este Libro

Comencé mi investigación analizando las dietas más utilizadas para perder peso. (En los Capítulos 2 y 3 presento mis hallazgos en relación a ellas). Hice encuestas entre las personas que visitaban mi sitio web por primera vez preguntándoles acerca de las dietas que habían hecho en el pasado,

HALLE ELBLING, MS, RD

Es una dietista certificada con una maestría en ciencias de la nutrición de la Universidad Estatal de San José. La doctora Elbling es miembro de la Asociación Dietética Americana.

VANESSA J. ALDAZ, MPH, RD

Vanessa Aldaz es una Dietista Registrada con un master en Salud Pública de la Universidad de Loma Linda y un diploma en bioquímica y biología celular de la Universidad de California San Diego.

JADE BEUTLER, EXPERTO EN SUPLEMENTOS

Jade Beutler es experto en suplementos nutricionales. Es el autor de *Understanding Fats & Oils and Flax for Life!,* un libro que ha sido todo un éxito de ventas. Durante veinte años se ha dedicado a investigar y desarrollar estrategias para un estilo de vida que conduzca a un estado de salud óptimo mediante el uso responsable de los suplementos dietéticos.

BERNARD GUILLAS, CHEF

Bernard Guillas, comenzó su carrera culinaria cuando llegó a los Estados Unidos para trabajar con el antiguo chef de la Casa Blanca Pierre Chambrin en el conocido restaurante Maison Blanche de Washington, D.C. Hoy día es el principal chef del Marine Room en La Jolla, CA.

LINDA SPANGLE, RN, MA

Linda Spangle ha tenido que luchar personalmente con el problema del sobrepeso, y le apasiona ayudar a quienes tienen exceso de peso a desarrollar un nivel de autoconfianza y tranquilidad en lo que se refiere a la comida. Es autora del libro de gran aceptación nacional *Life is Hard, Food is Easy.*

JANETTE J. GRAY, MD

Dr. Gray es confundadora y directora médica del Center for Health and Wellbeing (Centro para Salud y Bienestar) y estudió en la escuela de medicina de la Universidad de California en San Francisco. Es internista certificada, practica "medicina integrativa" con énfasis en la prevención, abarcando las opciones de tratamiento tanto convencional como holístico.

ANDREW K. ROORDA, MD

Actualmente, Dr. Roorda vive en San Francisco y estudia en la escuela de medicina de St. George's University. Hizo sus estudios doctorales en Duquesne University y su universidad básica en Univesity of California San Diego.

CORY BAKER, CPT, NASM

Cory Baker es entrenadora en fisicoculturismo y especialista en buen estado físico deportivo certificada por la Academia Nacional de Medicina Deportiva y por el Apex Fitness Group. Estos conocimientos, combinados con su título de Comunicaciones de la UCLA, la capacitan, de forma excepcional, para compartir su experiencia en el logro de un buen estado físico con clientes de cualquier nivel.

Para contactar cualquier asesor, visite el sitio web JorgeCruise.com.

para determinar qué les había dado resultado y qué no. Realicé las mismas encuestas en los seminarios en los que participé y también a través de mi columna en la revista *First for Women* y a través de AOL, como su asesor exclusivo en métodos para adelgazar, e incluso cuando viajé a Londres para presentar mis libros. Le preguntaba a la gente: "¿Ha hecho alguna dieta? ¿Le sirvió?," la respuesta era siempre la misma, sí, habían hecho una dieta y no, no les había servido.

Para cada dieta, la historia era la misma. Los resultados nunca eran *duraderos*. ¿Por qué? Las dietas no eran realistas y seguirlas exigía demasiada fuerza de voluntad. Quienes las hacían, casi siempre terminaban consumiendo grandes cantidades de helado o pan, o cualquier otro alimento del que se hubieran tenido que privar. Además, casi todas las dietas reducían la musculatura magra, lo que destruía directamente el metabolismo en reposo. Eso explicaba la frecuencia con la que muchas de esas personas, aún antes de abandonar la dieta—aún antes de hacer trampa—llegaban a un punto en el que ya no perdían más peso y luego recuperaban, poco a poco, la grasa en su estómago, sus muslos y sus caderas. En muchos casos, ¡la mayoría ganaba más peso del que había perdido! Recuerde que su tejido muscular es la única base energética que sostiene su buen metabolismo. Cada libra de músculo quema cincuenta calorías diarias. Al perder músculo, el metabolismo comienza a desaparecer.

Fue así como, después de descubrir la razón por la cual las distintas dietas no sirven, me propuse diseñar una que *sí sirviera*. Quería crear una dieta que no sólo ayudara a perder peso sino que evitara la pérdida de masa muscular producida por un metabolismo más lento. Quería diseñar un plan duradero, una dieta fácil de seguir, que se pudiera mantener no sólo por una o dos semanas sino por toda la vida. Mi objetivo era crear una forma saludable de comer que esculpiera y adelgazara la figura. Sabía, por mi experiencia de trabajo con mis clientes en línea—y por la investigación científica disponible—que eliminar grupos enteros de alimentos no era la respuesta. Me reuní muchas veces con mi círculo de asesores expertos. Restringir los carbohidratos no era una medida sana. Tampoco lo era restringir la grasa. Menos aún restringir las proteínas. El cuerpo humano necesita carbohidratos, grasas y proteínas. Jamás se deben restringir estas opciones de alimentos. Sabía que una dieta *sana y sostenible* tiene que incluir una combinación balanceada de carbohidratos, grasas y proteínas en las proporciones correctas. También sabía que debe incluir alimentos sabrosos y otras cosas que a la gente le fascinan, alimentos como el chocolate. Sólo incluyendo este tipo de comida podría elaborarse una dieta para toda la vida y no un fracaso a corto plazo.

Me hice entonces una importante pregunta: "¿Cuál es el eslabón perdido?"

Eso me llevó a considerar las investigaciones que había visto en los últimos años. Lo que observaba era algo consistente...*el momento* tenía algo que ver. Había descubierto que las horas a las que las personas tomaban sus alimentos eran críticas puesto que tenían un impacto en el "mecanismo de protección contra la inanición," que determina si se pueden mantener o no la musculatura magra y el metabolismo.

Con base en esa importante diferenciación y en la retroalimentación recibida de mis clientes en línea y de mi círculo de asesores, desarrollé La Dieta de las 3 Horas^{MR}. Puse a prueba el plan con mis clientes en línea. Lo compartí con mi círculo de asesores y los resultados fueron fenomenales.

Lo Que se Puede Esperar

Con La Dieta de las 3 Horas^{MR} perderá hasta **2 libras por semana.** Tal vez se pregunte por qué prometo una pérdida de peso de sólo 2 libras por semana, mientras que otras dietas muy populares sostienen que se pueden perder 8 o más libras en una semana. Una pérdida de peso lenta y sostenida permite que la piel se vaya recogiendo poco a poco, a medida que van disminuyendo los depósitos de grasa. Así se evita la piel colgante que a veces vemos en quienes han perdido gran cantidad de peso en corto tiempo. Además, una pérdida de peso lenta y sostenida le da más energía. Tendrá más probabilidad de mantenerse activo sin que la dieta le produzcan agotamiento. Por último, nunca sentirá la privación; así que tendrá deseos tendencia de llenarse de alimentos prohibidos y hacer trampa. También **empezará a perder la grasa de la barriga.** Esto es muy importante para mis clientes y espero que también lo sea para usted. Lo que sucede es que comenzarán a bajar las hormonas de cortisol asociadas con la grasa que se retiene en la barriga (lea más sobre esto en la página 58).

Por lo tanto, ahí lo tiene: una dieta que funciona a largo plazo, que incluye sus alimentos favoritos y que no requiere ejercicio. Ahora, acepte mi reto a comprometerse con este programa durante cuatro semanas. Láncese al agua y ensaye esta nueva y revolucionaria forma de adelgazar. Perderá hasta 2 libras por semana, tendrá más energía y le encantará su apariencia.

¡Es hora de perder!

DOS

POR QUÉ LAS DIETAS BAJAS EN CARBOHIDRATOS ENGORDAN

No he visto mi cara en más de veinte años. Ya no sé cómo soy. Durante años, todo lo que veía era una doble papada y unas protuberantes mejillas. Detestaba también los rollitos de grasa alrededor de mi cintura. Tuve dos hijos y perdí el tono muscular de mi abdomen. Bien, ¿saben qué? ¡Mi estómago se está encogiendo! Y ahora, cuando me miro al espejo, comienzo a ver, reflejada allí, una cara hermosa. ¡Por primera vez en veinte años tengo esperanzas de llegar a ver otra vez en el espejo a la persona que fui! La Dieta de las 3 Horas^{MR} de Jorge es distinta de todo lo que haya ensayado antes, y funciona.

—TERESA NEAL PERDIÓ 25.5 LIBRAS

Las dietas bajas en carbohidratos hacen perder peso a corto plazo. Pero, a largo plazo, el peso perdido se recupera, casi siempre con unas libras de más. El resultado es que las dietas bajas en carbohidratos terminan engordándolo.

Sé que debe ser difícil creerme ahora. Es posible que usted o muchos de sus amigos hayan hecho dietas bajas en carbohidratos y que haya quienes incluso las recomiendan. Vaya al supermercado y observe estante tras estante de productos bajos en carbohidratos. Desde pan hasta helado y bebidas gaseosas—casi cualquier producto ha sido modificado para el estilo de vida bajo en carbohidratos. Eso no es todo. Es posible que haya oído hablar de algunas investigaciones—muy publicitadas en los medios—que sostienen que las dietas bajas en carbohidratos funcionan mejor que las dietas bajas en grasa y que no son nocivas para la salud.

Todo esto lo puede tentar a salir a buscar y comprar el último libro sobre las dietas bajas en carbohidratos, a tirar a la basura todo el pan y la pasta y a abordar el tren de la dieta baja en carbohidratos. Bien, no se apresure a creer todo lo que ve y oye acerca de esas dietas. Tienen mucho más de lo que se ve a primera vista (¡o a primera boca!).

¿Por qué puedo decir que las dietas bajas en carbohidratos terminarán por engordarlo? ¿Por qué puedo sostener que las dietas bajas en carbohidratos son nocivas para la salud? Las respuestas a estas preguntas provienen de varios estudios universitarios y de mi propia experiencia al trabajar con millones de clientes en línea quienes, antes de consultarme, han intentado prácticamente todas las dietas disponibles—incluyendo las dietas bajas en carbohidratos.

Quisiera empezar por compartir con usted un informe de un programa de televisión, *Dateline NBC,* al que fui invitado. El programa eligió seis personas que deseaban perder al menos 30 libras para su próxima reunión conmemorando los veinticinco años de haberse graduado del colegio. Los productores separaron a las personas según distintos planes de adelgazamiento para comparar las distintas dietas entre sí. Pidieron que mi dieta se incluyera como una de las estudiadas. Ahí estaba yo compitiendo contra la dieta Atkins®, la hipnosis, Slim-Fast®, entrenar para la maratón y Weight Watchers®—todo para ver qué método daba mejor resultado en cuanto a la pérdida de peso en el término de nueve meses.

Trabajé con la antigua presidenta del club de matemáticas del colegio, Eleanor Talbot. Durante los siguientes nueve meses la ayudé a cambiar sus hábitos alimenticios—a seguir los principios de La Dieta de las 3 Horas^{MR} y a practicar también mis Movimientos de 8 Minutos® para lograr buenas medidas (podrá obtener más información sobre estos movimientos opcionales para reactivar el metabolismo en el Capítulo 11). Eleanor obtuvo muy buenos resultados, perdió una cantidad de peso sorprendente. Al momento de la reunión con sus compañeros de colegio, Eleanor estaba muy satisfecha con los resultados obtenidos. En nueve meses, había perdido 60 libras.

Aunque su pérdida de peso fue dramática, no perdió tanto como Rick

Burns, un entrenador de fútbol de secundaria que perdió 108 libras con la dieta Atkins.® Aunque el programa lo mostró inicialmente como el participante que perdió más peso, no me preocupé por los resultados. Estaba seguro de que la verdadera ganadora aparecería *después* de la reunión. Sabía muy bien que se puede perder peso rápidamente con una dieta baja en calorías, pero también que ese peso no se pierde por mucho

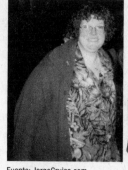

Fuente: JorgeCruise.com

Eleanor Talbot perdió 78 libras

tiempo—como pronto lo comprobaron quienes participaron en la prueba.

El programa hizo un seguimiento con las personas que participaron en la competencia de pérdida de peso tres meses después de la reunión. ¡Eleanor era la única que se había mantenido delgada a largo plazo! Así es, todos los demás que participaron en la prueba habían aumentado de peso. Sólo Eleanor se había mantenido estable. Como dato interesante, Burns, el hombre que hizo la dieta Atkins®, fue el que más rápidamente recuperó el peso. Dejó la dieta el día después de la reunión—y aumentó 50 libras.

¿Qué pasó con Eleanor? No sólo no recuperó el peso sino que, además, fue la única que siguió adelgazando. Perdió otras 17 libras en los tres meses siguientes a la reunión. En este momento es quien más peso ha perdido, ¡incluyendo los que hicieron la dieta de Weight Watchers® o los que hicieron la dieta Slim Fast®!

¿Por qué tuvo tanto éxito Eleanor? Ella siguió mis recomendaciones dietéticas de ingerir comidas balanceadas cada 3 horas. En lugar de renunciar a grupos enteros de alimentos, Eleanor consumió alimentos de todas las categorías. En cada comida incluía carbohidratos, proteínas e incluso grasas. Todos los días hacía tres comidas, dos meriendas e incluso una deliciosa golosina. Incluyó en su dieta sus alimentos favoritos. Comió pasta, chocolate y pan. No había nada prohibido.

Cuando cuento esto, todos me preguntan: "¡¿Cómo hizo Eleanor para perder tanto peso y no volverlo a ganar sin restringir los carbohidratos? ¿Cómo pudo perder tanto peso comiendo chocolate—y pan?!"

La respuesta está en lo que ocurrió con su tejido muscular magro y, por lo tanto, con su metabolismo. Ella no perdió tejido muscular magro y como recordará, es el tejido muscular magro el que determina cuántas calorías se queman en reposo (su metabolismo en reposo).

Eleanor preservó su masa muscular magra y por lo tanto perservó su metabolismo en reposo al comer cada 3 horas comidas que incluían carbohidratos. Por otra parte, el participante que utilizó la dieta Atkins®, eliminó casi todos los carbohidratos de su dieta. Lo que le ocurrió, lo supiera o no, fue lo siguiente: perdió tejido muscular magro y erosionó así su metabolismo en reposo. Lo que es peor, terminó por experimentar un intenso deseo de consumir precisamente los alimentos que había eliminado de su dieta. Una vez que los volvió a introducir en su alimentación diaria, los consumía en exceso, en grandes porciones que su organismo no era capaz de quemar y ganó aún más peso del que había perdido.

El resultado final es el siguiente: Siempre que se hace una dieta baja en carbohidratos, se empieza a perder grasa quemando al mismo tiempo músculo magro. Hay tres formas primordiales de perder tejido muscular:

A) Las dietas bajas en carbohidratos agotan las reservas de azúcar (glicógeno) que se almacenan en los músculos.

B) Las dietas bajas en carbohidratos sacan el agua de los músculos.

C) Las dietas bajas en carbohidratos pueden producir agotamiento y/o depresión, lo que lleva a un estilo de vida sedentario. La falta de movimiento acelera la pérdida de músculo.

Eso no es todo. Además de reducir el metabolismo, las dietas bajas en carbohidratos pueden incrementar de otras formas la tendencia a ganar peso. Una de ellas es lo que yo llamo "técnicas de mercadeo mal entendidas." El hecho es que muchos creen que los alimentos que se venden como "bajos en carbohidratos" no tienen calorías. Piensan que pueden comerlos en la cantidad que deseen sin dejar de perder peso. Eso es absolutamente falso. Las calorías son calorías. Si se ingieren en mayor cantidad de la que el organismo puede quemar, el exceso se almacena en las células grasas. Así de sencillo. Lo que es peor, muchos de estos productos bajos en carbohidratos contienen la misma cantidad de calorías—o aún más—que sus contrapartes con mayor contenido de carbohidratos.

Por último, al privarse de los carbohidratos, eventualmente abusará de ellos. Así es. He trabajado con tres millones de clientes en línea y sé que eso es un hecho. La privación lleva al abuso y, por lo tanto, al fracaso a largo plazo.

Una vez que haya podido abandonar las dietas bajas en carbohidratos, podrá por fin dejar de perder músculo magro y, por lo tanto, dejar de dañar su metabolismo. Recuerde que cada vez que pierde músculo, su metabolismo en reposo disminuye. Con las dietas bajas en carbohidratos, no sólo terminará perdiendo una gran cantidad de músculo a largo plazo sino que correrá otros riesgos y estará expuesto a otros peligros para su salud, como el estreñimiento, el mal aliento y problemas tanto renales como hepáticos, enfermedades cardiacas y, en las mujeres, problemas inclusive con la concepción. Espero que una vez que hayan leído este capítulo, pueda también compartirlo con sus seres queridos que están haciendo una dieta baja en carbohidratos para ayudarles a que, ellos también, elijan mejor. Comencemos ahora con todos los detalles.

Punto 1: Cómo las dietas bajas en carbohidratos trastornan su metabolismo en reposo

Hay varias dietas bajas en carbohidratos, todas diferentes. Por ejemplo, con la dieta original de Atkins®, se consumen alimentos con alto contenido de grasa saturada, como huevos, tocineta, mantequilla y carnes rojas. Con la dieta Sugar Busters!®, se reduce el consumo de harina refinada, azúcar y vegetales que contienen almidón, pero se pueden comer alimentos con alto contenido de grasa como mantequilla. En la dieta South Beach,^MR se comen proteínas magras, vegetales bajos en carbohidratos y se va incrementando gradualmente el consumo de carbohidratos durante la fase dos.

Todas estas dietas se basan en el concepto de que al reducir los carbohidratos se reduce el nivel de insulina y la disminución de esta hormona obliga al organismo a recurrir a los depósitos de grasa para obtener energía. Aunque a primera vista este concepto puede parecer lógico y factible, está plagado de riesgos ocultos para la salud. Estas dietas sí dan resultado, inicialmente. Una vez que se elimina un grupo de alimentos, normalmente se consumen menos calorías y, como resultado, se pierde peso. Si el 60 por ciento de la dieta está compuesta de carbohidratos y estos se eliminan por completo, simplemente se reduce en 60 por ciento del consumo de calorías. Con esta reducción, el peso se desploma. No cabe duda. Además, quienes recomiendan las dietas bajas en carbohidratos lo convencerán de que la razón por la cual los norteamericanos tienen problemas de sobrepeso es el consumo excesivo de carbohidratos. En realidad, la razón por la cual tantos norteamericanos tienen exceso de peso es simplemente el consumo excesivo de calorías.

De hecho, el British Medical Journal, *The Lancet,* publicó estudios de dietas bajas en carbohidratos y determinó que las dietas bajas en carbohidratos sí adelgazan pero no en la forma en que quienes promueven estas dietas creen que lo hacen. En vez de normalizar los niveles de insulina y

Dos Palabras que Deben Conocerse:

Glucosa = azúcar sanguínea libre en el torrente sanguíneo
Glicógeno = azúcar sanguínea almacenada en los músculos

obligar al organismo a quemar grasa, estas dietas producen pérdida de peso por la restricción de calorías y la eliminación de agua.

Lo que es aún más importante, esa pérdida de peso no dura mucho tiempo. Muchos de mis clientes, que han ensayado varias dietas bajas en carbohidratos, me han dicho que perdieron peso al comienzo, pero que pronto llegaron a un límite y, eventualmente, volvieron a su peso inicial o aumentaron aún más. ¿Por qué? **El gran secreto es el siguiente:** *Hasta un 25 por ciento del peso que se pierde con las dietas bajas en carbohidratos proviene del tejido muscular magro.* ¿Cuál es la razón por la que la pérdida de músculo está tan relacionada con el aumento de peso? Es esencial recordar que el tejido muscular magro es la base del metabolismo. Una libra de músculo quema hasta 50 calorías por día. Si se pierden 4 libras con una dieta baja en carbohidratos, una de esas libras corresponde a tejido muscular magro. De inmediato se estarán quemando 50 calorías menos por día y 18,250 calorías menos por año. Una libra de grasa equivale a 3,500 calorías, esto equivale a un aumento de 5 libras de grasa en un año. ¡Siempre que no abuse de estos alimentos y coma más que nunca! El resultado final: terminará recuperando más peso del que perdió con las dietas bajas en carbohidratos. Si usted pierde 5 libras de tejido muscular magro, ganará 26 libras de grasa.

Analicemos más de cerca las tres formas en las que las dietas bajas en carbohidratos hacen perder tejido muscular magro.

A) Pérdida de la reserva de azúcar en la sangre (glicógeno)

Tal vez se pregunte por qué le agrada tanto el dulce. Podría preguntarse: "Si el azúcar y otros alimentos dulces son tan malos ¿por qué me gustan tanto?" Esa es una buena pregunta, y una que debe llevarlo a poner aún más en duda las dietas bajas en carbohidratos.

Para entender cómo la disminución de los carbohidratos de la dieta

PHYLLIS MCCLANAHAN— PERDIÓ 65 LIBRAS

Nombre: Phyllis McClanahan
Estatura: 5'3"
Edad: 56 años
Peso inicial: 252 lbs.
Peso actual: 187 lbs.
Otros datos: Profesional, trabaja tiempo
completo, abuela de 3 nietos.

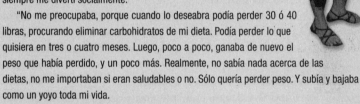

Fuente: JorgeCruise.com, Inc.

"Antes de comenzar La Dieta de las 3 Horas^{MR}, estaba muy satisfecha de mí misma, aunque sabía que el peso era siempre un problema. Sin embargo, no parecía afectar mi capacidad para desarrollar ninguna actividad. Practicaba deportes activamente, nunca tuve problema para conseguir un empleo y siempre me divertí socialmente.

"No me preocupaba, porque cuando lo deseaba podía perder 30 ó 40 libras, procurando eliminar carbohidratos de mi dieta. Podía perder lo que quisiera en tres o cuatro meses. Luego, poco a poco, ganaba de nuevo el peso que había perdido, y un poco más. Realmente, no sabía nada acerca de las dietas, no me importaban si eran saludables o no. Sólo quería perder peso. Y subía y bajaba como un yoyo toda mi vida.

Ahora lo entiendo. Tiene que ver con un cambio en el estilo de vida. Sigo haciendo lo que quiero y como lo que deseo, pero he aprendido acerca de los valores nutricionales asociados con la dieta y, en lugar de privarme de lo que me gusta, como lo que quiero, pero con moderación. Es muy fácil porque como cada tres horas. Lo mejor de la dieta es que cuando la incumplo un poquito (cosa que a veces sucede) no aumento de peso. No tengo que empezar desde el principio otra vez. **Es la primera vez en la vida que he podido librarme de 65 libras por largo tiempo.** Todavía me falta bastante, pero realmente ahora, gracias a Jorge, entiendo de qué se trata."

Los Secretos del Éxito de Phyllis

➤ Guarde los menús de sus comidas en su programador de la computadora para que éste le recuerde que debe comer.
➤ Convénzase de que permanecer saludable es una alternativa que depende de usted. Hágalo por su bien.

agota las reservas de azúcar sanguínea en los músculos, hay que remontarse en el tiempo a la época en la que el hombre y la mujer sobrevivían cazando y recogiendo alimentos. Claro está que esos hombres y mujeres prehistóricos no tenían galletitas ni tortas con qué alimentarse. Pero sí aprendieron que los alimentos dulces—las moras, las frutas, etc.—contenían nutrientes que necesitaban para una óptima energía. Esos alimentos contenían carbohidratos que iban directamente a sus músculos donde se almacenaban como azúcar sanguínea, lo que se conoce como *glicógeno*. Cuando estos antiguos cazadores y recolectores necesitaban moverse con rapidez—para cazar un animal salvaje o para escapar de alguno—sus músculos podían tener fácil acceso a estos carbohidratos y quemarlos para obtener energía. Por eso desarrollamos el gusto por los alimentos dulces que ayudaban a nuestros antecesores a sobrevivir.

Adelantemos hasta el presente. Sus músculos aún almacenan en forma de glicógeno los carbohidratos que usted ingiere. Cuando consume carbohidratos—por ejemplo, un pedazo de pan—su estómago y sus intestinos los descomponen en sus componentes más simples, convirtiéndolos en una forma de azúcar conocida como *glucosa* que entra al torrente sanguíneo. Esa glucosa es enviada hacia varias células en su organismo y es utilizada ya sea de inmediato, para activar reacciones celulares—como las funciones cerebrales—o es almacenada en los músculos y en el hígado para ser utilizada después, cuando se requiera.

Sólo se tiene una determinada cantidad de glucosa en circulación en el torrente sanguíneo. Por lo tanto, cuando se agota, el organismo comienza a convertir el glicógeno almacenado en los músculos en combustible que pueda quemar para producir energía. De hecho, la fuente favorita de energía de su organismo proviene de los carbohidratos. Su organismo puede utilizar este combustible más rápido y fácilmente que la grasa o la proteína. El glicógeno, almacenado en los músculos puede ser convertido fácilmente por el organismo en el combustible necesario para producir la energía que usted requiere para levantarse de la cama, caminar hasta la oficina y, en términos generales, realizar todas sus actividades diarias.

Además, tiene una reserva de glicógeno almacenada en sus músculos que puede ser aprovechada para producir energía quemándola también rápidamente. El glicógeno almacenado en su organismo sólo alcanza para generar la energía necesaria para noventa minutos de ejercicio. Por lo tanto, como podrá darse cuenta, no tiene mucho para empezar—y reducir los carbohidratos significa que su tanque de reserva pronto se agotará. El resultado final: sus músculos empezarán a disminuir de tamaño y con esta reducción disminuirá también su metabolismo.

Otra Forma de Perder Músculo

Aunque su cerebro prefiere utilizar glucosa como combustible (a una tasa de 150 gramos por día) puede hacer una excepción y utilizar las cetonas para suplir el 50 por ciento de sus necesidades energéticas. Sin embargo, el otro 50 por ciento *tiene que* provenir de la glucosa. El problema está en que si usted disminuye de forma dramática el consumo de carbohidratos, su organismo no tendrá más alternativa que producir glucosa a partir de las fibras de proteína de sus músculos. Se trata en realidad de las fibras de proteína que forman el soporte estructural de sus células y músculos. Ahora estas misma fibras de proteína se descomponen produciendo aún más daño a sus músculos y a su metabolismo.

B) La Pérdida de Agua

La segunda forma en la que las dietas bajas en carbohidratos llevan a la pérdida de masa muscular es por la pérdida de agua. La depleción de glicógeno lleva a la pérdida de agua. Cada gramo de glicógeno (almacenado en forma de carbohidratos) en los músculos se almacena con tres gramos de agua. Cuando el nivel de azúcar en la sangre es bajo, el organismo saca el glicógeno de los músculos, lo que libera el agua, haciendo que la balanza muestre que ha habido una reducción de peso. Recuerde que lo que está perdiendo es agua.

La segunda forma de perder agua de su tejido muscular magro con una dieta baja en carbohidratos es quemando la grasa corporal. Así es, con las dietas bajas en carbohidratos sí se quema grasa corporal, sobre todo al comienzo. Pero, cuando el organismo quema grasa en ausencia de carbohidratos, ésta sólo se descompone parcialmente y libera subproductos conocidos como *cetonas*. Por lo general, el organismo elimina sin dificultad estos subproductos, resultantes del proceso de quemar la grasa de su organismo, pero cuando se quema demasiada grasa y no hay suficientes carbohidratos o no hay carbohidratos en absoluto, se empiezan a acumular las cetonas, a veces hasta niveles extremadamente peligrosos. Este estado se conoce como "cetosis." En los libros de dieta del Dr. Robert Atkins él llama a la cetosis el "pequeño milagro" porque, después de todo, se obliga al organismo a quemar grasa para obtener combustible. Desafortunadamente, este pequeño milagro tiene un efecto tóxico. Hay que entender que cuando el organismo quema demasiada grasa, y no carbohidratos, para obtener energía, el efecto colateral es la producción de nitrógeno; y el nitrógeno es tóxico para el organismo. El resultado: la cetosis deja al organismo en un estado tóxico que altera el equilibrio ácido-base en la sangre y en todo el organismo en general. Puede producir toda clase de efectos desde mareos, agotamiento, mal aliento e incluso la muerte, si se prolonga demasiado.

Afortunadamente, su organismo no desea que usted muera—por lo que, de forma instintiva y automática, ordena que esas toxinas sean eliminadas con las reservas de agua almacenadas en su cuerpo. Muchos de quienes hacen dieta piensan que esto es algo bueno. Permanecen durante una semana en una dieta baja en carbohidratos y ven que su peso se desploma cada vez que se paran en la balanza. Es frecuente que se pierdan 6, 7 libras o más durante la primera semana de una de esas dietas. No obstante, es importante saber que aunque esto parece como una pérdida de peso sorprendente, ese peso no proviene de donde usted desea perderlo—de sus reservas de grasa—sino de donde no quiere perderlo—de sus músculos. El resultado final es que sus músculos se encogen aún más.

C) El agotamiento y la depresión llevan a un estilo de vida sedentario.

Bien, resulta que ahora usted ha agotado las reservas de azúcar y agua de su torrente sanguíneo y sus músculos. Su cuerpo empieza a quedarse sin recursos. Su metabolismo está a punto de detenerse. Ahora, se siente tan agotado—sin mencionar su estado de ánimo irritable y deprimido—que quemará aún menos calorías por el simple hecho de permanecer por más tiempo sentado sin hacer nada.

¿Por qué? Cualquier entrenador atlético serio a quien consulte le hablará de la importancia de los carbohidratos para contar con un recurso de energía rápido y duradero. Como escribió el fisiólogo australiano Mark Hargreaves, refiriéndose al ejercicio, en el *Journal of Sport Science,* "incluir en la dieta una mayor proporción de carbohidratos durante los días anteriores a una competencia aumenta los niveles musculares de glicógeno y mejora el desempeño." Los ciclistas, los corredores y otros atletas que toman en serio los deportes que practican nunca pensarían en intentar una dieta baja en carbohidratos. Están demasiado conscientes de que los carbohidratos representan energía.

No hay que ser corredor ni ciclista para experimentar una disminución de energía de una dieta baja en carbohidratos. Así es, pregunte a cualquiera que haya hecho una dieta baja en carbohidratos por mucho tiempo y le dirá que se siente constantemente agotado o deprimido. ¿Por qué? Los carbohidratos y los azúcares son las fuentes de energía que su cerebro prefiere. Cuando bajan las reservas de este importante combustible, usted comenzará a sentirse confundido. No podrá pensar con claridad. Tendrá dolor de cabeza. Su ánimo se deprimirá. Se sentirá extremadamente cansado con las actividades normales de cada día: caminar desde su automóvil hasta el supermercado, subir un piso de escaleras o bajar la ropa del tendedero. Además, comenzará a desear todos los alimentos que intenta no consumir—los carbohidratos

Por ejemplo, una de mis clientes en línea, Dona Buth dice: "Hice la dieta del Dr. Atkins hace unos 5 años. La seguí por dos semanas. Sin lugar a dudas perdí energía. No era la dieta adecuada para mí. Sencillamente no pude seguirla. Para mí no era una dieta sana." Otra de mis clientes, Karen Rudolph, lo describió así: "Cuando empecé la dieta del Dr. Atkins por primera vez, tenía un nivel de energía excelente, pero a medida que fui avanzando, mi energía fue disminuyendo cada vez más—y el efecto secundario me afectó muchísimo. Experimenté una leve confusión mental y perdí un poco el enfoque, además, me volví irritable. El aspecto más frustrante fue que hice la dieta durante dos meses y medio. Al principio, perdí 11 libras, y eso fue excelente. Pero luego, poco a poco, comencé a recuperar el peso aunque cumplía la dieta estrictamente."

Los investigadores han documentado de forma muy clara cómo las dietas bajas en carbohidratos producen agotamiento. En un estudio publicado en la revista especializada *Perception and Motor Skills,* realizado en Southern Illinois University, diecisiete participantes que ensayaron una dieta baja en carbohidratos durante tres semanas, calificaron sus niveles de agotamiento como mucho mayores que antes de comenzar dicha dieta.

Piénselo. Cuando está cansado, ¿tiene ánimo para hacer ejercicio o moverse? En absoluto. En cambio, le dará otras cinco vueltas al estacionamiento esperando encontrar un lugar más cercano a la puerta del supermercado. Echará su ropa a la secadora en lugar de colgarla en el tendedero. Optará por una comida congelada en vez de tener que ponerse a picar los vegetales. En lugar de salir a caminar, se sentará en el sofá a mirar programas viejos de televisión. Conoce la rutina. Si puede ahorrarse el esfuerzo, lo hará.

Todas esas pequeñas decisiones de qué tanto moverse—o no moverse—representan una gran diferencia en términos de su gasto calórico general. Hace unos años, los investigadores determinaron que esos tics—esos imperceptibles movimientos, como agitar el pie o tamborilear con los dedos—pueden quemar 75 o más calorías adicionales por día. Además, los investigadores también han documentado que nuestros estilos de vida sedentarios que incluyen automóviles con ventanas que se manejan presionando un botón, ascensores, andenes móviles y pasajes *EZ pass* hacen que quememos 250 calorías menos por día de las que quemábamos hace veinte años. Esa ausencia de gasto calórico hace que el peso aumente rápidamente. La única forma de mantener el peso es comer menos calorías. Con el tiempo, algo tiene que ceder. Rompe la dieta y vuelve a engordar.

Además, ¡adivine qué ocurre! Esta falta de movimiento debido al cansancio tiene consecuencias a largo plazo. El viejo dicho de que "lo que no se usa se pierde" es absolutamente cierto cuando se trata del tejido muscular magro. Por eso escribí mis libros titulados *8 Minutes in the Morning®* *(8 Minutos en la Mañana®)* para que la gente aprenda a fortalecer y tonificar sus músculos. En sólo ocho minutos al día pueden crear el tejido muscular que requieren para reactivar su horno metabólico y perder peso.

La regla de oro de los músculos es esta: úselos o piérdalos. A medida que el movimiento va disminuyendo como consecuencia del cansancio producido por una dieta baja en carbohidratos, el tejido muscular empieza a encogerse y su metabolismo se hace cada vez más lento.

Punto 2: Por qué las dietas bajas en carbohidratos le hacen aumentar de peso

Malentendidos en las técnicas de mercadeo

¿Recuerda la loca tendencia de las dietas bajas en grasa? Hace diez años, cuando los norteamericanos empezaron a reducir el consumo de grasa para adelgazar y mejorar su estado de salud, los fabricantes de productos alimenticios desarrollaron más de 3,000 nuevos productos. Sin embargo, en la siguiente década, los norteamericanos engordaron aún más y su estado de salud empeoró cada vez más. El número de personas obesas aumentó un 15 por ciento. ¿Qué ocurrió? Los productos bajos en grasa estaban lejos de ser bajos en calorías. Para preservar un sabor óptimo, los fabricantes reemplazaron la grasa por azúcar, de forma que el contenido global de calorías era prácticamente el mismo. Al mismo tiempo, los norteamericanos aumentaban las porciones—y nuestras cinturas se ensanchaban.

En la actualidad, se aplica lo mismo a los productos bajos en carbohidratos. Más de 2,000 nuevos productos bajos en carbohidratos aparecieron en los estantes de los supermercados, desde mezclas para *brownies* hasta pasta y pan. Y el resultado final es el siguiente, muchos de estos productos contienen la misma cantidad o más calorías que las versiones con contenido normal de carbohidratos. Por ejemplo, las alas de pollo "bajas en carbohidratos" en T.G.I. Friday's® contienen la misma cantidad de calorías (más de 1,000 calorías por 24 alas) que la versión original. Las versiones de Powerbar Pria® Carb Select™ tienen 180 calorías en comparación con las 110 del bar normal. En muchos otros productos, los fabricantes han reducido el contenido de carbohidratos disminuyendo el tamaño de la porción. Por ejemplo, los panecillos bajos en carbohidratos de Thomas's contienen 140 calorías y 23 gramos de carbohidratos, en comparación con los panecillos de cereales combinados que contienen 300 calorías y 57 gramos de carbohidratos—pero su tamaño es la mitad de estos últimos.

Además, algunos de los llamados productos bajos en carbohidratos ni siquiera lo son. Por ejemplo, la etiqueta de la barra de chocolate Pure De-lite™ sostiene que ésta es baja en carbohidratos cuando en realidad contiene un total de 20 gramos de carbohidratos.

Así, muchas personas que hacen dieta y consumen estos productos están comiendo más carbohidratos y calorías de lo que creen. Durante tres años, una compañía de investigación de mercado conocida como el grupo NPD examinó los registros de alimentos de 11,000 personas que estaban haciendo dietas bajas en carbohidratos. El 5 por ciento de quienes ingerían el menor nivel de carbohidratos consumía en realidad un promedio de 128 gramos de carbohidratos por día, mucho más que los 20 ó 60 gramos que recomiendan la mayoría de las dietas bajas en carbohidratos.

Tal como ocurrió con la tendencia de las dietas de bajo consumo de grasa, no habrá cambio alguno en el contorno de su cintura o sus caderas si consume el mismo número o inclusive más calorías de las que consumía antes. Si se llena de productos con bajo contenido de carbohidratos sin preocuparse por la cantidad y, como resultado, termina consumiendo más calorías—aumentará de peso. Eso es todo.

El Gran Remplazo de los Carbohidratos

Cuando la tendencia del estilo de vida bajo en grasa estaba en su apogeo, los fabricantes de productos alimenticios encontraron muchas formas interesantes de reemplazar las grasas por distintos alimentos que antes se consideraban "alimentos grasos." Tal vez recuerde el producto olestra, la grasa sintética que, con el tiempo se descubrió que producía escapes anales, entre otras cosas. Otro reemplazo popular fue la grasa hidrogenada, la misma que se encuentra en la margarina. Ahora sabemos que esta grasa es más nociva para nuestra salud que la grasa saturada, es decir, la grasa que se encuentra en los productos de origen animal.

Lo mismo ocurre con los productos bajos en carbohidratos. Para eliminar los carbohidratos, los fabricantes de alimentos deben reemplazarlos por

PRODUCTOS BAJOS EN CARBOHIDRATOS VS. PRODUCTOS NORMALES

¿Cree que el bajo contenido de carbohidratos significa bajo contenido en calorías? Piénselo de nuevo. La mayoría de los productos bajos en carbohidratos contienen las mismas o más calorías que sus contrapartes con contenido "normal" de carbohidratos. Lea las etiquetas.

DESCRIPCIÓN DE LOS PRODUCTOS	PORCIÓN BAJA EN CARBOHIDRATOS # DE CALORÍAS	PORCIÓN NORMALY # DE CALORÍAS
La pizza de pepperoni de Atkins® (6.7 oz) vs. pizza de chorizo Celeste® normal (5.58 oz)	1 porción = 440	1 porción = 410
Coditos con bajo contenido de carbohidratos de Anthony's vs. Coditos Barilla® normales	½ taza = 200	«½ taza = 200
Salsa Estilo Italiano Ragu® Carb Options con chorizo vs. Salsa Ragu® Estilo Italiano normal con chorizo y carne de res	½ taza = 160	½ taza = 130
Mezcla de té helado con sabor a limón baja en carbohidratos vs. cualquier marca de la misma mezcla	0	0
Cereal canela Post® Carb Well vs. Cereal de canela Life® (Quaker®)	½ taza = 110	½ taza = 80

algo. Utiliza todo tipo de reemplazos, incluyendo harina de soya, harina de almendra, los sustitutos del azúcar como Splenda® y los alcoholes de azúcar. Todavía no se ha determinado del la seguridad de muchos de estos sustitutos. Por ejemplo, los alcoholes de azúcar pueden elevar el nivel de azúcar en la sangre. También pueden estar asociados con síntomas de flatulencia y diarrea. Y aunque, por lo general, la soya se considera un alimento saludable, consumida en exceso puede producir problemas dado que contiene fitoestrógenos que simulan el estrógeno hormonal femenino en el organismo y pueden llevar a algunas causas de cáncer de mama en las mujeres. Además, el exceso de soya se ha relacionado con una mala función cerebral y con la formación de cálculos renales.

Aproximadamente 25 gramos de proteína de soya por día son eficiosos, pero si abusa del consumo de un producto bajo en carbohidratos tras otro, estará consumiendo mucho más de esa cantidad—demasiado.

¿Qué son los "Carbohidratos Netos"?

En el 2001, Atkins® Nutritionals, Inc. creó este término y ahora son muchos los productores de alimentos bajos en carbohidratos que han seguido el ejemplo. Se supone que significa la cantidad de carbohidratos que contiene un determinado alimento después de eliminar el contenido de fibra. Sin embargo, la FDA (Administración de Alimentos y Medicamentos de los Estados Unidos) no tiene una definición oficial para este término. De hecho, no es una exigencia que se incluya en las etiquetas la información sobre "carbohidratos netos." Según la FDA no existe esa cosa llamada carbohidratos netos. Los carbohidratos son carbohidratos.

Otros, entre quienes me incluyo, piensan que esta nueva historia de los carbohidratos es una tontería. Los fabricantes de alimentos simplemente reemplazan el azúcar y el almidón con alcoholes de azúcar, edulcorantes hechos de moléculas de almidón hidrogenadas. Al igual que el azúcar normal, los alcoholes de azúcar contienen calorías en un rango de 0.2 a 3.0 calorías por gramo. Los carbohidratos son carbohidratos y las calorías son calorías. Al llamar su atención hacia los llamados carbohidratos netos, estos fabricantes de alimentos simplemente lo distraen de la verdad: cuántas calorías contiene el alimento. En último término, lo que importa son las calorías. Si realmente quiere saber cuántas calorías tiene un alimento, ignore los "carbohidratos netos" que aparecen en la etiqueta y fíjese en cambio en la cifra para "carbohidratos total," un dato nutricional que *sí* está controlado por la FDA. ¡No se sorprenda si hay una gran diferencia entre esas dos cifras!

Y ahora otra noticia que puede sorprenderlo aún más. A partir de octubre de 2004, la misma compañía que inventó el término "carbohidratos netos," Atkins® Nutritionals, Inc., ha abandonado oficialmente ese término en sus etiquetas de alimentos, por considerarlo "impreciso." Esta determinación se produjo justo unos meses antes de la fecha en que se esperaba que la FDA emitiera nuevas pautas en cuanto al informe de contenido de carbohidratos en las etiquetas de los alimentos.

La tendencia a consumir un alimento en exceso

Las dietas bajas en carbohidratos también producen depresión y cambios de ánimo que pueden llevar a comer en exceso por un impulso emocional. De hecho, la revista *Self*® bautizó recientemente este problema como "La Actitud Atkins," y la definió como "una respuesta biológica (y de actitud) a las dietas crónicas con bajo contenido de carbohidratos, que se caracteriza por irritabilidad (tengo hambre), actitud distraída ("¿dijiste pasta?"), inclusive depresión (me hacen falta, papitas fritas)."

La investigación indica que las dietas bajas en carbohidratos fomentan la depresión al reducir los niveles del neurotransmisor serotonina en el cerebro. En una investigación dirigida por Judith Wurtman, con un título de Ph.D del Instituto de Tecnología de Massachusetts, las ratas que recibieron una dieta baja en carbohidratos durante tres semanas mostraron niveles cerebrales más bajos de la sustancia química cerebral serotonina que las ratas que recibieron una dieta normal. Otra investigación realizada en MIT encontró bajos niveles de serotonina en las mujeres que estaban en la dieta Atkins.

Esta importante sustancia química cerebral, la serotonina, influye en el estado de ánimo y en el apetito. Se considera que los bajos niveles de serotonina producen depresión, irritabilidad y hambre. El cerebro necesita carbohidratos para producir niveles de esta sustancia química, pero al consumir una dieta baja en carbohidratos se tiene un nivel permanentemente bajo de azúcar sanguínea—la principal fuente de combustible del cerebro. Además, el cerebro también puede aprovechar la grasa que quema el organismo como fuente de combustible, sin embargo, esto crea subproductos que reducen aún más los niveles de serotonina. Las mujeres pueden ser especialmente propensas a la depresión y a cambios de temperamento por las dietas bajas en carbohidratos porque producen menos serotonina que los hombres. La revista *First for Women* ha informada que recibe cientos de cartas de mujeres frustradas que siguen la dieta baja en carbohidratos. La privación de serotonina hace que las mujeres deseen carbohidratos para así promover la producción de esta sustancia. Además de la serotonina, también se requieren carbohidratos para que el organismo produzca la sustancia química cerebral dopamina que combate los bajos niveles de energía y produce, generalmente, una sensación de bienestar.

Algunos investigadores han demostrado que las dietas bajas en carbohidratos producen en el organismo una reacción similar a la que experimentan las personas que soportan una situación de estrés por un tiempo prolongado. Al restringir los carbohidratos, el organismo libera la hormona del estrés, conocida como cortisol. Esta hormona desactiva la respuesta del organismo a quemar grasa e incrementa su respuesta a quemar carbohidratos. Aumenta además los cambios de temperamento y el estrés emocional lo que, a su vez, hace que se libere más cortisol.

Ese es el verdadero problema con los cambios de temperamento: no sólo producen una sensación muy desagradable sino que también llevan a consumir alimentos en exceso. Si usted tiende a recompensarse ante todo con alimentos que le den una sensación de bienestar, una dieta baja en carbohidratos sólo reforzará esa tendencia. Es por eso que, con mucha frecuencia, las dietas bajas en carbohidratos terminan en verdaderas crisis de gula. Su estado de ánimo se define y eventualmente usted se rinde, y se excede en el consumo de pan, pasta y todos los demás almidones que tenga a su alcance. Una vez que rompe la dieta, comienza a ganar peso otra vez.

De hecho, un estudio reciente del *Journal of the American College of Cardiology,* determinó que pocas personas pueden mantenerse fieles a una dieta baja en carbohidratos por el tiempo suficiente para lograr resultados. Entre 20 y 43 por ciento de las personas que inician una dieta baja en carbohidratos terminan comiendo cantidades exageradas de alimentos y haciendo trampa—y dejan la dieta—mucho antes de que dicha "dieta" haya llegado oficialmente a su fin.

Punto 3: Otros riesgos para la salud con las dietas bajas en carbohidratos

No vale la pena perder peso si en el proceso se destruye la salud. Así lo creyó un hombre de 53 años, de la Florida, que demandó a la compañía Atkins porque sostiene que la dieta aumentó su colesterol, y bloqueó sus arterias hasta el punto en que tuvo que someterse a una cirugía para destaparlas, después de apenas dos meses de estar siguiendo la dieta, su nivel de colesterol se disparó de 146 a 230 miligramos por decilitro.

Las siguientes son algunas de las reacciones adversas para la salud que más de 3,500 estudios han relacionado con las dietas bajas en carbohidratos:

Trastornos digestivos. Debido a que la mayoría de las dietas bajas en carbohidratos son también bajas en fibra, tienden a producir estreñimiento. En un estudio realizado en la Universidad de Duke, el 68 por ciento de las personas que seguían la dieta Atkins presentaron estreñimiento—en comparación con sólo el 35 por ciento de los que siguieron una dieta alta en carbohidratos. Otro 23 por ciento presentó diarrea, que, irónicamente, también puede ser producida por falta de fibra. La fibra se encuentra en los alimentos vegetales como frutas, verduras, legumbres y granos enteros—la mayoría de los cuales no están incluidos en las dietas bajas en carbohidratos.

Problemas renales. Una investigación realizada en la Universidad de Harvard demuestra que las dietas bajas en carbohidratos aceleran la pérdida de la función renal en personas que ya están enfermas. La hipertensión y la diabetes son otros factores de riesgo para la enfermedad renal, por lo que si usted tiene cualquiera de estos factores de riesgo, debe mantenerse alejado de las dietas bajas en carbohidratos. Las dietas con alto contenido de proteínas y bajo contenido de carbohidratos hacen que el organismo elimine más calcio en la orina, lo que ha demostrado aumentar el riesgo de la formación de cálculos renales.

Enfermedad cardiaca. Esta es la primera enfermedad responsable del mayor número de muertes tanto de hombres como de mujeres. La investigación realizada en el Fleming Heart and Health Institute de Omaha, Nebraska, demuestra que el alto contenido de grasa de algunas de las dietas bajas en carbohidratos eleva los niveles de grasa en la sangre lo que produce inflamación de la capa interna de las arterias. Según esta investigación, hubo una disminución del 40 por ciento en el flujo de sangre al corazón en las personas que permanecieron durante un año en la dieta Atkins®, mientras que el flujo de sangre aumentó un 40 por ciento en quienes siguieron una dieta baja en grasas y con alto contenido de carbohidratos. Aunque otros estudios contradicen estos hallazgos—y demuestran que la dieta Atkins® mejora la salud cardiaca—estos estudios incluyen suplementos nutricionales como aceite de pescado que puede haber contrarrestado los efectos nocivos de la dieta.

Una expectativa de vida más corta. Las dietas bajas en carbohidratos tienden a tener un bajo contenido de varios nutrientes importantes, incluyendo las vitaminas E, A tiamina, B_6, folato, calcio, zinc, magnesio, potasio y fibra. La investigación realizada en la Universidad de Harvard en 60,000 enfermeras demostró que las dietas con un alto contenido de frutas, verduras y granos enteros— precisamente los alimentos que se eliminan en las dietas bajas en carbohidratos—prolongan la expectativa de vida en esas mujeres en comparación con la de las que consumen cantidades menores de estos alimentos.

Huesos débiles. Las dietas bajas en carbohidratos hacen que el organismo elimine el calcio en la orina, sacándolo de los huesos. Los estudios demuestran que la pérdida de calcio con las dietas bajas en carbohidratos es 65 por ciento más alto que lo normal.

Mal aliento. El exceso de proteína en la dieta crea un exceso de ácido en el sistema digestivo. Esto permite la proliferación de levaduras y bacterias, abre válvulas en el sistema digestivo y permite que estos microorganismos produzcan mal aliento. El proceso de quemar grasa para producir energía también da origen a productos secundarios conocidos con cetonas que se liberan a través del aliento y en la orina dando a estos dos elementos un olor desagradable.

Problemas de fertilidad. Según la investigación realizada en ratones y presentada en una conferencia sobre fertilidad, las dietas bajas en carbohidratos reducen la probabilidad de que la mujer quede embarazada. Esto puede deberse a elevados niveles de amonio en la sangre que pueden afectar el crecimiento y desarrollo del embrión. En teoría esto puede producir un aborto espontáneo.

Gota. Cuando el organismo no puede eliminar el exceso de productos de desecho por un consumo excesivo de grasas y proteínas, se produce la gota. Esta es una dolorosa inflamación de las articulaciones que resulta de la acumulación de desechos en la sangre por no poder ser eliminados a través del riñón, por razones de deshidratación y estrés renal que impiden que el riñón cumpla esta función.

Pérdida del cabello. Una de las cosas que hemos aprendido de primera mano a través de nuestros clientes, es que mientras hacen una dieta baja en carbohidratos, muchos de ellos experimentan pérdida del cabello durante las primeras semanas. Muchos clientes que lo han experimentado, se han sentido emocionalmente desvastados. Esto los ha llevado a la depresión y a sentirse poco seguros de sí mismos. Se sintieron menos atractivos, y en algunos casos extremos, se vieron obligados a usar pelucas diariamente.

Además de todas estas consecuencias para la salud, las dietas bajas en carbohidratos pueden afectar otro factor que también duele: su bolsillo. Es una razón más por la cual las dietas bajas en carbohidratos pueden hacerlo engordar. No las puede sostener porque son demasiado costosas. Según *USA Today*®, el ceñirse estrictamente a la dieta Atkins® cuesta tres veces más que comer normalmente.

Por lo tanto, espero que ahora hayan visto que las dietas bajas en carbohidratos no son la mejor solución. Aunque pueden ayudar a perder peso a corto plazo, lo que importa en realidad es el resultado a largo plazo. Perder peso con una dieta baja en carbohidratos es como ganarse la lotería un día solamente para tener que devolverla, con intereses, seis meses después. ¿No quiere ganarse la lotería y mantener su premio por largo tiempo?

Entonces, prométase que va a dejar de privarse y va a volver a dejar entrar a los carbohidratos en su vida. En este libro le mostraré cómo hacerlo. Al recuperar los carbohidratos dejará de dañar su metabolismo y pondrá fin a esta locura de los carbohidratos que lleva a comer en exceso, evitará importantes riesgos para la salud y, lo que es más importante, ¡volverá a traer el placer de comer a su vida!

Use la información que le he dado aquí para tomar esta importante decisión no sólo para usted sino para todos sus seres queridos. Puede ayudar a que sus seres queridos aprendan a elegir mejor cuando se trata de su salud y, lo que es más importante, ¡puede dejar de jugar al yoyo dietético de una vez por todas!

TRES

POR QUÉ LAS DIETAS DE MODA ENGORDAN

Antes de La Dieta de las 3 Horas^{MR}, no soportaba mirarme al espejo, comprar ropa ni salir a la calle. Solía bromear diciendo que la persona que veía en el espejo era alguien que no conocía. Mi esposo bromeaba también diciendo que ya no podía darse el lujo de alimentarme en restaurantes. Ya sea la dieta de Beverly Hills o la dieta de las papas, mencione cualquiera, yo la he tratado. Ahora, gracias a Jorge Cruise, estoy comiendo mientras adelgazo. Mi cuerpo ha respondido a este plan perdiendo 32 libras en sólo doce semanas. Estoy totalmente sorprendida de ver que funciona y me siento optimista en relación con el futuro. He pasado de talla 16 a talla 18 y lo he logrado sin necesidad de hacer ejercicio. Ahora me miro al espejo y empiezo a ver a la persona que yo solía ser. Le estaré por siempre agradecida a Jorge por haberme devuelto mi vida."

—BRANDY TROCHE—PERDIÓ 50 LIBRAS

Ahora bien, aunque comer con bajo contenido de carbohidratos engorda, hay también muchas otras dietas de moda con las que se termina engordando. Así es, muchos de los clientes que visitan JorgeCruise.com me cuentan que han hecho dietas que consistían sólo en malteadas, han dejado de comer grasas, han comido únicamente sopas—y sólo sopas—semana tras semana. Han suprimido una comida, han sobrevivido con palomitas de maíz y, en términos generales, han tratado de matarse de hambre para eliminar la grasa.

Sin embargo, estos métodos extremos siempre dan el resultado opuesto. Las dietas de moda nunca funcionan.

Es esencial que se dé cuenta de que las dietas de moda—incluyendo las dietas bajas en carbohidratos—casi siempre fracasan. La razón es que siempre requieren eliminar algo de su dieta. Exigen privarse de algo que a uno le gusta o le encanta. Piénselo... ¿cuántas veces a renunciado a X, Y o Z? Al privarse de las cosas que le gustan, está saboteando su propio éxito. Se excederá en la comida y todo habrá terminado.

Mi objetivo para usted en este capítulo es muy sencillo. Se trata de que se dé cuenta, con toda claridad, de por qué nunca debe adoptar en lo sucesivo una dieta que restrinja su elección de alimentos o que le exija eliminar algo. Es hora de acabar con toda esa privación. Piense en éste como en su último paso antes de unirse a la revolución de La Dieta de las 3 Horas^{MR}.

Sólo imagine que disfruta de todas las comidas que le gustan, sin tener que eliminar jamás ningún grupo de alimentos. Tal vez lo que es aún más importante, después de leer este capítulo, estará 100 por ciento seguro de cuál será su camino al éxito en la pérdida de peso. Se encenderá una luz que iluminará sus primeros pasos hacia la meta.

Las Dietas de Moda

Analicemos en mayor detalle la historia de las dietas de moda—y ha habido muchísimas a lo largo de los años. Quiero que se dé cuenta de lo tontas y poco saludables que son en realidad en su mayoría estas dietas y por qué siempre terminan en un fracaso en lo que a adelgazar se refiere. Cuando se dé cuenta de la verdad, será libre.

La primera dieta de moda se remonta al año 1087, cuando Guillermo El Conquistador se recluyó en cama y comenzó a ingerir sólo alcohol para perder peso. En el siglo XVII, la moda fue la dieta de la leche, puesto que quienes la seguían estaban convencidos de que beber grandes cantidades de leche los mantendría delgados. En el siglo XIX, Lord Byron afirmó que el vinagre adelgazaba.

Y así siguieron las dietas de moda una tras otra, sin parar. Se han diseñado miles de dietas de moda, pero lo triste es que ninguna de ellas ha producido un cambio positivo permanente. Si funcionaran, todos seríamos delgados, y no lo somos. Analice la gráfica en la siguiente página para ver lo que muchas de estas dietas lo obligan a dejar—y por qué representan un riesgo para su salud. Después siga leyendo para analizar más a fondo algunas de ellas.

Analicemos más de cerca algunas de estas dietas.

La Dieta Milagro de las 48 Horas de Hollywood®

Esta dieta de "limpieza" puede hacer que pierda una gran cantidad de peso en muy poco tiempo—apenas 48 horas. Durante la dieta, bebe una mezcla de jugos de frutas y no come ningún alimento sólido. Las mezclas de jugos de frutas actúan como un laxante natural que lava el organismo. La persona normal tiene de 3 a 10 libras de desecho (heces) en sus intestinos. De ahí proviene gran parte de la pérdida de peso de la dieta milagrosa. En el término de 48 horas, pierde de 2 a 5 libras de material de desecho. Por lo general, el resto de la pérdida de peso proviene de la pérdida de agua porque la dieta actúa como un diurético. Puede perder de 1 a 6 libras de agua en el término de 48 horas. En general, puede perder hasta 1 libra de grasa y hasta 2 libras de tejido muscular.

No es de sorprender que el peso se recupere rápidamente. Si pierde de 1 a 2 libras de músculo, reduce el metabolismo, lo que significa que tiene que comer de 50 a 100 calorías menos por día para evitar que esa libra de grasa vuelva a formar parte de su estructura corporal. Además, si adopta de nuevo sus hábitos alimenticios, con una dieta baja en fibra, volverá a acumularse también la materia fecal. Terminará con el mismo peso con el que inició la dieta—o lo que es peor—¡llegará a pesar más que antes!

La Dieta de la Toronja

Esta dieta promete ayudarle a bajar 52 libras en dos meses y medio. Eso equivale a un promedio de 5 libras por semana. Seguir esta dieta exige ceñirse a un plan de comidas determinado que no sólo incluyen grandes cantidades de toronja (supuestamente para quemar grasa), sino también muy poca proteína—y muy poco más. Un desayuno típico es media toronja. Un almuerzo típico incluye media toronja, un huevo, una tostada y un poco de

DIETA	QUÉ SE ELIMINA	POR QUÉ ES PELIGROSA
Atkins®, South Beach™ (baja en carbohidratos)	¡LOS CARBOHIDRATOS!	Su organismo debe recibir carbohidratos y fibra para sobrevivir. Mantener una dieta baja en carbohidratos le hará perder hasta el 25 por ciento de su tejido muscular magro. Vea el Capítulo 2 para los detalles completos.
La Dieta Milagro de las 48 Horas de Hollywood®	TODOS LOS ALIMENTOS durante 2 días	Cuando se ayuna, tomando sólo jugo por 48 horas, su organismo queda en un estado de extrema inanición. Esto hace que pierda el 50 por ciento de su tejido muscular magro y como resultado, destruye su metabolismo.
La Dieta de la Sopa de Repollo	Casi todos los alimentos	Esta dieta extremadamente baja en calorías no sólo incrementa al máximo el deseo de consumir otros alimentos (la sopa de repollo no tiene el sabor apetitoso de un trozo de torta) sino que también baja el metabolismo a medida que el organismo consume el tejido muscular magro.
La Dieta de la Toronja	Casi todos los alimentos	No hay alimentos milagrosos, ¡ni siquiera la toronja! Es una dieta excesivamente baja en calorías que hará que su organismo consuma el tejido muscular magro y destruirá su metabolismo.
Las Dietas Bajas en Grasa	El sabor	La grasa le da un sabor a las comidas. Ayuda a que la digestión sea más lenta, lo que le da sensación de saciedad. La eliminación total de la grasa de sus comidas sólo hará que después coma en exceso.
La Dieta del Tipo Sanguíneo	Su libertad	Cuando tiene que adherirse a una detallada lista de alimentos, no puede comer los alimentos que desea, cuándo los desea. Esto hace que tenga antojos y episodios de ingestión excesiva de alimentos, lo que termina en la recuperación del peso perdido.
La Dieta de las Palomitas de Maíz	La mayoría de sus meriendas	Con esta dieta, las meriendas se convierten en palomitas de maíz; sin embargo, esta comida contiene más calorías que las papas fritas. Además, comer lo mismo de merienda día tras día se vuelve monótono y aburrido y eventualmente se abandona la dieta.
La Dieta de los Alimentos Crudos	La satisfacción	La comida caliente huele y sabe bien. Comer sólo alimentos crudos no sólo toma tiempo, es también muy aburrido. Pronto dejará la dieta y recuperará el peso.
La Dieta de la Mantequilla de Maní/La Dieta del Helado	La variedad	Con estas dietas, se da gusto comiendo ya sea mantequilla de maní o helado todos los días—además de otra selección de alimentos que por lo demás son sanos. ¿Qué sucede si en alguna ocasión desea una barra de chocolate o alguna otra cosa? Estará rompiendo la dieta y volverá a engordar.

ensalada. Una cena típica incluye media toronja, media lechuga con tomate tajado y dos huevos. ¿Ya tiene hambre? Yo sí.

Quienes proponen esta dieta aseguran que su combinación de alimentos quema la grasa pero lo cierto es que no hay un alimento que queme la grasa por arte de magia. Con la dieta de la toronja, el peso se pierde por la misma razón que se pierde peso con cualquier dieta de moda. Al ceñirse fielmente a una serie de planes de alimentación y renunciar a varios alimentos, se consumirán menos calorías. Sin embargo, cuando empiece a comer normalmente otra vez, recuperará el peso perdido, como podrá decírselo cualquiera que haya hecho la dieta de la toronja.

La Dieta de la Sopa de Repollo

Esta dieta promete que se pueden perder 10 libras en 7 días. Con esta dieta, puede comer toda la sopa de repollo que desee, cuando lo desee. Puede preparar la sopa con un repollo, algunas cebollas, pimentones, tomates picados, apio y mezcla de sopa de cebolla. Debido a que la sopa es prácticamente agua con vegetales acuosos, contiene muy pocas calorías.

Además de la sopa, puede comer una curiosa variedad de alimentos en distintos días. Por ejemplo, durante el primer día de la dieta, puede comer cualquier fruta que desee—excepto bananos—y sopa de repollo. Al segundo día puede comer todos los vegetales que desee y sopa de repollo. Otro día puede comer todos los bananos que desee y tomar toda la leche descremada que quiera—además de la sopa de repollo—pero nada más. Este plan dura 7 días.

Esta dieta le ayuda a bajar de peso por dos razones. En primer lugar, la mayoría de los alimentos permitidos son bajos en calorías. En segundo lugar, sólo se le permite comer unos cuantos alimentos en determinado día. Esta monotonía en la alimentación lleva a comer menos de lo necesario. En último término, sí pierde peso. Sin embargo, una vez más, es imposible seguir con este plan de alimentación indefinidamente. Nadie puede sobrevivir sólo con frutas un día, con vegetales al día siguiente y con bananos después. No es factible. Al igual que con todas las dietas de moda, una vez que se deja, el peso regresa gradualmente.

Las Dietas Bajas en Grasa

Populares entre los años 80 y 90, estas dietas sostenían que se podía perder peso eliminando la grasa. Muchos perdieron peso al cambiar una dieta rica en carnes, grasa y quesos por una de granos enteros, frutas y vegetales. Pero muchos otros no lo hicieron. Cambiaron de una dieta igualmente rica en grasas a una dieta rica en alimentos procesados comercialmente con bajo contenido de grasa, como el helado los *pretzels* y la margarina sin grasa. Lo que no esperaban era que muchos de los productos bajos en grasa contuvieran las mismas calorías—si no más—que los alimentos que normalmente se consideran ricos en grasa.

Muchos de quienes tuvieron éxito con las dietas bajas en grasa eventualmente volvieron a su peso inicial. El hecho es que no es factible mantener un consumo de grasa tan bajo por tanto tiempo. La grasa cumple un propósito: da un sabor a las comidas y tiene muchas funciones importantes en el organismo. Reducir el consumo de grasa a niveles demasiado bajos hace que aumente el deseo de consumir ciertos alimentos, conduce a cambios de temperamento e inclusive a la depresión. Tan pronto como se vuelvan a consumir alimentos con alto contenido de grasa, se recupera el peso perdido.

La Dieta del Tipo Sanguíneo

En esta serie de libros, se sigue una dieta basada en su tipo sanguíneo. La promesa es que su digestión mejorará y, por consiguiente, perderá peso. Cada dieta corresponde a un tipo sanguíneo y es muy difícil de seguir. Hay que ceñirse a una lista muy detallada de alimentos permitidos y otros que no debe comer. Por ejemplo, las personas con sangre tipo O deben comer, supuestamente, grandes cantidades de carne y eliminar por completo el trigo, mientras que las personas con sangre tipo A deben seguir una dieta estrictamente vegetariana. Ninguna de las dietas es fácil de seguir y la ventaja de seguir cualquiera de ellas es, a lo sumo, especulativa.

La Dieta de los Alimentos Crudos

Con esta dieta, se comen sólo alimentos crudos. Quienes la promueven sostienen que los alimentos crudos contienen ciertas enzimas que son me-

Estatura: 5' 3.5"
Edad: 32 años
Peso inicial: 245 lbs.
Peso actual: 190 lbs.
Otros datos: Casada, madre de
un hijo, artista, trabaja en la
casa

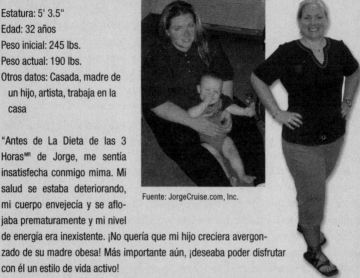

Fuente: JorgeCruise.com, Inc.

"Antes de La Dieta de las 3 Horas™ de Jorge, me sentía insatisfecha conmigo mima. Mi salud se estaba deteriorando, mi cuerpo envejecía y se aflojaba prematuramente y mi nivel de energía era inexistente. ¡No quería que mi hijo creciera avergonzado de su madre obesa! Más importante aún, ¡deseaba poder disfrutar con él un estilo de vida activo!

"He intentado muchas dietas: bajas en grasa, sin grasa, bajas en carbohidratos, ejercicio en exceso. Ninguna fue fácil y, a largo plazo, todas me fallaron. La mayoría me hicieron sentir fracasada al no poder ceñirme a regímenes tan estrictos, por lo que las abandonaba.

"Desde que comencé La Dieta de las 3 Horas™, **he podido notar un gran incremento de energía. Tengo ánimo para trabajar todo el día sin necesidad de tomar una siesta.** Con este aumento de energía, ¡mi nivel de actividad se ha incrementado considerablemente! Me encanta salir a caminar o a nadar. Lo que es aún mejor, ¡cómo ha cambiado mi cuerpo! Puedo ver de nuevo mis codos y mis rodillas y las áreas de mi cuerpo que colgaban se están reafirmando. Me emociona ver cada semana cómo va evolucionando mi nueva silueta ¡A medida que la grasa va siendo reemplazada por músculo magro!

"Lo mejor de todo es que nunca tengo la sensación de estarme privando de nada. ¡Para mí, éste es el estilo de vida que deseo! ¡No hay ningún alimento prohibido! ¡Todas las noches me doy gusto con una barra en miniatura de chocolate Hershey®! Gracias a que como cada 3 horas, nunca siento hambre. Desde que aprendí a alimentar debidamente mi cuerpo, éste me recompensa con mayor energía para desarrollar todas mis actividades, lo que a su vez me ayuda a quemar grasa y a desarrollar músculos. ¡Ya no soy el fracaso de las dietas! Estoy en camino a lograr un cuerpo saludable y hermoso para el resto de mi vida."

Los Secretos del Éxito de Michelle

➤ Busque un reloj en el que pueda fijar la alarma en 5 horas diferentes de manera que nunca pierda una merienda ni una comida.

➤ Prepare todos los menús para la semana y vaya a comprar los víveres el domingo.

➤ Divida sus en las porciones adecuadas en bolsas *zip–lock* y siempre tenga algunos listos en la bolsa de los pañales o en su bolso ¡para no quedarse nunca sin refrigerio!

➤ Prepare una gran cantidad de legumbres al vapor. Así, siempre tendrá legumbres de sobra, ¡y no tendrá excusa para dejar de comerlas!

jores para el control de peso y para la salud. La razón por la cual realmente se pierde peso con esta dieta es, sin embargo, la privación calórica. Toma veinticuatro horas o más, "cocinar" los alimentos crudos en un deshidratador. Cuando se requiere tanto tiempo para preparar una comida, el resultado final será que pasará por alto algunas comidas para facilitarse la vida.

Hay otro problema más. ¿Cuánto tiempo piensa que puede seguir una dieta de alimentos crudos? ¿No cree que, durante el invierno, echará de menos un tazón de sopa caliente o un poco de pan fresco recién horneado? ¡Apuesto que sí! Una vez que rompa la dieta, recuperará el peso.

Sin embargo, quiero decir algo positivo acerca de los alimentos crudos. Cuando a mi padre le diagnosticaron cáncer en la próstata, fui con él a un maravilloso centro de salud en San Diego que prescribía únicamente alimentos crudos. La razón por la que mi padre asistió a ese centro fue en realidad la de limpiar su organismo e intentar superar el cáncer, no para perder peso. Si usted tiene algún familiar que tenga una enfermedad grave, consulte su sitio web: www.optimumhealth.org—tal vez sirva para salvarle la vida. Le salvó la vida a mi padre.

Porqué la privación equivale al fracaso

Básicamente, todas las dietas de moda tienen una cosa en común: lo obligan a suprimir ciertos alimentos. Cualquier dieta que prohíba ciertos alimentos en el menú es una dieta de privación. Analicemos más de cerca por qué esta privación lleva al abuso del consumo de ciertos alimentos.

¿Qué es una Dieta de Moda?

Una dieta de moda si se trata de...

Promesas de perder peso rápidamente todas las semanas (más de lo que los doctores recomiendan como una pérdida de peso saludable—2 libras por semana)

Eliminar ciertos alimentos o grupos de alimentos

Reducir drásticamente las calorías (a menos de 1200)

Una dieta que no incluya los antecedentes científicos que expliquen las razones por las que da resultado

Una dieta que recomiende la compra de productos comerciales como la única alternativa de seguirla

Una dieta que incluya un alimento "mágico"

Piénselo. Dejar de comer pan por ocho semanas puede parecer factible. Pero ¿qué me dice de dejar de comer pan por todo un año? ¿Qué me dice de dejarlo por el resto de la vida? Los humanos estamos programados para desear consumir una variedad de alimentos. Si deja de comer carbohidratos, o proteínas o grasas, eventualmente su organismo sentirá un deseo incontrolable de consumir esos alimentos. Entonces, cuando usted se rinde y los vuelve a incluir en su dieta, los consume en exceso, en porciones que nunca antes habría consumido de no haberse visto privado de ellos para cumplir la dieta, en primer lugar.

Es un problema que escucho una y otra vez de mis millones de clientes en línea en JorgeCruise.com. Antes de que logren perder peso y mantener su peso nuevo, todos tuvieron que aprender que, por lo general, la privación da como resultado un mayor aumento de peso a largo plazo. Las investigaciones demuestran que inclusive el simple hecho de pensar en eliminar algunos alimentos de la dieta puede hacer que después se tenga un deseo incontrolable de consumirlos. Un estudio realizado en la Universidad de Toronto demostró que los estudiantes a quienes se les dijo que estaban a punto de iniciar una dieta de una semana en la que se les restringirían determinados alimentos tuvieron una mayor tendencia a consumir más alimentos la víspera del comienzo de la dieta que otros estudiantes a quienes no se les dijo que pronto iniciarían una dieta. Otro estudio realizado en la Universidad de Florida en Gainesville, demostró que los estudiantes que normalmente se privaban de ciertos alimentos, al ver fotografías de algunos de estos alimentos respondían con un incremento de la frecuencia cardiaca y unos reflejos más sensibles. Por último, otro estudio realizado en la Universidad del Estado de Louisiana demostró que las personas con hábitos alimenticios más flexibles tenían una mayor tendencia a consumir porciones razonables de alimentos que las que tenían hábitos alimenticios más restrictivos.

Las dietas de moda siempre terminan con un abuso de ingestión de alimentos. Los científicos han demostrado que las ratas y otros animales responden a la restricción de calorías incrementando después su consumo. Otra investigación ha demostrado que tan pronto como las personas inician una dieta de moda, se empiezan a preocupar por los alimentos. Es aún más importante evitar las dietas de moda si se tiene tendencia a comer desaforadamente, un trastorno orgánico, recientemente diagnosticado por primera vez, que afecta a millones de norteamericanos. Las personas que padecen de este trastorno, consumen cantidades anormales de alimentos y sienten que no pueden controlar su forma de comer. Sus conductas se caracterizan por lo siguiente: comen más rápido de lo normal, comen hasta sentirse incómodos por el exceso de comida; comen cuando no tienen hambre desde el punto de vista físico y comen solos por que se avergüenzan de la cantidad de comida que consumen. Aunque se desconocen las causas, muchos expertos consideran que el hacer dieta puede empeorar este estado al desencadenar una depresión que, a su vez, desencadena este trastorno.

Recupere la libertad y el placer de comer

Si no podemos hacer una dieta de moda, ¿qué hacemos? ¿Cómo se puede perder peso sin restringir el consumo de alimentos? De eso se trata La Dieta de las 3 Horas^{MR}.

Con La Dieta de las 3 Horas^{MR}, aprenderá a comer ¡sin restringir jamás sus opciones de alimentos! Al no restringir los alimentos que consume, pondrá fin a los antojos y a la tendencia a comer en exceso. Experimentará una nueva libertad cada vez que consuma una comida.

En La Dieta de las 3 Horas^{MR} no hay alimentos restringidos. Correcto: ni un alimento restringido. Puede comer pan y torta y mantequilla.

Como lo expresó Laura Porter, una de mis clientas: "Cuando ensayé las dietas de moda, el deseo de consumir golosinas era muy intenso. Por lo general dejaba la dieta porque eventualmente cedía a mis deseos y volvía a comer comida poco saludable. Sin embargo, algo extraño ha sucedido con La Dieta de las 3 Horas^{MR}. No tengo antojos. Estoy convencida de que se debe a que como cada 3 horas. Cuando como, eso es todo lo que puedo hacer para consumir la cantidad de alimentos previstos en el plan. Quedo tan satisfecha que no deseo un refrigerio. Ya no tengo deseos de comer entre comidas. Siento que por fin he encontrado una dieta adecuada para mí."

Sé que no es fácil dejar el mundo de las dietas de moda. La promesa de bajar de peso fácil y rápidamente es muy atractiva y a veces muy convincente.

Le propongo el reto de que se comprometa hoy mismo. Prométase que adoptará un nuevo enfoque durante los próximos veintiocho días. La Dieta de las 3 Horas^{MR} le ayudará a perder 2 libras de peso cada semana y esa cantidad es perfecta puesto que si pierde más, su piel comenzará a colgar, no se reafirmará a medida que pierde peso.

¡Prepárese entonces para unirse a la revolución!

PARTE II

CÓMO FUNCIONA— La PROGRAMACIÓN Visual^{MR}

CUATRO

CÓMO SER EXITOSO CON LA DIETA DE LAS 3 HORAS^{MR}

hora, cuando me miro al espejo, veo una persona saludable y activa. No me duelen las rodillas como me dolían hace siete semanas. En realidad, siento que mi estado de salud ha mejorado. Ha sido un gran cambio para mí—un cambio para bien. Quiero disfrutar de mi jubilación. Agradezco a Jorge mi éxito. Ahora estoy en camino a adoptar un estilo de vida activo."

—DONA BUTH—PERDIÓ 20 LIBRAS

La mayoría dependemos mucho del reloj. Ponemos el despertador para despertarnos a tiempo para ir a trabajar. Nos esforzamos por salir del trabajo a una hora determinada y evitar la hora pico del tráfico. Estructuramos nuestra vida con relación al tiempo que necesitamos para recoger a los niños de la guardería, de la práctica de fútbol y de las fechas de los partidos.

Sin embargo, parece que muchos nos desincronizamos cuando se trata de comer. En lugar de tener un horario para las comidas, muchos tienden a comer sólo cuando se acuerdan. Salen corriendo por la mañana, y se les olvida desayunar o intencionalmente se saltan el desayuno para ahorrar tiempo y calorías. Se dejan llevar por la agitación del trabajo y a las dos o tres de la tarde caen en la cuenta de que no han almorzado—para muchos, ese almuerzo tardío es la primera comida del día. Hacen diligencias, desarrollan otras tareas cuando salen del trabajo y sólo se acuerdan de comer cuando ya no pueden resistir más el hambre.

Sin embargo, el momento en que uno come es crítico. Como ya lo dije en el Capítulo 1, es indispensable que sepa que el éxito de adelgazar y no volver a engordar depende del momento en el que coma.

La mayoría come en el momento inadecuado. Usted lo hace cada vez que deja pasar más de 3 horas entre una comida y otra. Esto hace que el organismo cambie de quemar grasa a quemar tejido muscular para ahorrar la grasa. Y así su metabolismo se desploma. Esto es lo que lleva a aumentar de peso.

Por lo tanto, para esculpir su silueta hasta lograr un cuerpo delgado, debe programar bien los momentos en los que haga sus comidas. Es la única forma de adelgazar y no volver a engordar. ¿Cuál es exactamente un buen horario de comidas? Es posible que se esté preguntando una vez más: "¿se trata sólo de comer cada 3 horas? ¿Eso es todo?." La respuesta es, no. Aunque este programa es muy sencillo, no lo es tanto. Hay más en La Dieta de las 3 Horas^MR que el simple hecho de comer a estos intervalos. Todo tiene que ver con una Programación Visual^MR.

El poder de la Programación Visual^MR lo liberará de los fracasos de las dietas del pasado. Al menos tendrá una forma agradable y sencilla de comer cada día. En especial, le prometo que al seguir La Dieta de las 3 Horas^MR, perderá 2 libras por semana y ¡recuperará el placer de comer!

El Poder de la Programación Visual^MR

El objetivo #1 de la Programación Visual^MR es hacer que el comer cada 3 horas sea un proceso simple y automático. De esta manera no solamente perderá peso sino que no engordará después. ¿Cómo logrará esto con la Programación Visual^MR? La Programación Visual^MR comprende 2 secretos críticos.

Secreto 1: El Horario de las 3 Horas^MR

La primera clave consiste en aprender a saber *cuándo* comer. Esto implica aprender *cuándo* empezar a comer, *cómo* continuar a lo largo del día y *cuándo* parar. El Capítulo 5 lo ayudará a lograrlo, al revelarle el sistema del

Horario de las 3 Horas^{MR}. Este simple método visual lo ayudará a llevar a cabo sus comidas a tiempo (o lo que yo llamo en el *tiempo cruise*) de manera fácil y automática. En este capítulo, aprenderá cómo crear su horario ideal de comidas. Esto es muy importante porque nunca tendrá que preocuparse de aquí en delante de cuándo debe volver a comer. Sabrá exactamente qué comer cada día. Su vida se facilitará y su mente podrá ocuparse de otras cosas. Se trata de una sola palabra: simplicidad. El Horario de las 3 Horas^{MR} le garantizará comer a la hora correcta de la mañana, mantendrá su horario de comidas durante el día y lo ayudará a parar de comer a la hora correcta en la noche. Le encantará.

Secreto 2: El Plato de las 3 Horas^{MR}

En el Capítulo 6, aprenderá a comer cualquier cosa con mi sistema totalmente nuevo **El Plato de las 3 Horas^{MR}.** Este sencillo método de comidas garantizará que nunca tenga que privarse de nuevo de los carbohidratos, las proteínas o las grasas. Le dará verdadera libertad. Luego, en los Capítulos 12 y 13, encontrará mi nueva lista de alimentos e ideas para comidas deliciosas para el desayuno, el almuerzo, la cena y los meriendas. Todas las comidas que prepare—ya sea que siga mis sugerencias que aparecen en el Capítulo 13 o que cree su propia guía según El Plato de las 3 Horas^{MR}— serán saludables y deliciosas. Comerá de todos los grupos de alimentos: proteínas, grasas *y* carbohidratos. Así es. Los carbohidratos *no* están prohibidos. Recuerde lo que dije en el Capítulo 2 acerca de lo que le ocurre al músculo magro cuando no se consumen suficientes carbohidratos. Se pierde el 25 por ciento de la masa muscular. Por consiguiente, eso nunca le volverá a suceder. Además, nunca deseará consumir alimentos prohibidos—¡porque no hay alimentos prohibidos! Imagine poder comer chocolate, pan o comidas rápidas. Nunca tendrá que hacer trampa, comer a escondidas, ni abusar de ningún alimento. ¡El buen hábito en las comidas será al fin suyo!

Garantice su éxito

Muy bien, ahora quiero ayudarle a motivarse para tener éxito. Esto lo ayudará a no perder el entusiasmo por lograrlo. El hecho es que a veces tenemos las mejores herramientas ante nuestros ojos para cambiar nuestras vidas pero debido a que pensamos que no lo podemos hacer, no lo logramos. Lo que debe hacer ahora es demostrarse que alcanzará el éxito con La Dieta de las 3 Horas^{MR}.

DEBORAH BAUSMITH— ¡PERDIÓ 91 LIBRAS!

Estatura: 5' 7"
Edad: 58 años
Peso inicial: 275 lbs.
Peso actual: 184 lbs.
Otros datos: ¡Una abuela
   que al fin tiene un regazo
   donde sentar a los nietos!

Fuente: JorgeCruise.com, Inc.

"Antes de iniciar La Dieta de las 3 Horas^{MR}, rara vez me miraba el espejo. Me miraba de reojo para comprobar que la ropa estuviera en el lugar correcto, pero nada más.

"Desde que empecé La Dieta de las 3 Horas^{MR}, he establecido una rutina fija. Durante la semana, me levanto a las 5:45 a.m. para poder hacer mis ejercicios a primera hora. Desayuno a las 6:30 y salgo a trabajar a las 7:30. Tomo la merienda a las 10 a.m., el almuerzo a la 1 p.m., me doy un gusto a las 4 y como a las 7. Me voy a la cama con un libro aproximadamente a las 10 y leo un rato antes de dormirme.

"Me encanta la cena. **He descubierto el arte de dorar los vegetales al horno y aquellos que antes eran apenas 'aceptables,' ahora son maravillosos.** Es algo que preparo para la mayoría de las cenas. Tengo mi porción de vegetales frescos, (habichuelas, coliflor, espárragos o brócoli—a veces con tajadas de cebolla por encima) los pongo en una lata para hornear galletas, tajo unas papas de pellejo rojo y rocío todo con aceite de oliva extra-virgen. Le pongo una pizca de condimento Mrs. Dash—tal vez un poco de eneldo—y lo meto al horno a 450° durante 20 minutos. Le agrego alguna proteína y ya está.

"Este horario me ha ayudado a perder bastante peso. Es sorprendente. Ahora realmente me pavoneo frente al espejo. Estoy comprando tallas grandes en los almacenes de ropa normal, en vez de tener que comprar tallas extra-grandes, estoy orgullosa de mí misma."

Los Secretos del Éxito de Deborah

➤ Levantarse temprano para enfrentar el día, incluso los fines de semana.

➤ Asegurarse de tener suficiente de los alimentos adecuados en el refrigerador y en las alacenas de la cocina.

➤ Separar las porciones de los refrigerios y guardarlas en bolsas *zip-lock* para poder tomarlas cuando esté de prisa.

➤ Siempre tener una comida preparada en el congelador, en caso de llegar tarde a casa una noche y tener que preparar algo rápido.

¿Cómo se adquieren los hábitos y los conceptos? ¿Cómo lograr la seguridad de poderlo hacer hasta el punto de realmente hacerlo? Se logra cambiando su sistema de lo que cree o de lo que no cree poder hacer. Así es. Porque si cree que puede, lo hará. Si piensa que no puede, no lo hará. Si en este momento está pensando que debido a que ha fracasado en todas las dietas que ha hecho en el pasado, las probabilidades son que fallará también en esta oportunidad, ya habrá sellado su destino. No debe permitir que eso ocurra.

Esto lo hará en dos etapas que lo ayudarán a deshacerse de cualquier pensamiento negativo y lo ayudarán a utilizar el pensamiento positivo para cumplir sus metas. Cuando termine, sentirá un ¡verdadero incremento en su confianza!

Cree sus columnas de apoyo

Para todo reto en la vida, se requiere un apoyo. Es difícil hacerlo solo y adelgazar no es diferente. Para triunfar con este programa, tiene que hacer unas cuantas tareas que le ayudarán a iniciar el programa con la mayor probabilidad de éxito.

En primer lugar, usted creará lo que yo llamo las *columnas de apoyo*. Estas columnas actúan como las columnas de soporte de un edificio. Lo sostendrán y lo ayudarán a mantenerse firme ante cualquier reto. Son muchos los que empiezan un plan para adelgazar sin contar con estas columnas de apoyo. En cambio, se sabotean ellos mismos con pensamientos negativos. Recuerdan todas las veces que han incumplido las dietas que no les han dado resultado, ya fuera la dieta de la sopa de repollo, la dieta baja

Mis Columnas de Apoyo

Anote en las líneas siguientes todos los logros positivos que recuerde:

_____

_____

_____

_____

Escriba sus tres principales logros (sus columnas de apoyo) en este espacio junto con lo que tuvo que hacer para conseguirlos:

_____

_____

_____

1. Mi Columna de Apoyo: _____

Cómo lo logré: _____

_____

_____

_____

_____

2. Mi Columna de Apoyo: _____

Cómo lo logré: _____

_____

_____

_____

_____

3. Mi Columna de Apoyo: _____

Cómo lo logré: _____

_____

_____

_____

_____

en carbohidratos o cualquiera otra. Se dicen que van a empezar esta nueva dieta, pero que si no da resultado no importa.

¡Esa no es la forma de comprometerse con un programa! Hay que enfocarse en el éxito, no en los fracasos. Sólo al centrar la atención en los éxitos del pasado se podrá encontrar la motivación que le ayudará a mantenerse firme durante cualquier reto para adelgazar.

Esto es lo que quiero que haga para lograrlo:

Paso 1: Piense en lo que ha sido su vida. ¿En qué momentos ha tenido éxito? ¿Qué retos tuvo que enfrentar que haya pensado que no sería capaz de superar, y que eventualmente superó? Tal vez nunca pensó que podría obtener su licencia de conducir o irse de la casa de sus padres a vivir en su propio apartamento. Tal vez creyó que nunca terminaría la secundaria o la universidad. Tal vez pensó que no conocería nunca al hombre o a la mujer de sus sueños.

Busque en todos los recuerdos de su memoria. Remóntese en el tiempo y escriba cada reto exitoso, en el espacio previsto para ese fin en la página 000 donde dice "mis columnas de soporte." Luego, cuando termine, siga al Paso 2.

Paso 2: Analice atentamente todos sus logros positivos. Quiero que repase su lista y escoja tres. Luego, al lado de cada uno de ellos, escriba lo que hizo para lograrlo. Por ejemplo: ¿Qué hizo para obtener su diploma de bachillerato o de la universidad? Tuvo que ir a clases, tuvo que hacer tareas y estudiar para los exámenes. Todo esto le exigió un compromiso, paciencia y perseverancia. Para adelgazar requerirá de ese mismo tipo de compromiso. Recuerde: si piensa que puede, lo logrará. Céntrese en sus éxitos del pasado y creará un mejor futuro.

Cree su nueva "Tarjeta de Presentación"

El nombre que se dio a usted mismo representa la forma como se siente acerca de su persona. Por ejemplo, si se considera como "gordo," inconscientemente hará cosas—como comer en exceso—para ser gordo. Si se considera una "mujer atractiva," hará cosas para crear esa imagen. Es así de sencillo.

Quiero que elija una tarjeta de presentación—un nombre que usted se dé—que sea positivo y que lo anime a cumplir su meta. Su tarjeta de presentación lo ayudará a lograr sus metas porque lo motivará a comer bien. Son muchos los que, inconscientemente, se condenan con nombres que los hacen sentir mal. Se describen como viejos, alguien que ya va cuesta abajo, gordiflón, comelón, glotones emotivos, sacos de papas, adictos al dulce, etc. El cerebro humano es un instrumento tan poderoso que, eventualmente, usted se convertirá en la descripción del nombre que se dé. Por ejemplo, si piensa que realmente es adicto al dulce, siempre tendrá problemas con los dulces. El hecho es que ninguna persona es más adicta que otra a los dulces. Es sólo una forma de hablar que sólo se vuelve real cuando la hacemos propia.

Por lo tanto, elija un nombre positivo para describirse. Procure que sea algo que le dé resultado. Tal vez Mujer Sensual, o Adonis o Mujer Atractiva o la Súper Mujer. Elija algo que se adapte a su modo de ser, algo que le guste, algo que haga eco en lo más profundo de su ser. Adopte este sobrenombre y conviértalo en una realidad. Puede pedirle a su pareja que la/lo llame por ese nuevo nombre o lo puede escribir en un papel y pegarlo en la puerta del refrigerador. Haga lo que sea para acostumbrarse a que ese es su nuevo nombre y la nueva persona en la que usted se ha convertido.

Una vez que lo haya hecho, podrá pasar al Capítulo 5 y descubrir todos los detalles de cuándo comer—y cómo adelgazar de una vez por todas. ¿Está listo? Pasemos al primero de los grandes secretos de ¡cómo esculpir su cuerpo hasta volverlo delgado!

CINCO

SECRETO 1—EL HORARIO DE LAS 3 HORAS^{MR}

Antes de conocer a Jorge Cruise, me encontraba camino a la tumba. Pesaba 340 libras y mis perfiles cardiaco y sanguíneo eran horribles. Mi médico me dijo que no me quedaba otra alternativa que adelgazar. La Dieta de las 3 Horas^{MR} me ayudó a controlar mis hábitos alimenticios. El miedo a morir me abrumaba y aún me abruma, de manera que no tengo tentaciones que me hagan abandonar el programa. Cada vez que tengo una tentación, recuerdo por qué estoy en este programa. Siempre recuerdo que lo que estoy haciendo lo estoy haciendo en primer lugar por mí. Después de trabajar en este plan durante treinta tres semanas, he perdido 67 libras. Mi doctor vio los resultados y me dijo que era lo mejor que había visto en mí en más de quince años. Sus palabras exactas fueron: "Lo que sea que esté haciendo, sígalo haciendo." "Gracias a Jorge Cruise, he recuperado mi vida y nunca más voy a volver a donde una vez estuve. Gracias Jorge."

—DON THOMPSON—PERDIÓ 67 LIBRAS

Cuando nació mi hijo Parker, cambió mi vida—en el mejor de los sentidos. Cambió también mi forma de pensar acerca del mundo. De un momento a otro, mi esposa Heather y yo nos encontramos totalmente inmersos en los poderosos ritmos de este pequeñísimo bebé y alejados del ritmo de vida que conocíamos. Mi esposa atendía las necesidades de Parker sin cesar, de día y de noche. Prácticamente podíamos saber la hora exacta por los llantos de hambre del bebé.

Aunque ambos estábamos más cansados que lo que jamás habíamos estado en mucho tiempo, sabíamos que este horario de alimentación era importante para el desarrollo y la salud de Parker.

Esta experiencia con Parker me recordó que hay un ritmo y un horario para todo en la vida. Todos nos desempeñamos mejor durante el día si nos acostamos y nos levantamos a una hora fija. Fijamos citas para determinados días y horas—y esperamos que las personas con quienes nos vamos a reunir lleguen a tiempo. La mayoría nos sentimos más tranquilos y seguros si nuestros días siguen una rutina: nos levantamos, nos cepillamos los dientes, nos desayunamos, vamos a trabajar, etc. El mantener este rutina predecible es lo que nos mantiene cuerdos.

La naturaleza no es diferente. Las flores que llamamos maravillas se abren al amanecer y se cierran al atardecer. En algunos climas las hojas de los árboles cambian de color en el otoño. Los pájaros migran por las mismas rutas en la misma época cada año. Muchos animales, desde los venados hasta los lobos y los osos recorren los mismos caminos a las mismas horas cada día en busca de alimento.

De hecho, los horarios son muy importantes. La hora del día a la que realizamos ciertas tareas también es importante. Los científicos, por ejemplo, saben que ciertos medicamentos son más eficaces a ciertas horas del día. Han descubierto que el ejercicio en la mañana da mejor resultado que si se realiza en la tarde o en la noche. Y saben que muchas personas pueden aprender y recordar mejor la información a ciertas horas del día.

Entonces, ¿cómo se relaciona esto con la pérdida de peso? Bien, en último término: **la hora a la que uno come es esencial.** Tan crítica como lo que se coma. De hecho, al comer en los momentos correctos, podrá ver que pierde cada semana 2 libras de grasa y que esta pérdida de peso se mantiene a largo plazo. Cuando se come a las horas equivocadas, el metabolismo se hace más lento y, a largo plazo, se aumenta de peso.

Es muy importante comer cada 3 horas. En este capítulo, espero convencerlo de esta verdad. Le demostraré que no es difícil hacerlo. La técnica de El Horario de las 3 Horas^{MR} le facilitará establecer su horario de comidas.

Punto 1: Las razones de las 3 Horas

La mayoría de mis clientes en línea me hacen la siguiente pregunta: "Jorge ¿por qué comer cada 3 horas y no cada 5 o cada 2?" Bien, les respondo que 3 horas es el número mágico que funciona. Miles de mis clientes y muchos estudios universitarios respaldan el poder de las 3 horas. Los clientes suelen preguntar, "¿Qué ganaré específicamente al espaciar las calorías que consumo al comer de manera intencional y no accidental?" **Naturalmente les digo a todos que verán cómo pierden 2 libras cada semana y que primero perderán la grasa de la barriga.** Quedan sorprendidos al pensar que esto pueda ocurrir. Me preguntan: "¿Por qué funciona?" Bien, en la siguiente sección voy a compartir con usted las razones por las cuales perderá 2 libras por semana y los distintos estudios de investigación que respaldan este hecho.

Desactiva el mecanismo de protección contra la inanición

La razón principal por la que les pido a mis clientes que coman cada 3 horas es para obligar a sus organismos a desactivar el "Mecanismo de Protección contra la Inanición" (MPI). Como ya lo he dicho en los Capítulos 1 y 4, cuando se desactiva el MPI se preserva el tejido muscular magro y por lo tanto se preserva el metabolismo en reposo.

Los siguientes son los detalles de la forma como funciona el MPI: siempre que se dejan pasar más de 3 horas, se activa el MPI. Una vez que esto ocurre, el organismo conserva la grasa y quema músculo. El MPI está diseñado para preservar el tejido más rico en calorías que tiene el cuerpo humano—la grasa corporal—a fin de ayudar al organismo a sobrevivir en caso de hambruna. Así es, verá usted, hace miles de años nuestros cuerpos tuvieron que adaptarse a una existencia de "banquete o hambruna." A veces, cuando la lluvia era abundante y la caza buena, nuestros antiguos antecesores tenían banquetes de carne, bayas, nueces y otros alimentos. En otras épocas, cuando la lluvia era escasa, tenían que pasar semanas enteras sin comer alimento. Para poder sobrevivir, el organismo desarrolló una forma de conservar la grasa durante las épocas de hambruna. Cuando detectaba que el alimento era escaso, el cuerpo desarrollaba la capacidad de reducir la tasa metabólica y preservar la grasa.

Al preservar la grasa corporal como una póliza de seguro, se garantizaba la supervivencia. Para compensar las calorías perdidas provenientes de la grasa, el organismo recurre a los músculos como fuente de energía. ¿Por qué? Cuando se deja de comer por largo tiempo, el organismo sigue necesitando calorías para funcionar bien. Eso hace que los músculos entren en acción, descomponiéndose para proveer así al organismo de la energía que requiere, dado que carece de alimento. Como resultado final: el organismo utiliza el tejido muscular y el metabolismo se desploma.

Uno de mis estudios favoritos fue el realizado en la Universidad del Estado de Georgia con los atletas olímpicos. Este estudio determinó que cuando los atletas consumían sus comidas y sus meriendas a una hora fija, no sólo se fortalecían más rápido sino que sus cuerpos se volvían más magros. El horario correcto les ayudaba a incrementar sus niveles de energía, su precisión y su masa muscular. Y estas son las mejores noticias: no hay que ser un atleta olímpico para beneficiarse del horario en las comidas. La táctica también funciona para personas comunes y corrientes.

Hay un axioma nutricional popular que dice que si las calorías que se consumen son iguales a las que se queman, el peso permanecerá estable. Si el total de calorías que se consume es mayor que las calorías que se queman, se aumentará de peso. Por último, si las calorías que se consumen son menos de las que se queman, se perderá peso. En la mayoría de los casos, este axioma tiene lógica, pero no es tan blanco y negro como parece. En el estudio realizado en la Universidad del Estado de Georgia, los corredores y gimnastas que comían a intervalos de más de 3 horas presentaban los porcentajes más altos de masa corporal (la relación entre grasa corporal y tejido magro) aún sino estaban consumiendo más calorías de las que quemaban. Entre más tiempo dejara transcurrir una atleta entre una y otra comida, mayor era su proporción de grasa corporal.

Los siguientes son otros estudios que respaldan los efectos benéficos del horario en las comidas.

- En un estudio publicado en el *British Journal of Nutrition,* los participantes en un estudio de pérdida de peso que consumieron comidas frecuentes preservaron una proporción considerablemente mayor de tejido muscular magro que los participantes que consumieron menos comidas al día aunque con las mismas calorías.
- Los investigadores escandinavos llegaron a conclusiones similares al hacer ensayos con dos dietas en un grupo de atletas que intentaban perder peso. Aunque todos perdieron la misma cantidad de peso, los que consumieron menos comidas perdieron tejido muscular magro mientras que los que consumieron comidas más frecuentes perdieron casi exclusivamente tejido graso.
- De igual forma, en la Universidad de Nagoya en Japón, los atletas

que comieron con frecuencia—seis comidas por día—preservaron su tejido muscular a la vez que perdieron peso, mientras que los que comieron el mismo número de calorías, en sólo dos comidas diarias, perdieron tejido muscular.

• Y uno de mis estudios clínicos favoritos fue el publicado en el *Journal of Human Clinical Nutrition* sobre cómo aumentaba la pérdida de peso y se minimizaba la perdida de músculo magro en un grupo de mujeres obesas que consumían alimentos cada 3 horas en comparación con otro grupo de mujeres obesas ¡que comían cada 6 horas!

De ahí la importancia de comer *cada 3 horas*. Ayuda a mantener desactivado el sistema de protección contra la inanición y mantiene el metabolismo activo. Espero que ahora esté pensando: "Me parece algo bueno para mí, Jorge...me convencí." Bien, no pienso detenerme. Verá, hay aún MÁS beneficios extraordinarios al comer cada 3 horas.

Aumenta el metabolismo basal

Al distribuir las calorías durante todo el día, le suministra a su cuerpo la energía a medida que la requiere. Esto permite que sus células capten rápidamente el azúcar sanguíneo a medida que está disponible y que lo quemen para producir energía. Cuando se comen menos comidas—y más calorías en cada una de ellas—el organismo no puede utilizar todas las calorías que se consumen. Por lo tanto, almacena el exceso en sus células grasas.

El resultado final: Aumenta de peso, aunque esté consumiendo la misma cantidad de calorías en el curso del día.

Además, comer con frecuencia ayuda a quemar calorías en otras formas. Su organismo quema calorías después de cada comida mientras la digiere y la envía a los intestinos. Esto es lo que los investigadores llaman consumo calórico postprandial *el efecto térmico de los alimentos.* En un estudio realizado en el Queens Medical Center en el Reino Unido, los participantes en el estudio que consumieron seis comidas diarias tuvieron un efecto térmico mayor que los participantes que consumieron un menor número de comidas por día. En otro estudio, realizado en la Universidad de Nottingham en el Reino Unido, los participantes que comían en forma esporádica y errática quemaron menos calorías al digerir los alimentos en comparación con los participantes que tomaron alimentos a intervalos frecuentes y regulares. Aunque la cantidad de calorías adicionales que quemaron no es demasiado alta ¡realmente los ayudó a eliminar la grasa!

Incrementa los niveles de energía

¿Alguna vez ha sentido cansancio durante las últimas horas de la tarde? Esto suele ser el resultado de pasar demasiado tiempo sin ingerir alimentos. Cuando se deja pasar demasiado tiempo entre una y otra comida, se bajan los niveles de azúcar y el organismo se agota. No es posible pensar con claridad y se tienen deseos de tomar una siesta.

Al comer cada 3 horas, sin embargo, se mantienen estables los niveles de azúcar en la sangre y se permite un flujo continuo de aminoácidos y azúcares para alimentar el tejido muscular y el tejido cerebral. Se estabilizan sus estados de ánimo e incrementa su energía. Cuenta con un suministro constante de energía durante todo el día.

Además de sentirse mejor, este mayor nivel de energía puede incrementar aún más la pérdida de peso, porque, automáticamente, usted se tornará más activo. Piénselo bien. Si está cansado, encontrará la forma de moverse menos. Utilizará el ascensor en vez de las escaleras. Enviará un correo electrónico en lugar de ir a la oficina de un compañero de trabajo. Tomará una siesta en lugar de salir a caminar. Sin embargo, si tiene más energía, verá que sale a caminar durante las horas de receso en el trabajo— ¡porque le agradará esa actividad!

Controla el apetito en forma natural

Cuando por primera vez les hablo a mis clientes de las maravillas de establecer un horario para las comidas, algunos se preocupan de que van a estar comiendo más—y pueden llegar a comer demasiado—si comen cada 3 horas. Nada más contrario a la verdad.

Cuando se alimenta el organismo cada 3 horas, los niveles de azúcar en la sangre se mantienen estables y esto, automáticamente, disminuye el apetito. En los estudios realizados en la Universidad del Estado de Georgia, los atletas automáticamente comieron menos en cada comida al cambiar su horario de alimentación por el de cada 3 horas. A todos mis clientes les ocurre lo mismo. Otra investigación demuestra que las personas que toman alimentos con mayor frecuencia tienen menos antojos y su tendencia a comer en exceso es menor porque no tienen hambre cuando llega la hora de comer. En este punto también concordamos mis clientes y yo.

En un maravilloso estudio realizado en Holanda, las mujeres obesas que empezaron a digerir alimentos cada 3 horas presentaron niveles más adecuados de la hormona leptina. ¿Qué es la leptina? Es una hormona producida por las células grasas que desempeña un papel importante en la supresión del apetito. El resultado final: estas mujeres sintieron menos hambre y tuvieron menos deseos de consumir determinados alimentos durante el día. Además, investigadores de Johannesburgo, Sudáfrica, estudiaron a un grupo de hombres obesos que consumieron ya fuera cinco comidas en el curso de un día o una sola comida abundante. El consumo de calorías de quienes consumieron una sola comida al día fue 27 por ciento más alto que el de los que tomaron alimentos con mayor frecuencia.

Piense cuál fue la última vez en que sintió verdadera hambre y salió a comer a un restaurante. ¿Tuvo más ojos que barriga? ¿Ordenó más comida de la normal, comió más rápido que de costumbre y comió a tal punto que después se sintió inflado y enfermo? Apuesto que sí. Eso es algo que suele ocurrir.

Muchos de mis clientes que han luchado contra la tendencia a comer en exceso por motivos emocionales, antes de venir a verme, pudieron notar que estos escollos fueron mucho menos frecuentes después de hacer La Dieta de las 3 Horas^{MR}. "Hemos estado pasando una época muy difícil en mi familia—problemas familiares, la remodelación de nuestra casa y el hacer inversiones importantes," me informó Victoria Brown. "Normalmente, me tranquilizaba ingiriendo grandes cantidades de alimentos. En cambio, ahora me puedo centrar en los problemas sin que las cosas se salgan de control, sabiendo que sólo faltan 3 horas o menos para mi próxima comida. No me ocupo tanto de los alimentos en sí, sino de cómo programarlos. No me estoy matando de hambre ni me estoy castigando."

Otra de mis clientes, Teresa Neal, dice que comer cada 3 horas la ha ayudado a mantenerse en una dieta más saludable. "Con el plan de La Dieta de las 3 Horas^{MR} no como a deshoras porque siempre sé que en apenas 3 horas comeré de nuevo," me comentó. "Tampoco tengo problemas al pedir mis comidas en los restaurantes. Siempre puedo esperar a que transcurran las 3 horas entre una y otra comida. Me agradan los resultados que estoy viendo y son una verdadera motivación."

Otra cliente, Karen Taporco, dice que comer a horas fijas le ha ayudado a evitar las meriendas a deshoras—y cientos de calorías adicionales. "Comer cada 3 horas me ayuda a evitar comer a destiempo. También me ha ayudado a desarrollar una rutina en la que la elección de los alimentos correctos se ha convertido en algo normal."

Baja los niveles de colesterol

Así es, comer cada 3 horas ayuda a mantener bajos también los niveles de colesterol. El hecho es que los niveles de colesterol no sólo dependen de lo que se come sino de la frecuencia con la que se come. En un estudio que acaba de ser publicado en el *British Medical Journal* se demuestra que las personas que comen seis o más veces por día tienen niveles de colesterol 5 por ciento más bajos que las que comen con menor frecuencia. Esto es cierto sin importar las características de masa corporal, actividad física y si una persona fuma o no. Según el científico que realizó este estudio, cuando se ingieren comidas abundantes y se dejan pasar largos períodos de tiempo entre una y otra comida, los picos de insulina alcanzan altos niveles. Estos elevados picos de insulina alteran el metabolismo de la grasa y el colesterol—y producen niveles más altos de colesterol sanguíneo. Las comidas pequeñas a intervalos frecuentes controlan la secreción de insulina y evitan estos picos. Como resultado, los niveles de colesterol son más bajos. Cabe señalar que aunque una disminución de 5 por ciento en los niveles de colesterol no parece muy significativa, sí tiene un gran impacto en el nivel de riesgo de enfermedad cardiaca dado que ¡reduce la enfermedad de las arterias coronarias en un 10 por ciento!

Reduce el cortisol, la hormona que hace que se salga la barriga

En el *New England Journal of Medicine* se publicó un maravilloso estudio realizado por el Departamento de Ciencias Nutricionales en Toronto, Canadá, que demostró específicamente cómo el comer cada 3 horas ayuda a reducir los niveles de cortisol. El hecho es que los niveles elevados de la hormona cortisol están estrechamente relacionados con la grasa abdominal. En un período de apenas dos semanas, el estudio demostró que quienes comen con frecuencia, comidas pequeñas, en contraposición a quienes consumen 3 comidas grandes (que en total representan la misma cantidad de alimentos), pudieron reducir en más de 17 por ciento sus niveles de cortisol. Sorprendente, ¿verdad? Todas esos beneficios se produjeron en ¡apenas dos semanas! Imagine lo que adoptar este hábito de alimentación para toda la vida puede hacer por usted.

Punto 2: Las reglas diarias de las 3 horas

Les digo a mis clientes que hay 3 reglas diarias clave para el éxito de La Dieta de las 3 Horas^{MR}.

1. Conectarse con la ciencia
2. Desarrollar un horario mental (desde la noche anterior o durante el desayuno)
3. Poner ese horario por escrito

La primera clave del éxito será conectarse cada día con los beneficios científicos que acaba de aprender en la sección anterior y repasarlos día tras día. Así es, con demasiada frecuencia olvidamos *por qué* hacemos algo, y entonces lo abandonamos. Es muy importante saber y recordar que al comer cada 3 horas se está preservando su masa muscular magra y está aumentando su metabolismo basal, incrementando su energía, controlando su apetito, reduciendo su colesterol e inclusive disminuyendo sus niveles de cortisol. Para poder recordar todo esto, saque una fotocopia de la hoja recordatoria que aparece en la siguiente página y péguela en la puerta del refrigerador, en su puesto de trabajo en la oficina y/o al lado de su cama. Colóquela en todos los lugares que pueda. Todas las mañanas conéctese con esta lista antes de iniciar el día para mantenerse motivado ¡y comer!

La segunda clave consiste en desarrollar un horario mental de las horas en las que va a comer. Esto significa pensar: "Desayuno a las 7 a.m., eso quiere decir que tomaré la merienda a las 10 a.m., el almuerzo a la 1 p.m., mi segunda merienda a las 4 p.m., la comida a las 7 p.m. y poco después comeré alguna golosina." Generalmente recomiendo hacer esto justo antes de irse a la cama o a primera hora de la mañana cuando está tomando el desayuno.

Por último, la tercera clave consiste en anotar ese horario. Es esencial porque, de lo contrario, lo olvidará y no controlará su horario de comidas. Para hacerlo, utilizará las indicaciones del Capítulo 9 donde encontrará cuatro semanas de mi sistema del Horario de las 3 Horas^{MR} para organizar y controlar su horario de comidas. ¿Qué es exactamente mi Horario de las 3 Horas^{MR}? Bien, es mi arma secreta para ayudarle a comer sin esfuerzo a lo largo del día.

Hoja Recordatoria con sus Razones para las 3 Horas

Nota: Repase esta hoja todas las mañanas y permanezca todo el día ¡motivado y comiendo!

1. Desactiva su mecanismo de protección contra la Inanición (MPI), lo que preserva el músculo magro... y preserva así su metabolismo en reposo.
2. Aumenta la tasa de metabolismo basal
3. Aumenta los niveles de energía
4. Controla el apetito
5. Reduce el colesterol
6. Reduce la hormona cortisol que hace que sobresalga el estómago

Punto 3: El Horario de las 3 Horas^MR

Quiero compartir con usted una técnica simple que he desarrollado y que le ayudará a incorporar La Dieta de las 3 Horas^MR a su estilo de vida sin ningún esfuerzo.

Verá, cuando diseñé por primera vez La Dieta de las 3 Horas^MR y la puse a prueba con mis clientes en línea, obtuve una gran cantidad de respuestas. A todos les encantó la dieta y tuvieron gran éxito. Sin embargo, algunos me dijeron que tenían problemas para recordar los momentos en que debían comer. De pronto se encontraban en reuniones de trabajo o trasladándose de un sitio a otro. Al final del día se daban cuenta de que habían pasado por alto una merienda o incluso se habían saltado toda una comida.

Por esta razón, dedico mucho tiempo a pensar en la forma de ayudar a mis clientes a lograr que les resulte aún más fácil comer cada 3 horas. He encontrado por casualidad algunos estudios acerca de la característica de los seres humanos de ser criaturas *visuales*. Me pareció lógico. Cuando tenemos algo a la vista, lo tenemos en la mente. Cuando no lo tenemos a la vista, no lo tenemos en la mente. Por eso es que a muchos nos gusta tener los papeles que necesitamos a la vista, sobre el escritorio, en lugar de archivarlos. Es también la razón por la cual muchos dejan las vitaminas sobre un estante en lugar de guardarlas en el gabinete. Al ver los papeles, recuer-

KAREN TAPORCO—PERDIÓ 36 LIBRAS (Y 20 INCHES)

Estatura: 5'3"
Edad: 34 años
Peso inicial: 175 lbs.
Peso actual: 139 lbs.
Otros datos: Casada, profesional
   que trabaja tiempo completo

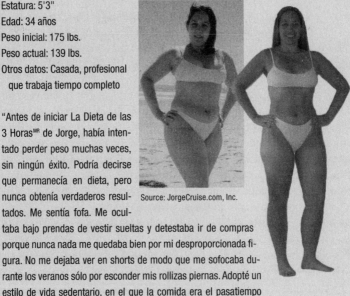
Source: JorgeCruise.com, Inc.

"Antes de iniciar La Dieta de las 3 Horas^{MR} de Jorge, había intentado perder peso muchas veces, sin ningún éxito. Podría decirse que permanecía en dieta, pero nunca obtenía verdaderos resultados. Me sentía fofa. Me ocultaba bajo prendas de vestir sueltas y detestaba ir de compras porque nunca nada me quedaba bien por mi desproporcionada figura. No me dejaba ver en shorts de modo que me sofocaba durante los veranos sólo por esconder mis rollizas piernas. Adopté un estilo de vida sedentario, en el que la comida era el pasatiempo que más me agradaba.

"Sólo cuando conocí el plan de Jorge Cruise aprendí a comer en forma balanceada. No había nada prohibido, aunque tenía que tener en cuenta cuánto comer y cuándo comerlo. **Por fin pude controlar mi apetito que estaba fuera de control, gracias al horario de comer cada 3 horas.** He aprendido a incorporar este método en mi vida diaria. Ahora sé qué hay que hacer y cómo lograrlo.

"Nunca me había dado cuenta de la gran cantidad de calorías que contienen algunas de las comidas rápidas y de la selección de comida poco saludable que compraba semana tras semana. A veces comía en una sola comida las mismas calorías que consumo ahora en todo el día. Me sorprende ver que ya no deseo consumir más esos alimentos y que me siento bien al elegir los alimentos adecuados. Este ha sido un programa realmente fácil de seguir y he podido ver resultados sorprendentes. ¿Quién hubiera dicho que iba a ser tan fácil?"

Los Secretos del Éxito de Karen

➤ Programo la hora del desayuno con base en un determinado evento del día. Por ejemplo, si tengo un almuerzo de trabajo a medio día, desayuno a las 6 a.m. y tomo mi merienda 3 horas después.

➤ Mantengo el congelador lleno de comidas congeladas de manera que puedo hacer una comida rápida que no requiera mucho tiempo de preparación.

dan que tienen que tramitarlos, al ver las vitaminas, recuerdan que tienen que tomarlas.

También hablé con mis clientes más exitosos y pude ver que estaban utilizando algún tipo de sistema *visual* para que comer a una hora fija les resultara algo automático. Por ejemplo, muchos llevaban un diario de su horario de comidas. Quise tomar lo que aprendí de ellos, lo que encontré en los estudios que leí y de mi experiencia, para enseñar un sistema de registro visual que todos mis clientes—y ahora usted—pudieran utilizar y así que les fuera más fácil determinar su horario. Este sistema visual es el que denomino El Horario de las 3 Horas[MR].

Son muchos los que han capitalizado el poder de las imágenes visuales. Las publicaciones periódicas como *USA Today,* utilizan muchas gráficas y otras imágenes visuales para transmitir información de forma que la mayoría de las personas la entienda. Casi todos preferimos obtener nuestra información a través de la televisión o Internet—porque son medio visuales—antes que de un libro o de una cinta de audio (a menos, naturalmente, que el libro tenga excelentes dibujos, fotografías o imágenes—como éste).

Debido a que los humanos son seres tan visuales, es natural crear un sistema visual para ayudar a mis clientes a recordar cuándo y qué deben comer. Por lo tanto, sabía que necesitaba una imagen visual, pero aún no estaba muy seguro de qué apariencia debía tener.

Entonces, se me ocurrió. Recordé que unos meses antes, cuando visité los estudios de la CNN en Atlanta, mientras entraba a las instalaciones, no pude dejar de observar un enorme afiche que detallaba muchos de los eventos históricos reportados por la CNN. El afiche mostraba imágenes de todo, desde la inauguración de la CNN en 1980, hasta los principales eventos cubiertos por el canal de noticias, como el desastre del trasbordador espacial Columbia y el atentado contra el presidente Ronald Reagan. Era tan visual que resultaba fácil ver y recordar todos los sucesos importantes que han ocurrido a través del tiempo. Pensando en ese día, me sorprendió la cantidad de información de ese afiche que todavía podía recordar. Como ya lo he dicho, no tengo buena memoria. Me impresionó el simple hecho de que incluir imágenes visuales en una lista de sucesos mejorara hasta tal punto mi capacidad de recordar.

Entonces me di cuenta de que lo que daba resultado para la CNN podía resultar también para La Dieta de las 3 Horas^{MR}. Fue así como comencé a trabajar en el diseño de un horario que mis clientes pudieran utilizar para recordar en qué momento debían comer. Lo puse a prueba una y otra vez con distintos clientes y diseñé múltiples versiones diferentes. Por último, desarrollé una que a todos les encantó. Lo que es más importante, realmente los ayudó a ver en qué momento debían comer y, por lo tanto, ¡los ayudó a mantenerse fieles al horario! Misión cumplida. Pude darme cuenta de que mis clientes que utilizaban fielmente el horario nunca lo olvidaban. ¡Siempre comían a tiempo!

Por eso estoy tan seguro de que El Horario de las 3 Horas^{MR} les ayudará a aprender a comer a tiempo de manera automática y sin esfuerzo. Además de crear una imagen visual, el proceso de escribir todo lo que se va a consumir—y a qué hora se consumirá—lo ayudará a reforzar el compromiso de comer cada 3 horas.

No se preocupe. No tendrá que hacer esto para siempre. Al final de los primeros veintiocho días, La Dieta de las 3 Horas^{MR} se habrá convertido en algo automático para usted. Habrá entrenado su organismo—y su cerebro—para que sepa que debe comer cada 3 horas. Ya no le costará trabajo recordar que debe consumir una comida. Su estómago le indicará: "Tengo hambre, aliméntame." Habrá desarrollado un importante hábito que le ayudará a perder peso ¡y a no recuperarlo de nuevo!

Cómo utilizar el horario

El horario lo ayudará a saber, con sólo mirarlo, lo que comerá ese día y cuándo. Esta imagen visual eforzará el concepto de Programación Visual^{MR}. La imagen visual lo ayudará a mantenerse en el camino (vea el ejemplo en la siguiente página). Para los primeros veintiocho días, usted llenará el horario con antelación, vea el capítulo 9. Recomiendo que llene su horario para todo el día desde la noche anterior o cada mañana a la hora del desayuno. Sólo tiene que anotar la hora a la que tomará sus comidas—y lo que comerá (o lo que comió). Encontrará 4 líneas para cada comida, una línea para sus meriendas y una línea para su pequeño gusto al final del día. Asegúrese de poner los vasos de agua que tomará.

Su Plan de las 3 Horas

1) Organice su horario de comida.
2) Cree su hábito alimenticio de la lista de comidas que empieza en la página 288 de los alimentos previamente elaborados que empiezan en la página 304.
3) No pierda de vista esta página y haga una señal en la cajita correspondiente cuando termine de comer.

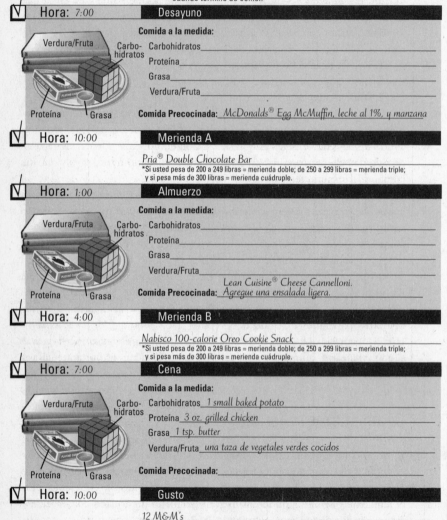

☑ **Hora:** 7:00 — Desayuno

Comida a la medida:

Carbohidratos_____

Proteína_____

Grasa_____

Verdura/Fruta_____

Comida Precocinada: _McDonalds® Egg McMuffin, leche al 1%, y manzana_

☑ **Hora:** 10:00 — Merienda A

Pria® Double Chocolate Bar
*Si usted pesa de 200 a 249 libras = merienda doble; de 250 a 299 libras = merienda triple; y si pesa más de 300 libras = merienda cuádruple.

☑ **Hora:** 1:00 — Almuerzo

Comida a la medida:

Carbohidratos_____

Proteína_____

Grasa_____

Verdura/Fruta_____

Comida Precocinada: _Lean Cuisine® Cheese Cannelloni. Agregue una ensalada ligera._

☑ **Hora:** 4:00 — Merienda B

Nabisco 100-calorie Oreo Cookie Snack
*Si usted pesa de 200 a 249 libras = merienda doble; de 250 a 299 libras = merienda triple; y si pesa más de 300 libras = merienda cuádruple.

☑ **Hora:** 7:00 — Cena

Comida a la medida:

Carbohidratos_1 small baked potato_

Proteína_3 oz. grilled chicken_

Grasa_1 tsp. butter_

Verdura/Fruta_una taza de vegetales verdes cocidos_

Comida Precocinada:_____

☑ **Hora:** 10:00 — Gusto

_12 M&M's_

Agua

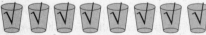

Antojos Permitidos

1 Diet Coke

1 taza de café

1 crema líquida de producto no lácteo

Puede crear sus propias comidas utilizando la guía de El Plato de las 3 Horas^{MR} en el Capítulo 6, o puede elegir de mi muestrario de comidas, en el Capítulo 13. Cualquiera que sea el método que elija, deberá escribir los componentes de las comidas. Según la hora a la que se levante en la mañana, escribirá en el cronograma la hora de cada comida. Elegirá las horas de sus comidas con base en lo siguiente:

1. Debe tomar el desayuno en el término de una hora después de levantarse.
2. Debe comer cada 3 horas.
3. Debe dejar de comer 3 horas antes de irse a la cama.

Las razones son las siguientes. Permítame empezar con el desayuno. Para mantener su metabolismo activo, debe consumir su primera comida dentro del término de una hora después de levantarse. Mientras duerme, su cuerpo no recibe ningún alimento y, por consiguiente, desactiva el metabolismo. Al despertar, usted siente la necesidad de reactivar su metabolismo lo antes posible. Si no consume ningún alimento dentro del término de una hora después de despertarse, su cuerpo protege el tejido que contiene la mayor cantidad de calorías en su organismo puesto que lo necesitará para sobrevivir en tiempo de hambruna—esto es, su grasa corporal, desactiva el metabolismo aún más y comienza a utilizar el tejido muscular a cambio del tejido graso. Por lo tanto, si deja de desayunar, estará saboteando su esfuerzo por adelgazar.

El comer con frecuencia lo ayudará a mantener su metabolismo activo, sin interrupción, durante el resto del día. La clave radica en comer cinco veces al día, a intervalos de 3 horas. En otras palabras, esto significa que puede tomar el desayuno a las 7 a.m., después hacer una merienda a las 10 a.m. y almorzar a la 1 p.m., luego hará otra merienda a las 4 p.m. y por último cenará a las 7 p.m., poco tiempo después o 3 horas después, depende de usted, podrá comer algo que le guste. Este es un horario de alimentación perfecto y recomiendo enfáticamente que siga con exactitud este horario.

¿Qué pasa si se levanta después de las 7 a.m.? Entonces, elija el horario de sus comidas con base en la hora en la que se levante. Si se levanta a las 9 a.m., tome su desayuno a las 10 a.m. y siga el horario de comer cada 3 horas a partir de ese momento. No se preocupe si el horario de una comida se le corre 10 o 15 minutos. No habrá un reloj despertador que se active exactamente al cabo de 3 horas. No obstante, procure adherirse al horario lo más exactamente posible para obtener mejores resultados.

Por último, hablemos de por qué debe dejar de comer 3 horas antes de irse a la cama. Cada día, al atardecer, su temperatura corporal empieza a descender y las funciones vitales como la frecuencia cardiaca y la frecuencia respiratoria comienzan a hacerse más lentas, preparándolo para el sueño. Si usted puede comer de forma que respalde este ritmo natural, garantizará que su cuerpo obtenga una noche completa de sueño. Si come justo antes de irse a la cama, tendrá demasiada comida en su organismo al momento de acostarse y su sistema digestivo lo mantendrá despierto mientras descompone el alimento. Aunque es posible que realmente concilie el sueño, su sueño no será tan profundo mientras su organismo digiere la comida. Sin embargo, para que su organismo pueda realmente descansar y recuperar las fuerzas usted necesita un sueño *profundo*. Si cena demasiado tarde en la noche, toda la energía de su organismo se desgastará en la digestión más que en reparar y afirmar su tejido muscular magro. Lo que debe hacer es asegurarse de recuperarse durante el sueño y no de gastar sus horas de reposo en el proceso digestivo. Le aseguro que al despertar ¡tendrá mucha más energía y vitalidad!

Otros trucos para hacer que todo esto sea posible

Mi Horario de las 3 Horas^{MR} lo ayudará a cumplir La Dieta de las 3 Horas^{MR}. Puede hacer aún algo más para garantizar su éxito. Además de llenar sin falta y analizar su horario cada día, quiero que elija una o más técnicas que lo ayuden a recordar que debe comer cada 3 horas. Considérelo como una leve palmadita en el hombro—que le recuerda que debe comer para mantener fuerte su metabolismo.

A muchos de mis clientes les han dado resultado las siguientes técnicas:

Consiga un reloj con un cronómetro. Muchos de mis clientes gradúan sus relojes para que suenen cada 3 horas. Cuando suena la alarma, les recuerda su prioridad #1: comer cada 3 horas. Ya sea que se encuentren en una reunión, cambiándole el pañal a un bebé, o haciendo cualquier otra cosa, mis clientes saben que deben hacer una pausa lo antes posible, en cualquier cosa que estén haciendo, para hacer una comida o merendar.

Inclúyalo en su calendario electrónico. Muchos de mis clientes usan un teléfono celular, un *palm pilot*, o su computadora personal para incluir allí su horario diario. Estos dispositivos sonarán a la hora fijada para recordarles todo el día sus compromisos. Además de incluir allí sus citas con el odontólogo, sus reuniones importantes y los próximos cumpleaños, también incluyen su horario de comidas. Así, el calendario electrónico les recuerda también cuándo deben comer. Además, este método ha ayudado también a muchos de mis clientes a determinar, con suficiente anticipación, si tienen algún otro compromiso que comprometa su horario de comidas y organizar sus planes de acuerdo. Por ejemplo, cuando una de mis clientes se dio cuenta de que iba a estar durante cuatro horas en una reunión de trabajo, llevó con ella un yogurt de los que aparecen en la lista de meriendas para consumirlo durante la reunión—¡ingeniosamente disimulado en una taza de café! ¡Todos en la reunión pensaron que estaba tomando café cuando lo que realmente estaba haciendo era tomarse una merienda!

Encuentre un amigo que le ayude a llevar el horario. Contarle a un amigo de confianza su propósito de comer cada 3 horas, lo ayudará a mantenerse fiel al horario. Esta persona puede ser un miembro de su familia o un compañero de trabajo. O puede entrar en línea a www.JorgeCruise.com y encontrar un amigo en mi sitio web. Esta persona le preguntará cada día, cómo le ha ido con la dieta. El simple hecho de saber que alguien va a estar controlándolo lo ayudará a motivarse más para cumplir su propósito. Se sentirá obligado a cumplir con su horario de comidas ¡porque su amigo lo estará controlando!

Use el planificador de JorgeCruise.com. Si entra a participar en nuestro club en línea, tendrá acceso a planes de comida. Cada semana podrá imprimir un horario personalizado que lo ayudará a mantenerse organizado, y mucho más.

SEIS

SECRETO 2—
EL PLATO DE LAS
3 HORAS^{MR}

Vivo en un hermoso condominio, con antigüedades y biombos tallados con incrustaciones de madreperla, y, no obstante, me había asegurado de que, en mi entorno no hubiera espejos ubicados en sitios donde tuviera que ver mi imagen. Hasta que conocí a Jorge, siempre me había sentido como en una espiral, aumentando de peso año tras año. Sentía un gran letargo. No me había dado cuenta de lo importante e indispensable que es comer. Con La Dieta de las 3 Horas^{MR} diseñada por Jorge he bajado 11 libras en sólo cinco semanas. Me doy cuenta de que mi metabolismo empieza a recobrarse. Y soy consciente de cómo mi estómago digiere los alimentos. Tengo energía y me agrada cómo me siento. Ya fui y compré un espejo de cuerpo entero.

—DENA DEAN—PERDIÓ 11 LIBRAS

Tengo excelentes noticias: realmente perderá peso *más fácil* si logra escaparse de la trampa de los alimentos prohibidos y consume precisamente los alimentos que desea. ¿Está dispuesto a ser realmente inteligente? Si ha venido mirando hacia el otro lado para no ceder a la tentación del *cheesecake,* si ha estado negándose el placer de comer pasta, o si desea comerse un Jack-in-the-Box, es hora de dejar de privarse de estas cosas porque la privación, en último término, lleva a ganar más peso.

Esto significa que con La Dieta de las 3 Horas^{MR} nunca tendrá alimentos prohibidos de los que tenga que privarse. ¿Por qué? Si se priva de lo que le gusta, eventualmente va a consumir ese alimento en exceso y saboteará su éxito. Este es el segundo secreto de la Programación Visual^{MR}. Así es. Les digo a mis clientes en línea que el secreto de tener éxito a largo plazo es hacer que sus comidas sean apetitosas. ¡¡ASÍ ES!! Esa es la razón por la cual debe descubrir ahora la forma de comer sin restringir jamás ninguna opción de alimentos. Al hacerlo, garantizará que va a perder 2 libras semanales de manera consistente. Además, podrá mantener la pérdida de peso a largo plazo y, lo que es más importante aún, recuperará realmente el placer de comer.

Por consiguiente, prepárese, porque con La Dieta de las 3 Horas^{MR}...

Podrá comer en cualquier lugar. Mary, una de mis clientes en línea, solía comer en su escritorio todos los días. Sus compañeros de trabajo la invitaban a acompañarlos a la cafetería o al restaurante local para almorzar, pero sabía que no podría resistir la tentación y no quería que sus compañeros de trabajo la vieran comer en exceso. Sin embargo, con La Dieta de las 3 Horas^{MR}, Mary estaba preparada, con su almuerzo preempacado, y con el conocimiento de las cosas que debía elegir y cómo debía controlarse al ir a comer con sus compañeros. Con La Dieta de las 3 Horas^{MR} no tendrá que cambiar la cena de la noche de Acción de Gracias por una ensalada, y no tendrá que sacrificar la torta con doble cantidad de chocolate que prepara su mamá para el día de su cumpleaños. ¿Y qué ocurrirá con los alimentos que preparan sus vecinos para pasar un día en el campo? No importa. Usted tendrá el conocimiento necesario para elegir las porciones adecuadas de aquellas cosas que más le gustan—sin sabotear su dieta.

Tendrá total libertad. Cuando no tenga en su vida alimentos prohibidos, no tendrá que dedicar tanta energía a pensar en lo que no puede comer. Debido a que posee los conocimientos necesarios, será capaz de manejar con elegancia cualquier situación relacionada con los alimentos. Al igual que Mary, nunca más tendrá que evitar comer en reuniones sociales. Usted será esa persona a la que todos miran y piensan: "¿Dónde esconderá todo lo que come?"

Por consiguiente, diga adiós de una vez por todas a las privaciones. La Dieta de las 3 Horas^{MR} representará una tentación para sus papilas gustativas porque incluirá sus alimentos favoritos, lo llevará a servirse porciones saludables. Esperará con más ansiedad que nunca el momento de comer y así podrá convertir La Dieta de las 3 Horas^{MR} en un *estilo de vida*.

En este capítulo aprenderá cómo comer con mi nueva colección de recetas de El Plato de las 3 Horas^{MR}, que le enseñará visualmente cómo consumir las cantidades adecuadas de los alimentos que más le gustan, sin contar calorías ni sumar puntos o gramos. En los Capítulos 12 y 13, encontrará listas de alimentos e ideas para preparar comidas y harán que sea aún más fácil seleccionar muchos tipos diferentes de comidas, refrigerios y golosinas fáciles y rápidas. Incluyen comidas preparadas en casa, comidas congeladas e incluso comidas de restaurantes de comidas rápidas como Jack-in-the-Box®, McDonald's®, Taco Bell® y KFC®. Así es. Inclusive la comida rápida está permitida en La Dieta de las 3 Horas^{MR}.

¡Prepárese para recuperar el placer de comer!

Qué comerá

La meta es ceñirse a un plan de alimentación saludable que le ayude a consumir los alimentos que realmente le agradan en las cantidades correctas para promover el desarrollo muscular y reactivar su metabolismo. Con este plan, comerá tres comidas, hará dos meriendas y un podrá darse un gusto *todos los días*. En esas comidas, consumirá una variedad de alimentos que corresponden a las tres principales categorías (los llamados macronutrientes): carbohidratos, grasas y proteínas. Los carbohidratos y las grasas le dan a su organismo los requerimientos calóricos y las proteínas necesarias para reparar los tejidos corporales. Además, usted necesita vitaminas y minerales—en forma de frutas, vegetales y suplementos dietéticos—para contrarrestar las enfermedades y reactivar su metabolismo. Cada una de las comidas de La Dieta de las 3 Horas^{MR} equilibra estos nutrientes para una óptima salud y una adecuada pérdida de peso.

Cada uno de los tres grupos siguientes es parte esencial de su éxito.

La Solución de las 3 Horas

Consumir porciones balanceadas de proteínas, grasa y carbohidratos:

- Se liberará del sentido de culpa de las dietas de privación
- Reducirá la ansiedad por consumir ciertos alimentos y la tendencia a comerlos en exceso
- Se sentirá en control de sus hábitos alimenticios
- Podrá comer cualquier tipo de alimento—en cualquier lugar— y seguir cumpliendo su dieta

Grupo de Alimentos 1: Los Carbohidratos

Los carbohidratos provienen de las plantas que contienen azúcar, almidón o fibra. Estas incluyen la caña de azúcar (que se convierte en azúcar refinado y en diversos edulcorantes), granos (como el trigo), y frutas y vegetales. Como ya se ha dicho, su organismo convierte estos azúcares y almidones en azúcar sanguíneo (llamado glucosa) y los transporta a las células para que allí se quemen a fin de producir energía. Como la fuente de energía más eficiente para el organismo, los carbohidratos proveen entre el 40 y el 50 por ciento de la energía que su organismo necesita cuando usted se encuentra en reposo (es decir, cuando no está haciendo ejercicio). A diferencia de las grasas y las proteínas, el organismo puede descomponer casi instantáneamente estos nutrientes y utilizarlos para energía.

Esto me trae a la primera razón importante de porqué hay que comer carbohidratos. Los carbohidratos son importantes porque proveen el combustible necesario para mantener en buen estado su musculatura magra. Cuando reduce el consumo de carbohidratos, sus músculos se encogen, su energía de desploma y usted se moverá cada vez menos. Todo esto ayuda a disminuir su masa muscular magra—lo que hace que queme menos calorías. Asegúrese de releer el Capítulo 2 para mayores detalles acerca del impacto de los carbohidratos en su organismo.

Además, los carbohidratos son esenciales para una sana digestión. Muchos de los alimentos que contienen carbohidratos contienen también fibra, pectina y otros nutrientes que ayudan a hacer más lenta la digestión—lo que permite que se sienta más satisfecho con menos cantidad de comida. Además, lo ayudan a mantener el movimiento constante de su intestino, lo que no sólo evita el estreñimiento sino que reduce la cantidad de calorías que pasan del intestino a su torrente sanguíneo.

Con La Dieta de las 3 Horas^{MR} puede comer cualquier carbohidrato. Así es. Puede comer tortas, galletas, panecillos o pasta. Pero debe saber que algunos carbohidratos ayudan a incrementar aún más su pérdida de peso. Esto son los carbohidratos "enteros."

Los carbohidratos se clasifican en dos categorías principales: los enteros y los refinados. Los carbohidratos enteros son los mejores. Son los granos enteros, es decir, que aún tienen su cascarilla y que no han sido excesivamente refinados o procesados. Esta cascarilla contiene fibra que ayuda a hacer que la digestión sea más lenta, lo que hace que se sienta satisfecho con menos cantidad de alimentos. Se digiere el alimento más despacio. Entre más lenta sea la digestión de los alimentos, más lentamente se convertirán en azúcar en su torrente sanguíneo; y mayor será su utilización como combustible para quemar grasa corporal. Cuando consume carbohidratos enteros, su organismo libera azúcar de una manera estable, no se sobrecarga de flujos abundantes de azúcar ¡y su organismo utilizará la grasa como su primera fuente de combustible!

Los carbohidratos enteros incluyen los granos enteros, como la avena y el arroz integral, la harina de avena, el pan con granos 100 por ciento enteros y los cereales para el desayuno hechos de granos con alto contenido de fibra. No *tiene* que consumir esos alimentos en La Dieta de las 3 Horas^{MR}. Considere esto una ventaja adicional. Si consume habitualmente carbohidratos enteros, incrementará aún más su pérdida de peso.

Aunque puede comerlos en La Dieta de las 3 Horas^{MR}, los carbohidratos refinados no son tan buenos como los enteros. Estos incluyen el arroz blanco y el pan, los cereales calientes instantáneos y algunos cereales fríos con bajo contenido de fibra y alto contenido de azúcar. Para facilitar su cocción y evitar que queden tan blandos, la industria de productos alimenticios elimina el contenido de fibra natural de estos carbohidratos y los pulveriza en fragmentos más pequeños. Puesto que son refinados, su organismo los digiere más rápido que los carbohidratos enteros.

Para visualizar la diferencia entre los carbohidratos enteros y los refinados, piense en una fogata, donde los troncos representan su grasa corporal. Para obtener el máximo calor,

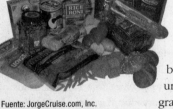

Fuente: JorgeCruise.com, Inc.

Por Qué hay que Comer Carbohidratos

Los carbohidratos son críticos para el éxito en la pérdida de peso. Se requieren carbohidratos para...

1. Mantener el desarrollo muscular a fin de conservar un buen metabolismo
2. Reactivar sus niveles de energía para que se mueva con mayor frecuencia y, por consiguiente, queme más calorías
3. Mejorar su digestión, para que funcione normalmente

prenden los troncos grandes utilizando chamizos y un poquito de líquido de encendedor, lo que hace que los troncos se quemen lenta y continuamente por largo tiempo. Los carbohidratos enteros son como los chamizos y los carbohidratos refinados son como el líquido del encendedor.

Si sólo come carbohidratos refinados, sería como verter el líquido del encendedor sobre los troncos, lo que hace que se produzca un fuego intenso y rápido que se consume casi de inmediato. Su objetivo ideal sería incluir carbohidratos enteros con la mayor frecuencia posible

Otra forma fácil de determinar si un carbohidrato es entero o refinado es confirmar los datos nutricionales en la etiqueta. Los alimentos que contienen tres o más gramos de fibra por porción son más enteros que los que contienen menos fibra. Recuerde además que, debido a que no hay alimentos prohibidos, no tiene que eliminar del todo los carbohidratos refinados. Sólo comer los enteros con la mayor frecuencia posible.

Para una lista completa de carbohidratos enteros que le agradarán, consulte mis listas de alimentos en el Capítulo 12.

Grupo de Alimentos 2: Las Proteínas

Palabra derivada de un término griego que significa "de primera importancia," la proteína es el material básico de la vida. Se encuentra en las ³/₄ partes de los tejidos corporales y puede encontrarse en los músculos, los órganos, los anticuerpos, las hormonas y las enzimas. Compuesta de una

MARIA BRANDMAIER—
PERDIÓ 155 LIBRAS

Edad: 40 años
Peso inicial: 310 lbs.
Peso actual: 155 lbs.
Otros datos: Felizmente
casada, madre de 3 hijos,
ama de casa

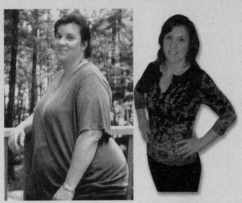

Fuente: JorgeCruise.com, Inc.

"La imagen que solía ver en el espejo antes de comenzar con la dieta de Jorge Cruise, no era mi imagen, no reconocía a esa persona. Me sentía como si llevara un letrero que el mundo entero podía leer y que decía 'mujer indisciplinada incapaz de perder peso.' Todos los días pensaba constantemente en mi peso. Me decía, 'debo hacer algo,' 'mañana me portaré bien,' 'nunca podré perder más de 100 libras,' y así sucesivamente. Era una situación agotadora y desesperante.

"Luego descubrí a Jorge Cruise. Desde el primer día, supe que esta dieta era algo diferente. **Es sorprendente ver cómo unos pequeños cambios pueden, con el tiempo, representar cambios enormes—¡un cambio de 155 libras!** Al principio, tenía los hábitos alimenticios de una niña de seis años. Al comienzo fue difícil lograr muchos cambios de una sola vez en la dieta, por lo que empecé con cambios muy pequeños. En primer lugar, empecé a beber más agua. Luego, aumenté mi consumo de vegetales y frutas. También reduje el tamaño de las porciones que consumía.

"Empecé a pensar en lo distinta que me sentía al comer diferente. Me di cuenta de que la proteína me hacía sentir satisfecha por más tiempo. Comencé a notar que el exceso de azúcar me hacía sentir cansada y me daba dolor de cabeza. Cuando comía muy tarde en la noche, me despertaba con una sensación de pesadez y somnolencia. A medida que fui prestándole más atención a mi cuerpo, aprendí a cambiar mi relación con la comida. Comer cada 3 horas también me ayudó a concentrarme en lo que comía, en cuánto comía y con cuánta frecuencia. Me ayudó a dejar de comer de forma "inconsciente" y me ayudó a elegir mejor los alimentos y a ingerir alimentos más sanos.

"Ahora tengo el control de mi salud y de mi vida. Me siento orgullosa de haber podido esforzarme para sudar cada libra que perdí. Cuando me miro al espejo, ¡conozco a la mujer que veo reflejada allí!"

Los Secretos del Éxito de María:

➤ Hacer listas, ¡hacer planes por anticipado para el día siguiente y cumplirlos!

➤ Comprar un calendario para llevar el control de la rutina de comidas y ejercicio. Hacer una marca en el calendario por cada día en el que se practica ejercicio. Al ver las marcas uno se motiva a continuar.

➤ Incluir el Programa de Movimientos de 8 Minutos® de Jorge para ¡quemar grasa adicional, tonificar y afirmar la figura!

cadenas de distintos tipos de aminoácidos—los bloques constructores básicos de la vida—la proteína es esencial para el éxito en la pérdida de peso.

Los músculos están hechos de proteína; de manera que no es de sorprender que haya que comer proteína para mantenerlos. Sin músculos, no podríamos ponernos de pie ni quemar calorías, porque la proteína es el material que el organismo utiliza para crear y mantener la masa muscular magra, es muy importante incluir proteína en su menú diario. Si no consume suficiente proteína, su cuerpo se empezará a descomponer y a reciclar la proteína de sus fibras musculares magras, lo que hará que pierda músculo (y el músculo es la máquina que consume grasa) por lo que su metabolismo se irá haciendo cada vez más lento. Como resultado, quemará menos grasa corporal. Además, los músculos determinan la forma de su figura. Por lo tanto, al comer proteína, literalmente ¡ayuda a esculpir y adelgazar su cuerpo!

Además del tejido muscular, la proteína también se encuentra en el pelo, en la piel y en las uñas. Al consumir proteína, el pelo se fortalece y es menos propenso a sufrir daños. Las uñas crecen y la piel adquiere una apariencia más radiante.

Por último, la proteína es crítica para una óptima inmunidad. La proteína desempeña un papel esencial en mantenernos vivos al servir de combustible para todos los procesos corporales esenciales, como la función inmune. La proteína es parte de casi todas las células del organismo—y el organismo necesita la proteína en la dieta para mantenerse sano. Al no consumir suficientes proteínas, el cuerpo no cuenta con las materias primas que requiere para reparar los músculos, los órganos y los demás tejidos. Sería como construir una casa con sólo la mitad de la madera que realmente se requiere. No sería una casa muy sólida—y probablemente se destruiría durante la primera tormenta. Lo mismo ocurre con el cuerpo. Sin la proteína suficiente, la inmunidad se desploma—y se cogen resfriados con más frecuencia.

Por Qué Debe Comer Proteína

La proteína promueve la pérdida de peso por las siguientes razones:

1. Mantiene los músculos y por lo tanto el metabolismo
2. Mantiene la piel, el pelo y las uñas fuertes y saludables
3. Incrementa la inmunidad, por lo tanto se contraen enfermedades con menor frecuencia y se tiene un mayor bienestar general

Pero, hay que tener cuidado, ¡demasiada proteína es tan mala como muy poca! Cuando se consume demasiada proteína y muy pocos carbohidratos (la situación típica de las dietas bajas en carbohidratos), el organismo comienza a quemar proteínas para obtener combustible. Como la gasolina con contenido de plomo, la proteína es una fuente de combustible sucia porque contiene nitrógeno. En lugar de producir solamente agua y dióxido de carbono, como ocurre con los carbohidratos, la proteína produce subproductos tóxicos que hacen que el organismo elimine el nitrógeno tóxico mediante un exceso de orina. Desafortunadamente, esta orina elimina también valiosos minerales como el calcio. Por lo tanto, gran parte de la pérdida de peso que se logra con las dietas altas en proteína se debe a la pérdida de agua.

Al igual que con los carbohidratos, algunos tipos de proteína ayudan más a la pérdida de peso que otros. Para una óptima pérdida de peso debe elegir alimentos con proteína magra, bajos en grasas saturadas (grasas de origen animal). Algunas buenas fuentes de proteína magra son la clara de huevo, el pescado, las aves de carne blanca, el yogurt bajo en grasa, la leche de 1 por ciento y las leguminosas (como el maní y los frijoles). Si no puede prescindir de alimentos con contenido de grasa de alta saturación, como la carne roja, no se preocupe— recuerde que no hay alimentos prohibidos—pero, de ser posible, elija los cortes más magros de solomillo o pierna.

Fuente: JorgeCruise.com

Para una lista completa de fuentes de proteínas recomendadas, consulte mis listas de alimentos en el Capítulo 12.

Grupo de Alimentos 3: Las Grasas

Muchos temen a las grasas porque contienen la mayor concentración de calorías por gramo—9 calorías por gramo contra 4 calorías por gramo en los carbohidratos y las proteínas. Aunque muchas dietas de privación no tienen en cuenta las grasas, ¡éstas son tan necesarias como los carbohidratos y las proteínas! La grasa es esencial para muchos procesos orgánicos. Hay que consumir grasa para mantener la salud. Algunas grasas contienen sustancias llamadas *ácidos grasos esenciales* que el cuerpo humano no puede producir. Estas sustancias grasas, que se encuentran en productos tanto animales como vegetales, son la materia prima para la producción de muchas hormonas y para las membranas de las células musculares. Tanto en los animales como en los humanos, la grasa corporal es el depósito del exceso de calorías. Estas células grasas pueden llenarse y multiplicarse para servir de lugar de almacenamiento tanto de las calorías como de material de aislamiento adicional. Se pueden ver estas grasas en distintos cortes de carne. También se encuentra grasa en los productos lácteos, en los huevos, en la nueces y semillas y en algunos otros vegetales como el aguacate, las aceitunas y el coco.

Hay mucho tipos de grasa. Las grasas saturadas se encuentran en productos animales como el steak, la leche entera y los huevos. Las grasas hidrogenadas (conocidas también como *grasas "trans"*) se encuentran en muchos alimentos procesados. Estas grasas elaboradas por el hombre ayudaron a prolongar la vida de muchos alimentos que se utilizaron como reemplazo de las grasas saturadas durante la marcada tendencia hacia los alimentos bajos en grasa durante los años 90. Por lo general, recomiendo a todos mis clientes que minimicen o eviten el uso de estas grasas trans, para disfrutar de una óptima salud. Hay ácidos grasos esenciales llamados también *grasa omega*. Estas grasas omega, como pronto aprenderá, son verdaderas joyas cuando se tratan de adelgazar.

Las grasas pueden promover la pérdida de peso de tres formas esenciales. La primera, y la más importante, las grasas omega ayudarán a mantener la masa muscular magra saludable y a la vez controlarán el apetito y harán que se sienta satisfecho con menos cantidad de alimento. En segundo lugar, estas grasas omega ayudan a liberar las reservas de grasa del organismo para que se quemen y se conviertan en energía. Las grasas omega ayudan a equilibrar la relación corporal entre insulina y glucagon. La insulina le indica al organismo que almacene la grasa mientras que el glucagon le indica que la queme. Una dieta rica en grasas omega desactiva la insulina y activa

Por Qué Debe Comer Grasa

La grasa en la dieta ayuda a promover la pérdida de peso al:

- Reducir el apetito
- Liberar células grasas para que el organismo queme más grasa
- Reactivar el metabolismo

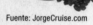

Fuente: JorgeCruise.com

el glucagon ¡lo que permite quemar más fácilmente la grasa! Por último, las grasas omega reactivan el metabolismo corporal de modo que quemará más calorías en el curso del día. No hay ninguna otra grasa en el mundo que tenga este efecto. Su organismo utiliza las grasas omega para mantener la integridad de sus 75 mil billones de membranas celulares. El contar con membranas celulares más sanas significa que mejoran los canales que transportan el oxígeno, uno de los elementos claves necesarios para la combustión de grasas. Entre más oxígeno haya disponible, más fácil será para su masa muscular magra convertir la grasa corporal en energía.

No todas las grasas tienen, sin embargo, estas importantes funciones. Aunque puede consumir las grasas que desee, le resultará menos difícil perder peso si procura ante todo consumir grasas omega. Además, son excelentes para la salud en general y para mantenerse joven. Un estudio tras otro han relacionado estas grasas con un menor riesgo de enfermedad cardiaca y de ciertos tipos de cáncer. Estas grasas se encuentran en productos de aceite de linaza, en aceite de oliva, en la soya y en otras semillas, en las nueces (sobre todo en las almendras), en la mantequilla de almendras, en la mantequilla de maní, en las aceitunas y el aceite de oliva, en los pescados grasos de agua fría como el salmón, en los aguacates y en el guacamole.

¿Se pueden consumir otros tipos de grasa? Claro que sí. Cuando uno va a un restaurante y no hay aceite de linaza, pido que me traigan aceite de oliva o mantequilla. Ambos me gustan. Sólo que trato de consumir más productos de semilla de linaza porque sé que son mejores para mi salud— y para controlar mi peso.

Las Poderosas Grasas Omega

GRÁFICA DE REFERENCIA RÁPIDA

Grasas Omega-3. El mejor tipo de grasa para su salud, para tener músculos magros y una cintura fina. Esta grasa se encuentra en productos de linaza y en el pescado graso de agua fría como el salmón. El aceite de linaza líquido es mi grasa favorita. Lo utilizo todos los días en la ensalada o en el pan y en las sopas (cuando ya están preparadas). Puesto que este es un aceite muy sensible al calor, hay que asegurarse de que siempre esté fresco y de mantenerlo refrigerado. No se debe utilizar para cocinar.

Grasas Omega-6. Estas grasas se encuentran en muchos tipos de aceites vegetales como el aceite de soya, el aceite de girasol, el aceite combinado de girasol y maíz. Consumimos demasiada omega-6 en comparación con el omega-3. Las grasas omega-3 y omega 6 deben consumirse en proporciones iguales. Desafortunadamente, consumimos de diez a veinte veces más omega-6 que omega-3. Esto crea un desequilibrio en el organismo que puede producir inflamación, hinchazón, retención de agua y aumento de peso. Hay que procurar evitar el exceso de omega-6 en la dieta limitando la ingestión de los aceites en los que predomina el omega-6. Además, incluir el aceite de linaza en la dieta diaria ayudará a reestablecer el equilibrio del organismo.

Grasas Omega-9. Éstas se encuentran en las aceitunas, el aguacate y las nueces, son también grasas excelentes para la salud y para tener una cintura delgada. El aceite de oliva es el que ocupa el segundo lugar en mis preferencias. Lo agregó a las comidas cuando estoy viajando porque se encuentra prácticamente en todas partes. El aceite de oliva también es excelente para cocinar.

Los Vegetales

Su mamá tenía razón cuando le decía que debía comer vegetales. Los vegetales son de suma importancia porque constituyen una fuente excelente de vitaminas, minerales y fotoquímicos importantes para el buen estado de salud. Además, son bajos en calorías y contienen abundante fibra de modo que ¡lo harán sentir satisfecho sin llenarlo en exceso!

Fuente: JorgeCruise.com

Las Maravillas de la Linaza

Mi principal fuente de grasa es el aceite de linaza que contiene la grasa omega-3. Es la mayor fuente de esta grasa (véase la gráfica en la página 89); se deriva de las semillas también conocidas como semillas de lino en otros países. El aceite de linaza es realmente sorprendente. El organismo lo utiliza para ayudar a mantener la integridad y función de los 75 mil billones de membranas celulares que soportan y mantienen sanas nuestras articulaciones, y mantienen el pelo brillante y las uñas fuertes, la piel radiante y las membranas de los músculos en buen estado. Debido a que su uso en todo el organismo es tan extenso, ¡casi nunca se almacena como grasa corporal! Se ha demostrado que el aceite de linaza activa la leptina, una hormona que ayuda a controlar el apetito.

Mis clientes en línea me dan constantemente retroalimentación positiva sobre el aceite de linaza y me indican que les gusta mucho, los hace sentir satisfechos por más tiempo y hace que sus músculos se sientan más sanos. Por si eso fuera poco, el aceite de linaza activa la grasa atrapada en lo más profundo del organismo y alrededor de los órganos vitales, conocida como grasa *marrón.* Heredada como un remanente de las épocas en las que teníamos que enfrentarnos a los elementos con muy poca ropa, la grasa marrón quema calorías para producir calor. Cuando activamos la grasa marrón, quemamos más calorías e incrementamos el metabolismo en general. Sobra mencionar los efectos que tiene para reducir el colesterol.

Además, el aceite de linaza tiene un sabor excelente y enfatiza los sabores ¡por lo que le ayudará a disfrutar más de sus comidas! En su forma líquida, el aceite de linaza se puede rociar prácticamente sobre todo, desde las tostadas o los vegetales al vapor hasta la pasta o las papas asadas. Considérelo como si fuera mantequilla derretida o un delicioso aderezo para ensaladas.

Mi buen amigo, Jade Beutler, autor de *Flax for Life!,* sostiene que la adición de aceite de linaza a la dieta de todos los días es el factor más importante para tener un impacto positivo en la salud y el bienestar. De hecho, según Jade, el organismo está hambriento de grasa buena—la grasa buena que conocemos como omega-3 se encuentra en abundancia en el aceite de linaza. Las implicaciones sobre la salud son enormes puesto que el aceite de linaza es benéfico para tener una óptima salud y una belleza que irradie desde adentro.

Es de esencial importancia elegir únicamente el aceite de linaza de alta calidad, sin filtrar, sin refinar y que se mantenga refrigerado. El aceite de linaza se consigue en los almacenes naturistas y en algunos supermercados, y también se puede obtener en cápsulas.

NOTA: Visite el sitio JorgeCruise.com para mayor información sobre mis marcas favoritas.

Todos los vegetales contienen agua, pero algunos, como la lechuga, el pepino, las coles y el brócoli tienen un contenido de agua especialmente alto. El agua que se puede obtener a través del consumo de vegetales aumentará sus niveles de oxígeno y ese oxígeno ayudará a sus músculos a convertir la grasa en energía. Como resultado, se reactivará su metabolismo.

La mayoría de los vegetales crudos son duros y crujientes, por lo que hay

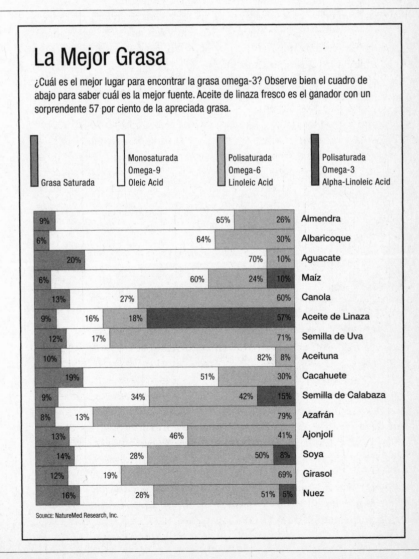

La Mejor Grasa

¿Cuál es el mejor lugar para encontrar la grasa omega-3? Observe bien el cuadro de abajo para saber cuál es la mejor fuente. Aceite de linaza fresco es el ganador con un sorprendente 57 por ciento de la apreciada grasa.

Grasa Saturada

Monosaturada
Omega-9
Oleic Acid

Polisaturada
Omega-6
Linoleic Acid

Polisaturada
Omega-3
Alpha-Linoleic Acid

	Grasa Saturada	Omega-9 Oleic Acid	Omega-6 Linoleic Acid	Omega-3 Alpha-Linoleic Acid	
Almendra	9%		65%	26%	
Albaricoque	6%		64%	30%	
Aguacate	20%		70%	10%	
Maíz	6%		60%	24%	10%
Canola	13%	27%		60%	
Aceite de Linaza	9%	16%	18%	57%	
Semilla de Uva	12%	17%		71%	
Aceituna	10%		82%	8%	
Cacahuete	19%		51%	30%	
Semilla de Calabaza	9%	34%	42%	15%	
Azafrán	8%	13%		79%	
Ajonjolí	13%	46%		41%	
Soya	14%	28%		50%	8%
Girasol	12%	19%		69%	
Nuez	16%	28%		51%	5%

Source: NatureMed Research, Inc.

que masticarlos durante un tiempo. Esto permite que el cerebro tenga tiempo suficiente para darse cuenta de que es hora de desactivar el indicador del hambre. Una vez que los vegetales llegan al estómago, gracias a su alto contenido de fibra, se digieren de manera más lenta y le dan una mayor sensación de saciedad, por lo que tendrá menos tendencia a comer en exceso.

La razón por la cual los vegetales tienen un contenido calórico tan bajo es que contienen pocos azúcares simples. Literalmente podrá consumir la mayoría de los vegetales sin restricción y no aumentará de peso.

Además, el color vivo y brillante de los vegetales es indicio de que están llenos de sustancias fitoquímicas, elementos químicos que le ayudarán a mantener un sistema inmune fuerte y eficiente. Una porción de vegetales verdes, amarillos, rojos o anaranjados puede contener hasta 100 sustancias fitoquímicas diferentes—es decir, ¡100 formas de ayudarle a evitar las enfermedades!

Las Frutas

Las frutas son tan benéficas como los vegetales cuando se trata de fibra y sustancias fitoquímicas. No obstante, contienen un poco más de azúcar—y por lo tanto más calorías—que los vegetales. No obstante, las debe disfrutar diariamente. Para maximizar el gasto de calorías, debe comer frutas dentro del límite de una o dos por día, preferiblemente en el desayuno, o en la merienda.

Los limones y las limas son la excepción—los puede consumir con la misma frecuencia que los vegetales. Los vegetales deben consumirse en el almuerzo y la comida. Para una lista completa de frutas y vegetales recomendados, consulte mi lista de alimentos en El Plato de las 3 Horas[MR] en el Capítulo 12.

Fuente: JorgeCruise.com

El Agua

Aunque el agua no es en realidad un alimento, es esencial para adelgazar. Más de la mitad de su cuerpo se compone de agua y el agua ayuda a mantener normales y eficientes todas las funciones orgánicas. Los riñones necesitan agua para ayudar a filtrar las toxinas, las células de la piel necesitan agua mantenerse hidratadas y sanas y su tracto gastrointestinal necesita agua para eliminar los desechos del organismo.

Debido a que da una sensación de saciedad y no contiene calorías, el

Mi Agua Preferida

Para garantizar que beba suficiente agua todos los días, asegúrese de que le guste el sabor del agua que toma. A veces, el agua corriente deja un sabor a sustancias químicas o minerales. En ese caso, consuma agua embotellada. Por lo general me preguntan qué marca prefiero. Recomiendo el agua Penta®, purificada. Esta agua es sometida a un proceso de 13 pasos, 11 horas de purificación removiendo impurezas como arsénico, bacterias, cloro, cromo 6, fluoruro, plomo y pesticidas. Penta® es limpia y refrescante y le ayuda a mantenerse hidratado. Penta® actúa como un desintoxicador para sus células y mejora el metabolismo celular, haciendo que se sienta más vigoroso y energético.

agua es un sueño hecho realidad cuando se trata de mantener el peso y adelgazar. El agua ocupa espacio en su estómago y lo hace sentir satisfecho. Esto significa que comerá menos y sentirá menos hambre. De todas las formas de hidratar su organismo, el agua es la mejor porque no contiene calorías. Sin embargo, si no le gusta el agua, las calorías que ingiera en sus líquidos sumarán una gran cantidad. Por ejemplo, medio vaso de jugo de frutas contiene de 45 a 80 calorías. Por lo tanto, en las fiestas, sostenga siempre en su mano un vaso de agua y bébalo a pequeños sorbos en vez de aceptar una bebida mezclada—o de cualquier otra clase.

Por último, el agua también ayuda a reactivar el metabolismo al incrementar los niveles de oxígeno. De hecho, un estudio reciente que acaba de finalizar en Alemania determinó que beber un vaso de 16 onzas de agua reactiva el metabolismo en un 30 por ciento en el término de cuarenta minutos y mantiene alto el metabolismo por más de una hora. Según esta investigación, beber ocho vasos de 8 onzas de agua por día puede quemar hasta 35,000 calorías en un año. ¡Eso equivale a 10 libras de grasa!

Si está deshidratado, se sentirá cansado porque su corazón tendrá que esforzarse más para bombear su sangre gruesa y deshidratada a todo su cuerpo. Como resultado, sus músculos y órganos no recibirán el oxígeno y los nutrientes necesarios en el momento en que los necesitan.

Aunque muchas recomendaciones indican que se deben beber 8 vasos de agua por día, sugiero que beba al menos la mitad de su peso corporal en libras en onzas de agua. Si pesa 160 libras, procure que su consumo de agua sea de 80 onzas. Distribuya el agua bebiendo un vaso de 10 onzas cada hora durante 10 horas. Así, cuando llegue a su casa al final del día, ¡ya habrá bebido 80 onzas! Esto puede parecer demasiado, pero su cuerpo y su cintura se lo agradecerán. Además, todos esos viajes adicionales al baño ¡aumentarán el tiempo que camina cada día!

Para asegurarse de que está tomando suficiente agua, observe su orina. Su color debe ser claro o transparente. Si es oscuro o si el olor es fuerte, no está bebiendo suficiente agua. También esté atento a otros signos de deshidratación, como el cansancio, el dolor de cabeza y la dificultad para concentrarse. Además, nunca dependa de la sensación de sed para saber que debe tomar agua. Cuando sienta sed ya estará deshidratado.

Estas son algunas formas de asegurarse de que está bebiendo el agua suficiente:

- Si no le agrada el agua pura, tome agua mineral, como el agua Perrier®. Sírvala en un vaso y agréguele unas gotas de limón o lima.
- Tome un vaso de agua en la mañana, apenas se despierte. Tal vez note que ya no necesita su taza de café matutina. ¡Una de las razones por las cuales muchos se sienten cansados en la mañana es porque están deshidratados!
- Tome un vaso de agua antes de cada comida. Muchas personas confunden la sed con el hambre. Tomar un vaso de agua le ayudará a controlar su deseo de comer y garantizará que consuma las porciones del El Plato de las 3 Horas^{MR}.

Elija su Método de Control

En La Dieta de las 3 Horas^{MR} puede elegir entre dos formas sencillas para consumir los alimentos adecuados a las horas correctas:

1. Puede seguir el plan de comidas del Capítulo 13.
2. Puede seguir mi nuevo sistema El Plato de las 3 Horas^{MR}.

Con cualquiera de los dos planes estará consumiendo aproximadamente 1,450 calorías por día, la cantidad adecuada para ayudarle a rebajar 2 libras de grasa por semana, pero no tan pocas como para que su organismo reduzca su metabolismo (vea la página 95). Ya sea que elija El Plato de las 3 Horas^{MR} o los planes de comidas, consumirá la cantidad correcta de carbohidratos, proteínas y grasas que le ayudará a mantener los niveles sanguíneos de azúcar e insulina dentro del rango normal.

Conocimientos acerca de los Suplementos

El creciente interés por los suplementos dietéticos es también evidente en la atención que prestan los medios de comunicación a este tema. Es prácticamente imposible encender la televisión y no ver un comercial de un nuevo suplemento o no oír hablar de estudios en los noticieros. Los siguientes suplementos son mis favoritos cuando se trata de ayudar a adelgazar.

SUPLEMENTO ALIMENTICIO: ACEITE DE LINAZA

Por qué se necesita: Naturalmente sabe que me encanta el aceite de linaza. El resultado final es que el aceite de linaza ayuda a preservar el tejido muscular magro y, por lo tanto, mantiene un buen nivel de metabolismo en reposo. Mi recomendación es que lo elija como su fuente de grasa...no sólo como un suplemento para consumir ocasionalmente. Cuando lo use, consúmalo con sus comidas...sólo una cucharadita o 4 cápsulas. Considérelo como la grasa para esa comida en su Horario de las 3 Horas.

SUPLEMENTO ALIMENTICIO: LINAZA MOLIDA

Por qué se necesita: Yo soy gran admirador de la linaza molida. El simple hecho de consumir linaza molida a diario resultará en la pérdida de barriga. Si, imagínese eso...una barriga más plana. ¿Cómo funciona? La linaza molida es una excelente fuente de *fibra* soluble e insoluble, lo cual limpiará su intestino y regulará la eliminación. Todo esto ayuda a eliminar la barriga. Si, se sorprenderá al ver que gran parte de la barriga nada tiene que ver con grasa, es materia fecal que se acumula por culpa de una dieta baja en fibra. Además, una vez digerida, la linaza se une a los azúcares y carbohidratos simples, lo que regula su difusión en la sangre. El resultado es un nivel más alto de energía y resistencia entre sus comidas de 3 horas.

SUPLEMENTO ALIMENTICIO: PROTEÍNA DE SUERO EN POLVO

Por qué se necesita: Cuando se trata de encontrar suplementos proteínicos para maximizar su retención de masa muscular magra quemadora de grasa, la proteína de suero es la mejor opción. El suero tiene los niveles más altos de bio-absorción. Es decir, los músculos de su cuerpo permanecerán más sólidamente estructurados, y por lo tanto, su metabolismo se mantendrá a toda marcha. A mi me encanta tomarme una cucharada de proteína de suero con sabor a chocolate mezclada con agua y hielo—una deliciosa merienda de tan sólo 100 calorías.

SUPLEMENTO ALIMENTICIO: VITAMINA C

Por qué la necesita: La vitamina C es un componente antioxidante en la dieta que ayuda a contrarrestar el daño producido por los radicales libres dentro y alrededor de las células, incluyendo las fibras de sus musculatura magra. Como resultado final, la vitamina C ayuda a minimizar el daño a los tejidos y contribuye al desarrollo de nuevo músculo. Recomiendo tomar un suplemento de vitamina C todos los días—la dosis ideal es 1,000 miligramos.

SUPLEMENTO ALIMENTICIO: GREENS SUPER FOODS (SUPER COMIDAS VERDES)

Por qué se necesita: Greens Super Foods ayuda a reducir el apetito entre comidas. ¿Cómo? Es una de mas fuentes más ricas de vitamines, minerales y fitonutrientes. Esta riquísima fuente ayuda a controlar el apetito, dándole al cuerpo una densa fuente de nutrientes. Si, mientras más densos sean los nutrientes de una comida, más saciado se sentirá. Además, la micro alga clorella es similar a la hemoglobina, el componente portador de oxígeno de las células rojas. Por lo tanto, la micro alga clorella mejora la capacidad que tiene el cuerpo de utilizar el oxígeno, aumentando su energía y su resistencia.

SUPLEMENTO ALIMENTICIO: MULTIVITAMINA

Por qué se necesita: En la Dieta de las 3 Horas^MR, ninguna comida es prohibida, y a la vez, queremos que las necesidades alimenticias de su cuerpo sean saciadas para que usted no sienta hambre o ganas de comer comidas de baja calidad, y altas en calorías. El consumo de una multivitamina diaria le ayudará a saciar el barómetro nutricional de su cuerpo, apagando su necesidad de consumir demasiadas calorías.

SUPLEMENTO ALIMENTICIO: TÉ VERDE

Por qué se necesita: ¿Qué pasaría si hubiera una superestrella nutricional que tuviera todos los beneficios de un estimulante para mejorar su metabolismo, sin ninguna de las consecuencias negativas? Bueno, pues la buena noticia es que existe, y es el té verde. El té verde contiene cafeína natural. Sin embargo, a diferencia de la cafeína normal, la cafeína del té verde no tiene ningún efecto negativo en el cuerpo y sí acelera el metabolismo, la quema de calorías y la pérdida de peso.

NOTA: Visite JorgeCruise.com para encontrar mis marcas favoritas.

LA CANTIDAD CORRECTA
CALORÍAS PARA SU CUERPO

Ya sea que elija mis planes de comidas o que cree su propio plan del Plato de las Horas^{MR}, consumirá aproximadamente 1,450 calorías por día. Aunque he contado todas las calorías por usted, pensé que tal vez le gustaría saber cómo se distribuyen estas calorías en las distintas comidas y meriendas.

1ª COMIDA: Desayuno	400 calorías de nutrientes balanceados
2ª COMIDA: Merienda A	100 calorías
3ª COMIDA: Almuerzo	400 calorías de nutrientes balanceados
4ª COMIDA: Merienda B	100 calorías
5ª COMIDA: Cena	400 calorías de nutrientes balanceados
6ª COMIDA : Gusto	50 calorías

NOTA: Según su peso actual, es posible que tenga que graduar este plan a su metabolismo. Suponiendo que pese menos de 200 libras, al plan arriba indicado será adecuado para usted; sin embargo, si su peso es mayor, debe hacer los siguientes cambios:

De 200 a 249 libras: duplique el tamaño de sus meriendas a 200 calorías

De 250 a 299 libras: triplique el tamaño de sus meriendas a 300 calorías

De 300 libras o más: cuadruplique el tamaño de sus meriendas a 400 calorías, o el equivalente a una comida más

A medida que baja de peso, cambie a la siguiente selección de calorías para seguir perdiendo 2 libras por semana.

Si pesa menos de 150 libras y es bajo de estatura (por debajo de 5'3"), puede ser que 1,450 calorías para usted sea mucha comida. Resuelva esto dividiendo su desayuno en dos y comiendo sólo 200 calorías durante esta comida, y así tendrá un total de 1,250 calorías. Vea los detalles en la página 277.

1) Cómo Utilizar los Planes de Comidas

Estos planes, que se presentan divididos por categorías de desayuno, almuerzo/comida, meriendas y gustos, en el Capítulo 13, son un método fácil de mantenerse en control. Los planes de comidas son muy convenientes para quienes desean tener un plan predeterminado para adelgazar. En último término, las opciones de comidas serán un excelente apoyo y lo mantendrán bien encaminado con un mínimo de esfuerzo—sin privaciones y sin necesidad de contar calorías.

He incluido comidas que se pueden preparar en casa, varias comidas congeladas e incluso opciones de comidas rápidas. Le he dedicado mucho

CÓMO CALCULAR EL TAMAÑO DE LAS PORCIONES

1 taza	=	1 puñado
⅓ taza	=	lo que quepa en la palma de la mano ahuecada
½ taza de fruta picada, vegetales cocidos	=	un puñado pequeño
3 onzas de carne, pollo o pescado	=	lo que quepa en la palma de la mano de una mujer
1 cucharadita	=	la punta del pulgar (desde la punta hasta la coyuntura)
1 cucharada	=	3 puntas del pulgar
1 onza de queso	=	1 pulgar
1 onza de nueces	=	1 palma de la mano ahuecada
2 onzas de papas fritas o pretzels	=	2 palmas de la mano ahuecadas
6 onzas de pechuga de pollo	=	1 puñado
3 onzas de carne cocinada	=	un juego de cartas de naipe
4 onzas de pescado	=	1 mano ahuecada
1 onza de pan o de cereal	=	una cinta de grabadora
1 porción de brócoli	=	una bombilla eléctrica
½ papa	=	un mouse de computadora o una cinta de grabadora

esfuerzo a este plan para asegurarme de que usted obtenga *el equilibrio* ideal de nutrientes en las cantidades adecuadas. He determinado el mejor contenido calórico y la mejor mezcla de nutrientes para usted. Me he encargado de hacer todo el trabajo por usted. Cada comida está perfectamente balanceada para que su cuerpo obtenga la cantidad correcta de carbohidratos, proteínas y grasas que necesita. Puede elegir y escoger las comidas que más le llamen la atención. Las hemos puesto más a prueba y son excelentes. Puede ceñirse literalmente a la dieta, sin importar el lugar donde se encuentre—¡sin ningún alimento prohibido!

Sugiero que programe sus comidas a más tardar la noche anterior, anotando en su Horario de las 3 Horas^{MR}, que encontrará en el Capítulo 9, lo que comerá cada día para el desayuno, el almuerzo y la comida. No olvide las meriendas y los gustos. Estos son tan importantes como las comidas principales. **Suponiendo que pese menos de 200 libras, consumirá 400 calorías en cada comida, 100 calorías en cada merienda y 50 calorías por cada gusto.** Encontrará una lista de excelentes meriendas sin calorías y también una de gustos en el Capítulo 13. Si pesa más de 200 libras, tendrá que consumir más alimentos (vea "La Cantidad Correcta de Calorías para su Cuerpo"). Así es, me entendió bien; comerá más calorías, si pesa más de 200 libras, para compensar su tamaño.

2) Cómo utilizar el plan visual del Plato de las 3 Horas^{MR}

Si quire tener la libertad de elegir sus menús en lugar de ceñirse a mis planes de comidas, puede seguir mi plan del Plato de las 3 Horas^{MR}. Este plan sencillo le ayudará a optar automáticamente por los alimentos correctos, en las porciones adecuadas, para reducir su apetito y reavivar su quemador de grasa.

Cada parte del plan del Plato de las 3 Horas^{MR} cumple una función distinta para la salud en general y la pérdida de peso. El plan le permitirá también comer todos los alimentos que le gustan e incluir, además, unos cuantos alimentos cruciales para ayudarle a controlar el apetito y acelerar su metabolismo.

Por ejemplo, puede comer un cereal alto en contenido de fibra con almendras y media toronja para el desayuno, una sopa de vegetales y un sándwich de pan bajo en calorías con pavo, tocineta magra y aguacate para el almuerzo, y un taco relleno de carne magra con ensalada verde mixta para la comida. (Para una lista completa de sugerencias de alimentos y tamaños de porciones para sus comidas, consulte el Capítulo 12.)

Observará que la porción de proteínas del plato contiene tres divisiones. Puede llenar esas ranuras con una porción de 3 onzas de proteína (aproximadamente del tamaño de un mazo de cartas de naipe), o de dos a tres porciones más pequeñas de distintos alimentos. Por ejemplo, en lugar de una pechuga de pollo simple de tres onzas, puede incluir una porción de pollo de dos onzas bañada con una onza de queso.

Ya sea que adopte el nuevo plan del Plato de las 3 Horas^{MR} o que utilice los planes de comidas, *el punto clave es el horario.* Comenzando por el desayuno (así es, ¡el desayuno es de suma importancia!) tiene que comer cada 3 horas. Siga estas indicaciones:

1. Para activar su metabolismo, tome su primera comida dentro del término de una hora después de levantarse de la cama. Si no

El Plato de las 3 Horas™

¿Cómo funciona? Para el desayuno, el almuerzo y la comida, se utiliza un plato estándar de 9" y se llena la mitad del plato de vegetales (para el desayuno, se recomienda llenar la mitad del plato de fruta). Luego, se divide mentalmente la otra mitad del plato en dos partes y éstas se llenan con porciones iguales de alimentos del grupo de los carbohidratos y alimentos del grupo de las proteínas, junto con una cucharadita de grasa para ayudar a controlar su apetito. Si todavía tiene hambre después de comer este plato, puede prepararse otro plato con frutas y vegetales. ¡Así de sencillo!

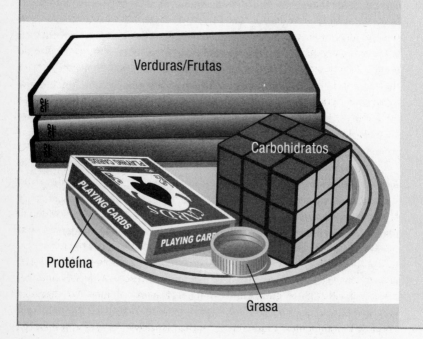

Verduras/Frutas

Carbohidratos

Proteína

Grasa

come durante esa primera hora crucial, su organismo reprimirá el metabolismo para intentar reservar el tejido corporal rico en calorías. Además he podido comprobar que a muchos de mis clientes se les olvida comer si no hacen un esfuerzo consciente por comer dentro de esa primera hora después de despertarse.

2. Después del desayuno, debe comer cinco veces más (para un total de seis comidas) a lo largo del día, separadas por intervalos de 3 horas. Puede desayunar a las 7 a.m., luego tomar su merienda a las 10 a.m., almorzar a la 1 p.m., tomar otra merienda a las 4 p.m. y cenar a las 7 p.m. para luego darse un gusto poco tiempo después. Este es un horario de comidas perfecto y sugiero que lo siga con la mayor puntualidad posible.

3. Puede darse un gusto junto con la cena o 3 horas después, como lo prefiera. El gusto debe ser de 50 calorías, así que si decide comérselo 3 horas después de la cena, no tiene que esperar para irse a la cama.

Las meriendas y los gustos son críticos en La Dieta de las 3 Horas^{MR}. Estas comidas le ayudarán a reabastecer su metabolismo durante todo el día, permitiéndole comer pequeñas porciones de alimentos cada 3 horas y nutrir su organismo con dosis regulares de calorías que reactivarán su combustión de grasa. Comerá una merienda a mitad de la mañana y otra a mitad de la tarde, además de un delicioso gusto después de la cena. Sus meriendas deben sumar en total 100 calorías cada uno y sus gustos unas 50 calorías. He incluido una lista de excelentes meriendas y gustos en el Capítulo 13.

Punto 3: La magia de la preparación

Hay quienes me preguntan cómo puedo comer ciertos vegetales, como el brócoli o las espinacas. Me dicen que simplemente detestan estos alimentos. Les respondo que la magia está en la preparación. Es posible hacer que prácticamente cualquier alimento sea delicioso agregándole hierbas y especias. Utilice ajo, cilantro, albahaca y otras hierbas frescas. Añádales unas cebollas salteadas. Si le gustan las comidas picantes salpique los vegetales con una mezcla de especias *Cajun*. Busque la fórmula para usted. La mayoría de los alimentos adquieren un sabor delicioso cuando se les agrega una simple mezcla de aceite de oliva, vinagre de arroz, sal y pimienta. Mezcle partes iguales de aceite y vinagre y agregue sal y pimienta al gusto. Mézclelo todo y pruébelo. ¡Le encantará!

Mi buen amigo, el chef Bernard, miembro de mi círculo de asesores y ganador de algunos premios como chef, dice: "Un buen cocinero es como un hechicero, ofrece la felicidad en un plato." Estoy de acuerdo. A continuación incluyo algunos secretos que él ha compartido conmigo sobre cómo ser un buen hechicero en la cocina.

Estatura: 5'2"
Edad: 46 años
Peso Inicial: 174 lbs.
Peso actual: 134 lbs.
Otros datos: Trabajadora independiente,
   tiene tres hijos adultos y un nieto. Vive
   con su novio, su hija, sus dos perros, su
   tortuga y su periquito

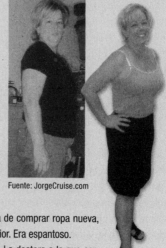

Fuente: JorgeCruise.com

"Había querido perder peso desde hace
mucho tiempo. Al mirarme al espejo no
me gustaba la persona que veía allí. Detestaba ver mis fotografías y me avergon-
zaba cuando otros las miraban. No dejaba de comprar ropa nueva,
siempre una talla más grande que la anterior. Era espantoso.

"Fui al médico para un chequeo físico. La doctora a la que con-
sulté me envió a una clínica para adelgazar que recomienda una
dieta líquida. No quise utilizar una bebida para adelgazar y me decidí
a hacer La Dieta de las 3 Horas™ de Jorge. Ahora, aunque todavía no he alcanzado
la meta de peso que me he propuesto, veo una persona más delgada. Siento que tengo un
control mucho mayor sobre mi destino.

"**Esta dieta ha cambiado mi vida.** Ahora más segura; me siento mejor, duermo mejor
y uso ropa más pequeña. Quienes trabajan conmigo también lo han notado. Estoy más contenta. El estrés en el trabajo solía hacerme llorar; ahora lo puedo manejar. Ya no tengo problemas. Cuando no comía bien, toda mi vida se veía afectada en forma negativa. Ahora,
como todo el tiempo, y me encanta.

"Veo con entusiasmo el proceso de seguir perdiendo peso y de utilizar lo que he aprendido sobre la comida con la ayuda de Jorge y de los demás."

Los Secretos del Éxito de Annette

➤ Cuelgue con un clip en alguna parte de su ropa, un cronómetro de cocina y
   gradúelo para que le avise cada tres horas que debe comer.

➤ Entre a su armario y mire la ropa más pequeña que solía usar en una época y que
   ya no le sirve, pero que algún día volverá a usar.

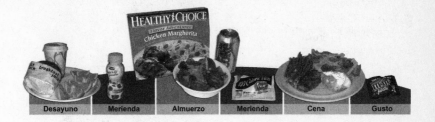

Los vegetales

- La frescura es la clave. Es importante elegir una buena variedad de vegetales todos los días. ¡¡¡¡Nunca refrigere los tomates!!!! Para obtener un mejor sabor, manténgalos a temperatura ambiente y utilícelos cuando estén bien maduros, pero aún bien firmes.
- Mantenga la integridad del sabor de los ingredientes mediante el uso de simples técnicas de cocina, como freír y asar a la parrilla.
- Hágalo todo más atractivo utilizando sus hierbas, especias o cítricos favoritos.
- Prepare los vegetales al vapor, rápidamente, así evitará la pérdida de los preciosos nutrientes.

Las aves

- Antes de cocinar las aves ¡lávelas y séquelas sin restregarlas!
- Cuando ase el pollo sobre una parrilla, coloque las hierbas aromáticas y las frutas secas bajo la piel. Así su sabor se impregnará en la carne.
- Deje reposar el pollo asado de 10 a 15 minutos ántes de cortarlo para permitir que los jugos se distribuyan uniformemente por la carne.
- Si la pechuga de pollo se asa con la piel, retendrá mejor los jugos, y quedará más suave.
- Al freir o dorar el pollo en un sartén, utilice un sartén con antiadherente que requiera menos grasa y resalte el sabor con un adobo de jengibre y cítricos.

Mis Diez Alimentos Preferidos

A continuación enumere sus diez alimentos preferidos:

1. _____

2. _____

3. _____

4. _____

5. _____

6. _____

7. _____

8. _____

9. _____

10. _____

P.D. Fotocopie esta lista y péguela en la puerta de su refrigerador.

• Use un termómetro de carnes para garantizar que la carne esté bien cocida. El termómetro debe marcar 170° al insertarlo en la parte más gruesa del muslo y 165° al insertarlo en la pechuga.

Carnes rojas

• Elija la mejor calidad de carne para disfrutar el mejor sabor.
• Los cortes de carne más tiernos se obtienen del centro del animal, como el área del lomo y las costillas.
• Al cocinar un corte de carne con hueso, la cocción a alta temperatura sellará los jugos naturales por lo que conviene dejar destapado el asador.
• Los trozos de carne muy grandes deben cortarse en porciones de

2 " antes de adobarlos. Los cortes de carne más delgados se adoban más rápido y son del tamaño perfecto para hacer *kabobs* (pinchos).

• Al cocinar carne adobada ya sea de cadera o de lomo, deje que la carne se conserve en el adobo durante 5 o 10 minutos antes de asarla en la parrilla para optimizar el sabor.

Mariscos

• Busque productos naturales y no tema experimentar con distintas variedades.

• El mejor pescado para hacer a la parrilla tiende a ser el más carnoso, como el salmón, el halibut, el pez espada, el atún y el bagre de mar.

• Hierva los langostinos, la langosta o el cangrejo en un caldo con especias para destacar sus delicados sabores.

• Para retener la humedad durante el proceso de cocción, dore el filete con piel en un sartén.

• Cree una nueva sensación de sabor y textura cubriendo el pescado con especias frescas, nueces.

Postres

• Vaya todos los días al mercado y elija sus frutas y bayas frescas favoritas.

• La masa phylo es un gran sustituto para un *pie* de albaricoque.

Por consiguiente, el resultado final es que el mejor consejo del chef Bernard para preparar los alimentos es experimentar y encontrar la fórmula adecuada para usted.

Cómo hacer que sus alimentos sean supertentadores

Ahora ya sabe todo lo que tiene que saber para tener un superéxito. Y con lo que hemos aprendido en el Capítulo 5 tiene ahora en sus manos los dos secretos.

Pero antes quiero que practique un pequeño ejercicio que lo ayudará a entrar en La Dieta de las 3 Horas^{MR} con mayor agrado. Este ejercicio lo ayudará a sentirse aún más atraído hacia la dieta. En lugar de sentirse obligado a cumplirla, sentirá que la dieta realmente lo atrae.

La única forma de sentir esa fuerte atracción es estar seguro de que la dieta contenga sus alimentos favoritos. Entonces, sólo sentirá ilusión de comerlos porque estará consumiendo las cosas que realmente le encantan. Es así de fácil. Por consiguiente, lo que quiero que haga ahora es que revise la lista de alimentos del Capítulo 12. Fíjese en las opciones de carbohidratos, proteínas, grasas y otros alimentos. Estudie los planes de las comidas también en el Capítulo 13. Luego, en el espacio correspondiente anote diez alimentos o ideas de comidas de los ejemplos que realmente le gusten. Deberán ser alimentos y comidas por los que se le haga agua la boca cuando piense en ellos. Siempre deben ser sus alimentos favoritos.

Luego, cuando haya hecho esto, estará listo para entrar en acción. Recuerde que al eliminar los alimentos prohibidos, podrá comer en absolutamente cualquier parte, desde fiestas hasta bufés o cenas familiares. Tendrá la libertad de disfrutar las comidas que más le agradan (incluyendo las comidas rápidas), y adquirirá una confianza en sí mismo que proviene de saber que puede controlar lo que come.

PARTE III

Cómo Superar
los Obstáculos

SIETE
CÓMO DISPONER DE MÁS TIEMPO

Hace seis meses mi médico quedó insatisfecho con los resultados de mi examen físico. Había llegado a la línea límite en todo y me sugirió toda una serie de medicamentos, que no le hubieran hecho ningún bien a mi hígado. Todos los problemas médicos detectados en ese examen eran el resultado directo de mi sobrepeso. Cuando inicié el programa, me sentía agotado con sólo barrer el piso de la cocina y estaba tomando medicamentos para mi hipertensión. Ahora, ya no tomo esos medicamentos y tengo energía suficiente para terminar cualquier tarea que me proponga. Puedo montar en bicicleta entre siete a diez millas y puedo cargar unas cuarenta y cinco libras en mi bolsa. Mis amigos, amantes del buen estado físico, me invitan a salir a caminar con ellos y han hecho planes para que vayamos de excursión con unos amigos a Nevada en la primavera del año entrante.

—JOSÉ COLÓN—PERDIÓ 54 LIBRAS

Si su día parece una carrera sin fin desde que se levanta hasta que se acuesta, es posible que esté pensando que no tendrá tiempo de comer periódicamente cada 3 horas.

La falta de tiempo puede ser un problema. De hecho puede ser la principal razón por la cual las personas abandonan la dieta y el ejercicio. Sin embargo, no tiene porque ser así, al menos no para usted. Como pronto se dará cuenta, tiene mucho más tiempo del que cree. Esto es algo maravilloso que he aprendido al trabajar con más de tres millones de clientes en línea: todos tenemos exactamente 24 horas al día para vivir nuestras vidas. No importa si usted es Oprah Winfrey, el presidente de los Estados Unidos, un ejecutivo de negocios o una mamá que permanezca en casa, tiene exactamente el mismo tiempo que cualquier otra persona.

Entonces lo que realmente debe preguntarse no es: "¿De dónde voy a sacar el tiempo?" sino "¿Como podré mantener el compromiso?" En este capítulo descubrirá y establecerá su compromiso en un proceso de dos pasos que comprende lo siguiente:

1. Identificar sus Zonas de Tiempo Perdido: aquellos momentos en que pierde el tiempo en lugar de aprovecharlo.
2. Descubriendo los puntos emocionales que refuerzan su compromiso.

La buena noticia es que pronto se dará cuenta de que de hecho tiene el tiempo. Tiene tiempo para comprometerse y lograrlo. Realmente lo puede hacer.

Le mostraré cómo. El secreto está en manejar mejor su tiempo y no perderlo. Usted TIENE el tiempo, sólo que aún no lo sabe.

No sólo descubrirá ese tiempo perdido que necesita con tanta urgencia para dedicarlo a aprender a comer de forma saludable, sino que también experimentará una profunda sensación de libertad y una mayor autoestima. Se sentirá feliz de saber que usted se ha convertido en su primera prioridad. Si es padre, sentirá que es un mejor padre al estar consciente de que será un modelo a seguir más sano para sus hijos.

Descubra sus Zonas de Tiempo Perdido

Todos tenemos lo que yo llamo una Zona de Tiempo Perdido, una zona en la que gastamos demasiado tiempo en cosas que realmente no nos importan. Está en una zona de tiempo perdido cuando dedica tiempo a hacer algo que no mejora su vida de forma significativa. La principal actividad de

Mis Zonas de Tiempo Perdido

Zona de Tiempo Perdido 1: _____

Horas por día: _____

Zona de Tiempo Perdido 1: _____

Horas por día:

Zona de Tiempo Perdido 1: _____

Horas por día:

Total de horas perdidas hoy:
Este es el nuevo tiempo que ha encontrado para preparar sus comidas y/o comerlas.

esa zona de pérdida de tiempo es ver televisión. El norteamericano promedio pasa 30 horas a la semana frente a la pantalla. Navegar por Internet y
hablar sin ton ni son por teléfono, ocupan también espacios importantes de
tiempo. Mis clientes que no saben manejar su tiempo suelen ignorar por
completo el tiempo que les lleva cumplir sus tareas diarias.

Tómese el tiempo necesario para estudiar en detalle en qué gasta su
tiempo. Lleve un registro de todo lo que hace y cuanto tiempo le dedica,
lleve este registro por tres días consecutivos. Así es, realmente debe controlar el tiempo de todo lo que hace fijándose en el reloj justo antes de empezar y al terminar cualquier actividad, se sorprenderá de ver cuánto tiempo
se requiere realmente para realizar algunas tareas. Es posible que gaste el
50 por ciento de su tiempo en el trabajo, el 10 por ciento de su tiempo
conduciendo su automóvil, el 10 por ciento preparándose para salir de la
casa, el 5 por ciento hablando por teléfono, el 10 por ciento limpiando, etc.
Una vez que tenga definido a qué dedica su tiempo, evalúe de manera realista si lo está asignando como debe ser.

Una vez que haya elaborado su registro, quiero que lo estudie con atención y elija tres actividades de la Zona de Tiempo Perdido a las que podría
renunciar. Escríbalas en el espacio correspondiente para ese fin. Luego
anote el tiempo que dedica en promedio a cada Zona de Tiempo Perdido
por día. Por último, sume todas las zonas. Este total es el número de horas
que puede encontrar cada día para dedicar a La Dieta de las 3 Horas[MR], con
sólo eliminar sus Zonas de Tiempo Perdido.

El Sistema de Manejo del Tiempo de Jorge Cruise

Ahora que ha descubierto más tiempo para dedicarlo a La Dieta de las 3 Horas^MR, es hora de de garantizar su compromiso con el programa. Como ya lo he dicho, si no crea una razón que haga eco en su interior por la cual desea dedicar tiempo a cumplir La Dieta de las 3 Horas^MR, nunca encontrará el tiempo para hacer esta dieta. Es así de simple.

Para establecer el compromiso, debe centrarse en la razón positiva que lo lleva a perder peso. Es muy frecuente que las personas se centren en los aspectos negativos del sobrepeso. He aprendido, con los años, que uno logra aquello en lo que uno centra sus ideas. Por lo tanto, si usted piensa sólo en ser gordo, terminará aumentando aún más de peso. En cambio, debe centrar su atención en adelgazar—y en todas las razones positivas que lo motivan a mantenerse delgado. He aprendido, también con los años, que las personas que tienen mayor éxito en sus propósitos de adelgazar son las que se centran en las razones por las que desean perder peso. Me dicen que quieren ir a Egipto y subir a las Pirámides o que quieren salir de vacaciones al Caribe y sentirse bien al mostrarse en traje de baño. Tienen los ojos puestos en un objetivo futuro y se dirigen hacia ese propósito.

Ahora usted aprenderá a hacer lo mismo con este proceso de manejo del tiempo de 3 pasos:

- Fijar sus metas
- Hacer una conexión emotiva con las metas
- Asegurarlas

Fijar sus metas

¿Cuáles son sus razones para querer perder peso? Claro que una de ellas es verse bien, pero *¿por qué?* Tal vez desee perder peso porque piensa que eso le va a ayudar a encontrar la pareja de su vida. Tal vez perder peso le va a permitir lograr el sueño de toda su vida, como por ejemplo, subir a la cima de una montaña. Tal vez quiera perder peso porque le dará la energía que necesita para jugar con sus hijos todo el día. Tal vez desee verse bien para un evento futuro, como una boda o una reunión de sus compañeros de escuela.

Piense de tres a diez objetivos. Estos objetivos no deben tener ninguna relación con la pérdida de peso en la balanza ni con quemar más grasa.

Mis Objetivos

1. _____

2. _____

3. _____

4. _____

5. _____

6. _____

7. _____

8. _____

9. _____

10. _____

Por Qué los Quiero Lograr

_____

_____

_____

_____

_____

_____

_____

_____

_____

_____

_____

_____

_____

_____

_____

_____

_____

_____

_____

_____

_____

_____

_____

_____

_____

_____

_____

_____

_____

Deben ser cosas relacionadas con aspectos emocionales: cosas que le lleguen al corazón y lo animen a adelgazar. Asegúrese de que sus metas sean a largo plazo. Es muy bueno anotar unas pocas metas a corto plazo, como por ejemplo, verse bien en un determinado evento, pero también debe tener metas a largo plazo, como mejorar su estado de salud para poder jugar con sus hijos y con sus nietos.

Establezca una relación emotiva con sus objetivos

Ha llegado el momento de analizar las cosas un poco más a fondo. Es hora de examinar esos objetivos y descubrir su motivación más profunda para lograrlos.

Si se siente motivado con respecto a algo, lo va a lograr. Siempre recordaré el momento en que mi padre fue diagnosticado con cáncer de próstata. Habían pasado muchos años sin que jamás se preocupara por tener una alimentación sana ni hacer ejercicio. Decía que no tenía tiempo. Pero cuando le diagnosticaron el cáncer—y su médico le dijo que le quedaba un año de vida—de un momento a otro mi padre encontró el tiempo para alimentarse de forma sana y hacer ejercicio. No le costó ningún trabajo. ¿Encontró la hora veinticinco o la hora veintiséis del día para dedicar ese tiempo a sus esfuerzos por adelgazar? Claro que no. Sólo cambió sus prioridades y encontró una motivación.

Ha llegado el momento de hacer lo mismo. Pregúntese: "¿Cómo mejorará mi vida este objetivo?" Por ejemplo, si el objetivo que elige es "tener más energía para dedicarle tiempo a mis hijos," ese objetivo puede cambiar su vida al hacerla más satisfactoria, al darle un sentido de orgullo y al acercarlo más a su familia. Si quiere verse bien en traje de baño, ese objetivo puede llevarlo a hacer cosas que nunca antes ha hecho, como nadar en el océano con los delfines o pasar tiempo al lado de la piscina del hotel con su familia.

Para cada uno de sus objetivos quiero que enumere tres razones emotivas de fondo, por las cuales desea lograr esos objetivos, anotándolas en el espacio correspondiente.

Asegure su compromiso

Ahora que ya ha definido algunas razones bastante emotivas para adelgazar, es tiempo de utilizarlas no sólo para comprometerse con el programa sino también para comprometerse a encontrar el tiempo para llevarlas a

SUSAN ROSENBERG— PERDIÓ 87 LIBRAS

Estatura: 5'3"
Edad: 45 años
Peso Inicial: 273 lbs.
Peso actual: 186 lbs.
Otros datos: Madre de un hijo de
21 años que está en la
universidad y gerente general
de un almacén minorista

Fuente: JorgeCruise.com

"Antes de ver a Jorge en el noticiero una mañana, realmente no tenía vida. Iba a trabajar y volvía a casa. No me gustaba ir a ninguna parte porque alguien podía darse cuenta de lo gorda que estaba. Tanto en la casa como en el trabajo, me sentía segura porque todos ya lo sabían. Además, procuraba que nadie se acordara de mi. No permitía que me tomaran fotos y nunca asistía a los eventos de familia. Nunca tenía mucha energía y nunca tuve espejos a mi alrededor. No cabía en nada, comía a escondidas y por razones emocionales.

"Hacía planes para empezar una nueva dieta cada lunes y todos los sábados y domingos comía cuanto quería previendo esa posibilidad. El problema era que ese lunes no llegaba nunca, en cambio había muchísimos sábados y domingos. Muy pronto vi que ya estaba llegando a las 300 libras. En enero de 2004 me volví vegetariana y mi peso aumentó aún más.

"Algo que Jorge dijo esa mañana realmente me sorprendió, y he seguido sus instrucciones al pie de la letra. Quiero ayudar a otras personas a hacer lo mismo. Todo lo que él dice es lógico. Su plan es tan fácil de seguir. **Ya no evito los espejos y me siento muy bien.**

"Si se compromete a seguir esta dieta, tendrá éxito. Yo adoptaré para siempre esta forma de vida."

LOS SECRETOS DE ÉXITO DE SUSAN

¡Prepare por adelantado y divida en porciones!

Los domingos por la mañana, hago las compras de la semana. Voy a Windmill Farms, Whole Foods y Costco. También voy a Smart & Final para comprar todas mis tazas de porciones.

Esa misma tarde, preparo la comida, y la separo en pociones para toda la semana. *Nada* se queda en su paquete original. Muy pronto, me di cuenta que si no divido las porciones desde el comienzo, no las mido correctamente, y termino saltándome las comidas que no planeo por adelantado. Me aseguro de preparar y dividir las porciones de toda la semana. En las fotos, podrá ver que estoy perfectamente preparada para la semana entera, y no hay manera de que haga trampa o me salte una comida.

En el trabajo, y durante el día, tengo un reloj-despertador con 5 alarmas y lo pongo a las 6 am., 9 am., 12 pm., 3 pm., y 6 pm. Planeo todos mis compromisos en torno a mi horario de comidas. Así esté en una reunión, y suena mi despertador, saco mi comida y me la como. No importa qué. Decidí que La Dieta de las 3 Horas^{MR} es lo que más importa. Mi jefe me entiende, y mis colegas hasta me ayudan a recordar que tengo que comer! Si suena mi alarma, y no estoy en mi escritorio, alguien que se sienta cerca de mí siempre me grita "Hora de merendar!"

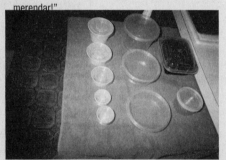

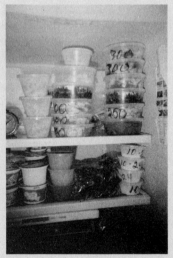

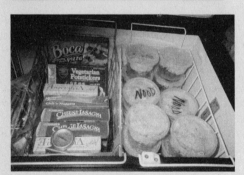

Secretos para Asegurar sus Objetivos

Para mantenerse fiel a La Dieta de las 3 Horas^{MR}, tendrá que establecer prioridades en sus tareas y hacer lo que debe en el momento correcto. La forma de lograrlo es la siguiente:

Maximice las tres primeras horas del día. Para la mayoría, las primeras horas del día son aquellas en las que tenemos más energía y entusiasmo. Entonces, aproveche al máximo este tiempo productivo. Programe para estas dos horas todas las tareas de ese día que le sea posible. No sólo las cumplirá sino que durante todo el resto del día tendrá una maravillosa sensación de haber hecho lo que debía.

Haga primero las tareas que más le desagraden. Nunca va a dejar de sentir desagrado por una tarea que no le guste por el simple hecho de dejarla para después. Los humanos, por naturaleza, solemos dejar todo para después sobre todo cuando se trata de hacer cosas como limpiar la nevera o cambiarle el aceite al automóvil. Por lo tanto, estas cosas se deben hacer en primer lugar para salir del paso. Después tendrá el resto del día para hacer lo que le agrada.

Dese una oportunidad. De vez en cuando no va a lograr cumplir todo lo que tiene en su lista de cosas por hacer ni seguirá al pie de la letra La Dieta de las 3 Horas^{MR}. Su lista de cosas por hacer deberá representar la "situación ideal" de su día. Usted y yo sabemos que no todos los días se desarrollan en forma tan normal, por lo tanto, no se culpe si se sale un poco de su horario—volverá a cumplirlo al día siguiente. Lo peor que puede hacer es permitirse un sentimiento de culpa. Los sentimientos de culpa sólo quitan energía y tiempo que podrían aprovecharse para terminar todas las tareas al día siguiente. Además, puede ser una de las razones que lleva a comer en exceso.

Manténgase firme. La mayoría nos podemos identificar con este escenario: reservamos el sábado para limpiar el ático. Mientras revisamos el contenido de algunas cajas, encontramos un viejo álbum de fotografías y nos pasamos más de una hora ojeando sus páginas. Luego nos encontramos otro álbum más. Cuando termina el día, ¡Solo hemos alcanzado a limpiar una pequeña parte del ático!

Para evitar esta especie de trampa, mantenga su atención en la tarea que tiene que realizar. Si su objetivo es limpiar el ático, limpie el ático. Evite la tentación de ojear viejos álbumes o de intentar ponerse de nuevo los vestidos de hace varios años. Este es un consejo que puede aplicar a todas las áreas de su vida, desde su lugar de trabajo hasta su cocina.

Ya sea que está empacando las meriendas para el día siguiente o que está planchando su ropa, concéntrese en lo que hace. No se deje distraer por lo que hay en el refrigerador ni comience a elaborar la lista del mercado ni empiece a revisar su armario y a sacar lo que no necesita. Simplemente limítese a empacar las meriendas o a planchar la ropa y escríbase una nota para acordarse que debe hacer esos otros oficios cuando tenga tiempo.

Estatura: 5'3"
Edad: 25 años
Peso Inicial: 131 lbs.
Peso actual: 118 lbs.
Otros datos: Trabaja tiempo completo (de
  12 a 14 horas diarias). Muy poco tiempo
  libre.

Fuente: JorgeCruise.com

"Antes de conocer a Jorge Cruise, lo que veía era una persona con sobrepeso, que se esforzaba, y siempre estaba cansada. Alguien que hacía ejercicio pero que muchas veces comía en exceso (y lo sabía). Además, comía a deshoras con demasiada frecuencia y todo el tiempo quería consumir azúcar. Siempre pensé que mi cara era bonita pero siempre me desalentaba la forma como me quedaban los pantalones y como aparecía mi rostro en las fotografías, por lo general, me disgustaban siempre mis caderas y el tamaño de mis pantorrillas.

"Sentirme como me siento ahora, es increíble. En mi mente, la mayor crítica de mi vida siempre ha sido mi madre. Me he dado cuenta que ella siempre dice lo que piensa. Sin embargo, siempre he pensado que mi mamá me querría, independientemente de si peso 200 libras o 110. Al igual que yo, mi mamá siempre se ha preocupado mucho por su peso, aunque tiene 54 años, 4 hijos, trabaja como enfermera, va al gimnasio, y pesa 128 libras. **Pues hace unos meses la vi para mi cumpleaños y me dijo que me veía 'bien.' Al mes, la volví a ver, y me dijo 'Te ves tan flaca!' Bueno, pues esas palabras fueron muy importantes para mí—de hecho, más que el hecho de que mis jeans talla 4 se sientan flojos.**

"Yo se que ser 'flaca' no es necesariamente lo más sano, pero me hizo sentir bien. El comentario de mi madre, así como los comentarios de muchas otras personas no hacen sino motivarme a seguir esforzándome para mantener mi peso y mi compromiso con el fenomenal plan de 3 horas de Jorge. No solamente puedo explicar por qué funciona para mí, sino que también puedo explicar por que funciona para los demás. Es un plan realista."

Los Secretos del Éxito de Claire

> ➤ ¡PLANEAR! ¡PLANEAR! ¡PLANEAR!
> ➤ Mantenga siempre a mano una gran provisión de almendras *Pria bards,* frutas y otros alimentos fáciles de comer.
> ➤ Procuro comer antes de salir a hacer compras para no tener hambre cuando pida mis comidas o no tenga hambre cuando llegue y me coma algo que no toca o coma en exceso.

cabo. Esto lo logrará asegurándose de cumplir el horario establecido. Utilice el Horario de las 3 Horas^{MR} que aparece en el Capítulo 6 y comprométase a comer cada tres horas. Anote sus comidas y las horas a las que las va a tomar. Ahora ya ha descubierto el tiempo para hacerlo y la motivación para hacerlo—entonces, ¡comience!

Cambie Su Actitud

Antes de terminar este capítulo, quiero asegurarme de que entienda que gran parte del éxito de La Dieta de las 3 Horas^{MR}—y de la vida en general—tiene que ver con la actitud. Así es. He oído decir que la actitud es la mitad de la batalla; yo diría que es más que eso. Es posible que obtenga algunos consejos útiles de mi programa, pero ¡el verdadero secreto está en su interior! Si logra sacar de su interior el máximo de sentimientos, podrá avanzar mucho más rápido. Su visión del futuro, su disponibilidad de aprender y la perspectiva que tenga en la vida desempeñarán un papel muy importante en los resultados que logre.

Muchos hemos desarrollado malos hábitos y, por que no decirlo, malas actitudes que hay que abandonar. Para empezar a liberarse de los patrones poco saludables e improductivos, pregúntese: ¿Por qué hago estas cosas? ¿Lograría mejores resultados si las hiciera de otra forma?

Para comenzar a cambiar su actitud, adopte las siguientes prácticas:

Rodéese de gente exitosa. Si pasa su tiempo con personas que respeta y admira, comenzará, conciente o inconscientemente, a imitar sus comportamientos. Se contagiará de su entusiasmo. Cuando salga a cenar con su amiga Sara, que es delgada y se arregla siempre tan bien, se sentirá impulsada a adoptar sus costumbres y usted también pedirá un plato de vegetales a la parrilla. Si sale a cenar con una amiga obesa que ordene una bebida alcohólica cremosa y una comida de cuatro platos, se sentirá tentada a imitarla. Esto no quiere decir que no deba pasar tiempo con amigos cuyas costumbres no admira; sólo escoja con buen criterio las situaciones en las que socialice con ellos. Un buen lugar para reunirse con miles de personas que están comprometidas a lograr un estilo de vida más sano y a permanecer fieles a él es en nuestro club del sitio web JorgeCruise.com. Asegúrese de visitarlo, conéctese y haga nuevos amigos.

Amplíe sus horizontes. En lugar de desechar una nueva actividad porque no sabe que esperar ¡aprovéchela! Busque nuevas formas de plantearse retos y deje a un lado el miedo de arriesgarse, Una vez que salga de su zona de confort, se dará cuenta de que hay todo un mundo esperándolo.

No le tema al fracaso. Todos los que han alcanzado el éxito—incluyéndome a mí—han fracasado en algún momento de una u otra forma. Si usted no ha fracasado es porque no se ha esforzado lo suficiente. El secreto está en poder enfrentar el fracaso no como un medio para alcanzar un fin sino como una oportunidad para aprender, como la oportunidad de reflexionar en lo que salió mal y lo que se puede hacer para mejorar los resultados la próxima vez.

Responsabilícese de sus actos. Si no se siente responsable de la forma como se comporta, ¿qué le importa no afrontar sus responsabilidades? Cumpla las promesas que haga a sus amigos y a su familia. Cumpla sus fechas límite. Si dice que se va a reunir con un amigo para el almuerzo a una determinada hora asegúrese de llegar a tiempo. Entre más se acostumbre a cumplir las promesas que haga a los demás, mayor será la probabilidad de que cumpla las promesas que se hace a usted mismo.

Haga las cosas lo mejor que pueda. Cada uno nace con una serie de talentos exclusivos, rasgos personales y defectos. Nadie en el mundo nos conoce mejor que nosotros mismos y sabemos cuando hemos hecho las cosas lo mejor que podemos. Eso es lo máximo que podemos hacer. Cuando se haya esforzado al máximo ¡puede felicitarse y celebrarlo!

Comidas Opcionales para Gente Ocupada

Cuando estaba diseñando y probando La Dieta de las 3 Horas^{MR}, miles de mis clientes me pidieron que me inventara una manera muy práctica de vivirla. Querían maneras de ganar tiempo, sin tener que preparar cada comida. No querían tener que esforzarse demasiado. Así que es un gran honor, para mi, presentarles algunas opciones para aquellas personas que no tienen tiempo:

1. Comidas frescas a domicilio. Imagínese poder recibir 3 deliciosas comidas gourmet, cada una de 400 calorías, dos meriendas de 100 calorías cada una, y un delicioso gusto para por la noche, a domicilio todos los días.
2. Barras alimenticias y batidos. Imagínese poder llevar consigo una deliciosa comida balanceada de 400 calorías en una barra o un batido.
3. Barras de merienda. Para entre comidas, puede comerse una deliciosa barra de 100 calorías que le ayudará a mantener su metabolismo en marcha.

Visite JorgeCruise.com/meals para más información.

OCHO

CÓMO SUPERAR LA COMPULSIÓN DE COMER POR RAZONES EMOCIONALES

Hace muchos años, una tragedia en nuestra familia me llevó a aumentar más de 60 libras en un año. Al mirarme al espejo, lo que veía allí era un caso sin esperanza. Mi rutina solía ser una fruta licuada en la mañana y una malteada de dieta para el almuerzo. Por la tarde, al volver a casa, tenía tanta hambre que comía cualquier cosa que tuviera a mi alcance—sin preocuparme por las calorías ni por el valor nutricional. Escuché a Jorge en la televisión hablando de La Dieta de las 3 Horas^{MR}. Su plan me pareció lógico y me entusiasmé por empezarlo. Lo que más me gusta de este estilo de vida, además de ver como desaparece el peso, es lo fácil que resulta seguirlo.

—VICKIE FREY—PERDIÓ 22 LIBRAS

Antes de venir a verme, Sarah sólo pensaba en la comida. Cuando no estaba comiendo, estaba soñando despierta acerca de lo que prepararía para la próxima comida, o pensando en los restaurantes adonde podría ir a almorzar. Unas horas después de la cena, se dejaba caer en un sofá frente a la televisión con una caja de galletas o con una bolsa de palomitas de maíz hechas en el horno microondas y se comía toda la bolsa sin pensarlo dos veces.

Después de hablar con ella, supe que se había divorciado hacía unos años. Su esposo desapareció de su vida y en su lugar llegó la comida; como resultado, aumentó más de 50 libras que anularon cualquier potencial de establecer nuevas relaciones—además, por pensar en comer, no le quedaba tiempo para nada más.

Sarah era el caso clásico de la persona que come en forma compulsiva por motivos emocionales. En lugar de enfrentar el dolor que sentía por perder a su marido, lo mitigaba con la comida. Para compensar, solía saltarse el desayuno y trataba de comer lo menos posible en el almuerzo. Sin embargo, al volver del trabajo, tenía tanta hambre que comía sin control.

Afortunadamente, Sarah comenzó La Dieta de las 3 Horas^{MR}. Logró controlar su compulsión de comer y aprendió a llenar sus vacíos emocionales con lo que realmente necesitaba—atención y cariño humano.

El Corazón Hambriento

¿Puede identificarse con la lucha de Sarah? ¿Le ha sucedido que come en exceso aún sin tener hambre? ¿Alguna vez a recurrido a las papas fritas o al helado para llenar un vacío o mitigar un dolor? ¿En alguna oportunidad a utilizado la comida para sentirse apoyada y consolada?

Si se come sin hambre, lo más probable es que ese deseo de comer provenga de una razón emocional. El comer en forma compulsiva no es más que un síntoma de un problema mucho mayor, un doloroso vacío o una carencia en su vida. No es su estómago el que tiene hambre—es su corazón. El comer en forma compulsiva por motivos emocionales es el saboteador número uno de todas las dietas.

No es de sorprender que tantas personas utilicen la comida como una muleta. La vida puede ser muy angustiosa. Algunos de mis clientes recuerdan haber sido abusados sexualmente y luego haber recurrido a la comida para mitigar el dolor y ocultar sus cuerpos. Otras personas comen por soledad, aburrimiento o tristeza.

Si usted consume comida por razones emocionales tiene que hacer una nueva elección. Para adelgazar con éxito, debe dejar de utilizar la comida como muleta para calmar sus sentimientos. Debe encontrar un mejor apoyo emocional, algo que no oculte su cintura.

Para dominar la tendencia a comer en exceso por motivos emocionales, debe aprender primero a diferenciar el hambre emocional del hambre nutricional. El hambre nutricional es una necesidad biológica—necesitamos calorías, vitaminas y minerales que provienen de los alimentos para poder mantenernos sanos y desarrollar tejido muscular magro. Por otra parte, el hambre emocional proviene de la falta del cariño, el apoyo y la compañía de otras personas. Para salir de esa montaña rusa de emocion, debe empezar a nutrir sus necesidades emocionales con el apoyo de sus amigos y su familia.

Una vez que haya superado esta compulsión, podrá:

1. **Alcanzar verdadera libertad a largo plazo.** Como persona que come compulsivamente por razones emocionales, está obstaculizando su libertad de disfrutar lo que come. En vez de sentir satisfacción por comerse una tajada de torta para celebrar un evento positivo de la vida, como un cumpleaños o una graduación, utiliza los alimentos dulces para acallar algo negativo que le ha ocurrido en su pasado. Superar esta compulsión a consumir alimentos por motivos emocionales le dará la libertad de disfrutar las fiestas o las celebraciones— eventos gozosos en los que siempre está presente la comida.

2. **Deje de sabotearse.** Al dejar de consumir alimentos por motivos emocionales, dejará de utilizar la comida como una barrera entre usted y sus sentimientos. Tendrá que solucionar los problemas en lugar de ahogarlos en chocolate y malteadas. Cuando analice los factores que alimentan su deseo incontrolable de comer y los enfrente cara a cara, podrá comenzar a adoptar las medidas necesarias para resolverlos. Adquirirá más poder y fortaleza.

3. **Deje se ser esclava/o de la comida.** Es posible que se sienta como si estuviera atrapada/o entre muros de papitas, galletas y papas fritas, y que la única forma de salir de la prisión es comerse los muros para llegar al exterior. Todo está en su mente. Si busca amistad y apoyo en los lugares correctos, encontrará personas que derribarán esos muros de comida y le darán la tranquilidad que ansía. ¡Sin tener que recurrir a la comida!

Cuando salga de esa prisión, la comida volverá a ser una fuente de placer que usted puede controlar. Su postre favorito dejará de ser una voz que la llame en la noche y se convertirá en un gusto, una golosina será su compensación por todo un día de buen comportamiento en cuanto a sus hábitos alimenticios.

¿Qué es la Compulsión de Comer por Razones Emocionales?

Como ya lo he dicho, esta compulsión se desarrolla cuando se tiene hambre de algo que no es comida. Usted piensa que desea un *cheesecake* con chispitas de chocolate, cuando en realidad lo que quiere es consuelo y apoyo. Hay un doloroso vacío, una carencia en su vida que aparentemente no logra suplir, por lo que la satisface con comida.

Los seres humanos estamos prediseñados para evitar el dolor y buscar lo que nos produce placer. Le gusta comerse el *cheesecake* porque la/o hace olvidar su tristeza y la/o hace sentir mejor. La comida se convierte así en su amigo íntimo, en el principal factor que le brinda consuelo y apoyo. Llena su estómago para llenar su vacío. Pero la compulsión de comer por motivos emocionales equivale a tratar de llenar de agua un agujero en el desierto. Una vez que el agua es absorbida o el alimento es digerido, queda el mismo hueco vacío de antes. Todo lo que ha logrado es ganar calorías y grasa.

Mi buena amiga y asesora en el trastorno emocional de comer en forma compulsiva, miembro de mi círculo de asesores, Linda Spangle, autora de *La Vida es Difícil, la Comida es Fácil*, sostiene que: "Con la tendencia compulsiva a comer por razones emocionales, el 'premio de consolación'—es decir, la comida—es mejor que nada, pero no se aproxima en absoluto a lo que realmente se desea, como amor, aprecio o cariño. Para poner fin a estos patrones destructivos que contribuyen al hábito de comer en exceso, es necesario aprender nuevas formas de satisfacer su corazón."

El patrón es el siguiente: experimenta uno o varios eventos en su vida que definen su estado y la/o dejan con una herida emocional. No tiene el cariño, el amor o el apoyo que requiere para hacer que esa herida cicatrice; tiene, en cambio, una espina que le causa un gran dolor. Esa espina le perfora el alma, dejándole una sensación de vacío, angustia y dolor. Si no consigue el soporte emocional que requiere para arrancar esa espina, es probable que recurra a algo que mitigue el dolor. La comida tiene ese efecto, al menos mientras se consume, por lo que se convierte en una adicta/o al alimento y, ¡sorpresa! aumenta de peso.

La buena noticia es: que se puede romper ese círculo vicioso. Basta con seguir mi plan de 3 pasos.

La Solución de las 3 Horas

Superar la compulsión de comer por motivos emocionales le ayudará a:

- Lograr verdadera libertad a largo plazo
- Dejar de sabotearse
- Dejar de ser esclava/o de la comida

Paso 1: Acéptese

A fin de perder peso, debe aprender a amar su cuerpo. Su cuerpo es el mejor regalo que jamás recibirá. Es una máquina sorprendente que realiza tareas extraordinarias cada día; por lo tanto, ¡dele el respeto y el amor que merece!

El amor y el respeto por su cuerpo requieren ante todo que se tenga amor propio. Debe convertirse en su mejor amigo. Después de todo, ¿quien lo alimenta, quien lo hace dormir y quien controla su vida? Usted. Es usted quien está en control. Sólo cuando vive la motivación de cuidarse y tratarse con más cuidado y respeto podrán los demás apoyarlo, quererlo y consolarlo incondicionalmente.

Para convertirse en su mejor amigo, debe hacer 3 cosas:

- Aceptarse tal y como es ahora
- Avivar su más profunda motivación
- Llevar un diario para expresar sus sentimientos

Aceptarse tal y como es ahora

Muchos de mis clientes llegan diciendo que odian sus cuerpos. Piénselo bien: ¿cómo se trata algo que uno odia? Ignorándolo, y eso es precisamente lo que hacen muchas personas que necesitan perder peso. En vez de esforzarse por cambiar las cosas que no les gustan acerca de sus cuerpos, centran su atención en otras cosas.

Además, son muchos los que piensan, y se equivocan, que tan pronto

Estatura: 5'5"
Edad: 47 años
Peso inicial: 235 lbs.
Peso actual: 165 lbs.
Otros datos: Madre soltera
  con 2 hijos mayores,
  trabaja tiempo completo

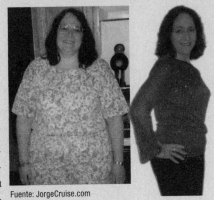
Fuente: JorgeCruise.com

"Antes de La Dieta de las 3-Horas™, era muy desdichada. Había perdido toda esperanza de adelgazar. Todas las dietas que había hecho me habían fallado y había vuelto a mi peso anterior, ¡con unas libras de más!

Fui una niña obesa, una adolescente obesa y una adulta obesa. Mi peso siguió aumentando durante dos embarazos y un divorcio. A los 30 años me diagnosticaron lupus. Los medicamentos me hicieron aumentar 50 libras más. Parecía un globo. Además tuve que dejar mi trabajo y recibir subsidio de bienestar social. ¡Depresión es poco para lo que sentí!

"Unos años después, cuando mi lupus ya estaba controlado, pude volver a trabajar. Pesaba 260 libras. Volver a trabajar y dejar de recibir subsidio de bienestar social fue una dicha muy grande para mí, pero mi vida era un desastre, tanto desde el punto de vista físico como desde el punto de vista emocional. Estaba desesperada por perder peso pero me daba miedo intentar cualquier cosa por temor a engordar aún más.

"Entonces, descubrí La Dieta de las 3 Horas™. ¡Por fin he encontrado un programa lógico! El plan de alimentación me pareció fácil de seguir. Pensaba que este programa realmente podría dar resultado y valdría la pena el esfuerzo. Me daba cuenta de que no podía seguir viviendo así. ¡Ya no aguantaba más! necesitaba cambiar y estaba dispuesta a hacer lo que fuera. Empecé el programa el lunes 20 de enero de 2003 y perdí 4 libras en la primera semana, hasta ahora he perdido 70 libras. ¡Sólo me faltan 25 libras más para alcanzar mi meta!

"Antes detestaba verme en el espejo. Me veía vieja, cansada, gorda y me sentía vieja, cansada y gorda. Ahora me sorprende realmente mi apariencia. ¡Todavía me sorprende! A veces me veo de reojo reflejada en alguna vitrina y me lleva un tiempo darme cuenta de que "¡oh, esa soy yo!"

Los Secretos del Éxito de Cathy

➤ Enfrente sus problemas emocionales en lugar de recurrir a la comida para resolverlos.

➤ Programe y prepare sus comidas y meriendas con anticipación.

➤ Obtenga el apoyo de su familia y sus amigos.

➤ Haga un álbum de recortes con los detalles de su proceso de adelgazamiento.

como alcancen la meta de peso que se han propuesto, comenzarán a amar y respetar sus cuerpos. Esto simplemente no es verdad. Algunas de las almas más atormentadas tienen los cuerpos más delgados. Por lo tanto, si piensa que un cuerpo menos pesado representará un cuerpo que pueda aceptar mejor, está equivocado porque la verdad es totalmente lo contrario. Tan pronto como empiece a amar y respetar su cuerpo, tendrá más éxito en sus esfuerzos por adelgazar. Para tener un cuerpo hermoso, tiene que empezar a respetarlo *desde ya,* sin importar cuantas libras tenga que perder.

Créame. Si no respeta su cuerpo y no lo trata como el mayor regalo que ha recibido, como lo que es, nunca encontrará la fuerza de voluntad para hacer lo que necesita a fin de adelgazar, como consumir siempre porciones de alimentos racionales, beber mucha agua y dormir lo suficiente.

Debe darse cuenta de que usted es lo suficientemente bueno y sorprendente como para perder peso—que *merece* tener un cuerpo hermoso. Una vez que lo decida, su salud será siempre su prioridad número uno, podrá tomar sin esfuerzo las decisiones que su cuerpo necesita, desencadenará profundos y potentes sentimientos de motivación y descubrirá el secreto más importante para eliminar esas libras sobrantes y ¡nunca recuperarlas!

Avive su motivación más profunda

Una vez que haya aprendido a amar y respetar el cuerpo que tiene ahora, estará listo para avivar su motivación más profunda. Para comenzar, debe establecer una meta específica.

Nunca logrará el éxito si no tiene una meta específica hacia la cual avanzar. Si está buscando un nuevo empleo, por ejemplo, debe identificar el campo en el que desea trabajar y los sectores donde quiere vivir.

¿Es Emocional o es Hambre?

Muchos de mis clientes de La Dieta de las 3 Horas[MR] pensaban que eran esclavos de su compulsión de comer por motivos emocionales, antes de conocerme. Sentían que no podían controlarse en las fiestas ni cuando tenían ante ellos cosas apetitosas. Eran de los que asaltan el refrigerador a media noche y simplemente no pueden controlar su apetito.

Sin embargo, como en realidad ocurrió con muchos de ellos, su verdadero problema no era necesariamente emocional (aunque sin duda el aspecto emocional contribuyó hasta cierto punto). El verdadero problema era el hambre. Durante muchos años, se habían mantenido en una dieta de privación tras otra y eran expertos en mantenerse en un estado prácticamente de inanición, y castigar sus cuerpos. Comían muy poco durante todo el día. Eventualmente, estaban tan hambrientos que se rendían y se llenaban de todos los alimentos que ansiaban consumir.

El simple hecho de cambiar al estilo de vida de comer cada 3 horas, resolvió sus problemas en la mayoría de los casos. Una vez que comenzaron a nutrirse bien comiendo cada 3 horas, ya no sentían esos ataques de hambre al final del día y encontraron la fuerza de voluntad para renunciar a la torta, a las galletas y a otros alimentos. "Lo mejor que me ocurrió a mí con La Dieta de las 3 Horas[MR] es que me olvidé de la comida," sostiene una de mis clientes, Celeste Roberts. Otra cliente, Laura Porter, dice: "Pensé que era una de las que comía por razones emocionales. Pensé que tenía problemas psicológicos. Pero el problema resultó ser que no estaba comiendo con la suficiente frecuencia. Ahora que como cada 3 horas, nunca siento deseos de comer por motivos emocionales."

Por lo tanto, no olvide alimentarse cada 3 horas. Es la primera y más importante estrategia para eliminar de una vez por todas la tendencia a comer por razones emocionales.

Para establecer una meta de pérdida de peso, debe determinar cuál es su peso ideal. Esto le ayudará a determinar la meta de su peso corporal y la fecha para la cual espera cumplirla; le ayudará a establecer pequeñas metas a lo largo del proceso, a fin de contar con objetivos a corto plazo hacia los que se pueda dirigir.

Si debe perder mucho peso, su fecha para cumplir la meta deberá ser una fecha lejana, pero aumentará su motivación si logra alcanzar objetivos más pequeños durante el proceso. Si debe perder 200 libras a un ritmo seguro de 2 libras por semana, esto le tomará 100 semanas. Si debe perder 100 libras, necesitará 50 semanas. Para 30 libras necesitará 15 semanas, y así sucesivamente. Sin embargo, si se fija objetivos posibles de lograr a intervalos más cortos, tendrá muchas razones para celebrar su éxito a medida que avanza hacia la meta de ¡alcanzar su peso ideal! Para mantener alta su motivación, quiero que se recompense por cada objetivo a corto plazo y cada meta a largo plazo que alcance. Asegúrese de elegir una recompensa que no tenga nada que ver con la comida, como una manicura, una pedicura, un día en un *spa,* una salida de compras o unas vacaciones.

Otra forma de activar su más profunda motivación es visualizarse como si ya hubiera alcanzado la meta de su peso ideal. Tómese tres fotografías tal como es ahora en su ropa normal—una de frente, una de espaldas, y una de perfil, y péguelas en la página 145. Estas fotografías actuarán como un recordatorio constante de su progreso a medida que avanza hacia su meta.

En el transcurso del proceso de perder peso, es fácil desanimarse y tener la tentación de retomar los viejos hábitos de comer por motivos emocionales. Después de todo, ha vivido de cierta forma durante mucho tiempo. Siempre que se sienta así, mire sus fotografías de "antes." ¡Esas fotografías no mienten!

Tal vez no haya pensado que sea posible, pero, gracias a una herramienta en línea, puede crear también las fotografías de ¡cómo se verá usted *después!* En realidad no tiene que perder peso para ver como será su figura en el futuro—es como un avance de ese logro para el que se está esforzando tanto. Visite www.myvirtualmodel.com y cree su fotografía con su peso ideal. Es una tecnología fotográfica virtual revolucionaria desarrollada por una empresa canadiense llamada MyVirtualModel Inc.

Imprima sus fotografías del futuro, de frente, de lado y de espaldas y péguelas en los recuadros que aparecen en la página 145. Si no tiene acceso al internet, elija fotografías suyas de antes de que aumentar de peso o elija imágenes de modelos de revistas a los que se quisiera parecer.

Estas fotografías serán una fuerza motivadora muy poderosa, tal vez más poderosa que las fotografías de antes. Si puede visualizar exactamente hacia donde se dirige, permanecerá motivado y lo suficientemente interesado en su meta como para lograrla.

También es importante conocer como será usted en el futuro. Visualice cómo cambiará su vida una vez que haya alcanzado su peso ideal. Piense en un día típico en su vida en el futuro. Empiece desde el momento en que se levanta, y vaya describiendo un día en la vida de su yo futuro. ¿Cómo se siente al levantarse? ¿Qué ropa usa? ¿Qué le dicen las personas con quienes se encuentra?

Aunque parezca tonto, este ejercicio lo encaminará en la dirección correcta y lo ayudará a llegar a su yo futuro. Tal como lo a dicho el gurú en técnicas de motivación Steven Covey, hay que comenzar teniendo en mente el fin. Hay que visualizar la meta—en este caso, una persona más feliz, más delgada, más sana—antes de iniciar el proceso de lograrlo.

Llevar un diario para expresar sus sentimientos

Una cosa es tener un sentimiento; otra muy distinta ponerlo por escrito. Al escribir sus pensamientos y sentimientos los valida y los convierte en algo más concreto y real. Su cuaderno o la libreta que utilice como diario, sabrá escuchar sin hacer ningún juicio; es como tener un amigo que lo quiere y lo acepta incondicionalmente en todo momento. Sin mencionar los beneficios de los efectos terapéuticos de expresar en esta forma sus pensamientos. La investigación demuestra que quienes llevan diarios mejoran su salud tanto física como emocional. Escribir sus sentimientos es uno de los secretos más importantes para convertirse en su mejor amigo.

Para comenzar, tenga una libreta o un cuaderno que sea exclusivamente su diario de adelgazar. Llévelo con usted dondequiera que vaya y escriba en él todos los días. Describa todos sus sentimientos, cada reto que encuentre, y cada tentación que tenga de volver a sus viejos hábitos.

Si pasa delante de un restaurante de comidas rápidas y siente un intenso deseo de entrar al establecimiento, pare su automóvil y escriba en su diario sobre su deseo de comerse una hamburguesa con queso, en lugar de entrar y pedirla. Si un mal día en la oficina le despierta un deseo incontrolable de comerse un chocolate, en lugar de ir a una máquina dispensadora de barras de dulce, registre sus sentimientos en su diario. Convierta el diario en su amigo y recurra a él siempre que esté deprimido, triste, vulnerable, tenga sentimientos de culpa, se sienta irascible o solo.

Porque estoy plenamente convencido del poder del diario en su proceso de adelgazar, he incluido un espacio para que anote sus pensamientos, sentimientos, éxitos y fracasos en el planificador del Capítulo 10.

Una Nueva Solución

Si es una de esas personas que comen por razones emocionales, probablemente está reemplazando con hamburguesas con queso y papas fritas los abrazos y los besos. En otras palabras, come porque está hambriento de contacto con otras personas. En sus momentos de necesidad, si se pusiera en comunicación con un amigo o un ser querido para tener un hombro sobre el cual llorar, tal vez no lloraría sobre un plato de helado.

Lo cierto es que la comida no le pregunta como se siente, no lo abraza, no escucha lo que usted dice. Para ser franco, la comida no se preocupa por usted en lo más mínimo. Para obtener la clase de cariño que realmente necesita—alguien que le diga: "Te quiero y te acepto como eres, pase lo que pase"—necesita personas.

Los estudios han demostrado que este contacto con otros es necesario desde el momento en que nacemos. Los bebés que están al cuidado de personas desinteresadas y distantes suelen desarrollar lo que se conoce como *un estilo de rechazo al establecimiento de lazos de afecto,* que hace que resulte difícil para ellos establecer relaciones íntimas por el resto de sus vidas. Estos bebés también se afectan físicamente y desarrollan una deficiencia inmune conocida como "el síndrome del bebé que no progresa," que puede llevar a una grave discapacidad o inclusive a la muerte.

Desafortunadamente, muchos tenemos hambre de afecto humano y es por eso que hay tantas personas obesas. Muchos que no llenan esos vacíos emocionales con comida, recurren a las drogas o al alcohol. Si es una persona que come por razones emocionales, es probable que no haya obtenido el cariño que necesitaba en algún momento de su vida. Tal vez su mamá estaba muy ocupada trabajando para prestarle atención o pasar tiempo con usted, o tal vez su padre lo dejó cuando era muy joven.

No importa cual sea la fuente de sus necesidades emocionales, nunca va a encontrar la forma de resolverlas en un tazón o en un plato. Lo que necesita es ¡gente! Tan pronto como empiece a llenar su hambriento corazón con el cariño y apoyo que anhela—proveniente de personas—ya no necesitará llenarse de comida.

Afortunadamente, tengo un método libre de calorías y de alimentos que le dará el cariño y apoyo que realmente necesita. Se llama La Solución de la Gente^MR. Ahora que ha analizado la fuente de su tendencia emocional a comer y ha comenzado a aceptarse, ha empezado a avanzar hacia la Solución de la Gente^MR.

Establezca un Equipo de Apoyo Interno

Para que la Solución de la Gente^MR funcione, tiene que establecer una red de apoyo de personas que le ayuden en su proceso de adelgazar. Esta red de personas es lo que yo llamo su *equipo de soporte interno.* Este equipo puede incluir familiares, colegas y buenos amigos—cualquiera con quien usted pueda comunicarse franca abierta y sinceramente. Las personas que formen parte de su equipo de soporte interno deben ser cariñosas y no deben juzgarlo. Deben estar dispuestas a escucharlo de verdad y a brindarle apoyo.

RUTH WILSON—PERDIÓ 36 LIBRAS

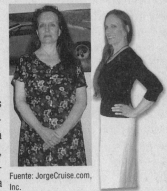

Estatura: 5'4"
Edad: 53 años
Peso inicial: 167 lbs.
Peso actual: 131 lbs.
Otros datos: Madre soltera de tres niños

Fuente: JorgeCruise.com, Inc.

"Cuando era niña solía ir a la casa de mis abuelos con mis padres. Ellos sólo hablaban polaco. No había nada que una niña de 5 años pudiera hacer, por consiguiente, mi dulce abuelita solía darme todo un paquete de galletas para que me lo comiera y así mantenerme ocupada. Aunque su intención era buena, creo que esto fue el origen de mi hábito de comer en exceso, que me a acompañado toda la vida.

"A medida que fue pasando el tiempo, mis hábitos empeoraron. Ensaye distintos métodos para adelgazar, pero ninguno me daba resultado. Perdía un poco de peso y luego lo recuperaba.

"Decidí ensayar el programa de Jorge. Después de unas pocas semanas me inscribí en su club en línea. ¡Es un gran apoyo! Mi maravilloso hijo, Adam, siempre me ha animado. Me repite todo el tiempo lo orgulloso que se siente de mí con cada paso que doy hacia mi meta.

"**¡He pasado de la talla 12 a la talla 6!** Es emocionante sentirme tan saludable. He aprendido muchas lecciones, sobre todo a comer con moderación. Este programa es algo que puedo hacer sin esfuerzo, lo que es muy importante para mi éxito a largo plazo. ¡Lo recomiendo ampliamente!"

Los Secretos del Éxito de Ruth

➤ No mantenga a la mano tentaciones altas en calorías, al menos no donde las pueda ver. Llene su cocina de alimentos saludables.

➤ Obtenga el apoyo de su familia y recurra a ellos para que le den la inspiración. Si no lo puede hacer por usted, hágalo por sus hijos.

Comience a pensar en siete personas con las que quisiera formar su equipo de apoyo interno y anótelas en el espacio correspondiente.

Si no se le ocurren siete personas a las que pudiera invitar a ser parte de ese equipo, anote el mayor número de nombres que pueda. Así es como funciona cada una de las categorías:

MI EQUIPO DE APOYO

Haga una lista de las 7 personas que conforman su equipo de apoyo en el espacio provisto aquí:

NOMBRE	TIPO	CONTACTO
1.		
2.		
3.		
4.		
5.		
6.		
7.		

Ahora, clasifique estas 7 personas según las siguientes categorías:

- 3 amigos de correo electrónico
- 3 amigos telefónicos
- 1 amigo de responsabilidad

Amigos de correo electrónico: Designe de tres a siete personas que sean sus amigos de correo electrónico y coloque sus direcciones de correo electrónico en la agenda de su computadora. Siempre que sienta el deseo de comer en respuesta a una reacción emocional, envíe un correo a estos amigos y cuénteles cómo se siente. Por ejemplo, les puede escribir: "Acabo de tener una discusión con mi hija adolescente porque llegó tarde y estoy muy disgustada. Siento que no me respeta, y lo único que quiero hacer en este momento es asaltar el refrigerador." Pida a sus amigos de correo electrónico que respondan a su mensaje en el término de veinticuatro horas y le brinden palabras de apoyo.

Amigos telefónicos: Establezca otro grupo de tres a siete personas como sus amigos telefónicos y anote sus números de teléfono de la casa, de la oficina y del celular en la columna de contactos. Estos amigos le ayudarán a frenarse cuando necesite apoyo inmediato. En el minuto que sienta que va a ir a la cocina, llame al primer amigo de la lista, quien deberá saber qué decirle para reforzar su fuerza de voluntad e impedir que coma.

Amigo de responsabilidad: El último amigo de su equipo de apoyo interno es su amigo de responsabilidad. Esta persona siempre le pedirá cuentas de su meta de adelgazar, y le hablará una vez por semana durante treinta minutos, preferentemente al comienzo de la semana. Su amigo de responsabilidad debe ser alguien cuyo estilo de vida usted admire—alguien que tenga un buen físico y un buen estado de salud, alguien que le sirva de modelo a seguir. Escriba la información de su amigo de responsabilidad en el lugar correspondiente.

Durante las conversaciones con su amigo de responsabilidad, debe hablar del número de libras que a perdido hasta ahora, de las libras que perdió esa semana, y de las dos cosas que hizo durante la última semana que son motivo de orgullo. Por ejemplo, tal vez llevo a su sobrina o a su sobrino a un carnaval y pudo pasar de largo por todos los puestos de venta de comida sin ningún problema o tuvo éxito en su propósito de no comer nada después de las 7:30 de la noche.

Amplié su Equipo de Apoyo Interno

Ahora que ya ha establecido su equipo de apoyo interno con sus amigos telefónicos, amigos de correo electrónico y su amigo de responsabilidad, puede ampliar su red de seguridad agregando más gente. Después de todo, mientras más gente tenga para ayudarlo cuando esté cayendo, más seguro se sentirá.

Para ampliar su equipo de apoyo interno, puede empezar su propio

Cree un Trío: Usted + 2 = Éxito

Muchos de mis clientes, tanto mis lectores como los miembros de mi club de adelgazar en línea en www.JorgeCruise.com, forman lo que se conoce como una "triada" para mejorar su Solución de la Gente^{MR}. Tres de mis actuales clientes, Karen, Michelle, y Annette, se han apoyado mutuamente durante todo su proceso de adelgazamiento, con mucho éxito, y siguen manteniéndose mutuamente responsables. Ya han visto sus historias de éxito individuales y sus fotografías de antes y después, en capítulos anteriores.

Entre las tres han perdido más de 100 libras y siguen adelgazando. Se reúnen muchas veces por semana en línea en JorgeCruise.com y conversan y comparten sus más recientes éxitos. Han descubierto que Ellas + 2 = éxito. Es una buena forma de hacer que la Solución de la Gente funcione para usted. Por lo tanto, vaya y conforme su triada.

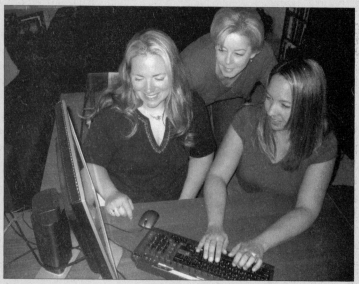

Fuente: Jorge.Cruise.com

grupo semanal de adelgazamiento en su ciudad o entrar a mi club de adelgazamiento. Crear un grupo de adelgazamiento en su ciudad no sólo le ayudará a ampliar su red de soporte interno sino que le dará la oportunidad de conocer nuevas personas con las cuales socializar.

Una librería local es un excelente lugar de reunión para su grupo. De hecho, ya hay grupos de adelgazamiento Jorge Cruise que se están reuniendo en librerías de todo el país.

Si no hay un club Jorge Cruise ya establecido cerca de usted, comuníquese con el gerente de una librería local, muéstrele este libro y explíquele que desea iniciar un club para adelgazar. He recibido muchos correos electrónicos de personas que han empezado estos clubes y tienen gran éxito. Además, si en alguna oportunidad visito su ciudad, ¡tal vez asista a una de sus reuniones!

Deje Ahora Mismo de Sabotearse

En este punto, estoy seguro de que se ha dado cuenta de que no puede perder peso con éxito si sigue alimentando su corazón hambriento con comida. La única forma de dejar de comer por motivos emocionales es alimentar su corazón con el amor y apoyo que éste necesita—ese amor y ese apoyo sólo lo brindan las personas.

Para darle un inicio efectivo y positivo desde el punto de vista emocional a su hambriento corazón, dedique de cinco a diez minutos a nutrirlo y alimentarlo todas las mañanas. Repase algunas de las palabras de aliento que recibe de sus amigos de correo electrónico o envíe a un amigo o un ser querido un mensaje rápido para decirles que los recuerda.

Recuerde mostrarse usted también un poco de cariño. Felicítese por haberse librado de la trampa de comer por razones emocionales. Ahora disfrutará de una verdadera libertad a largo plazo, dejará de sabotearse y saldrá de la prisión de la comida a la que ¡una vez estuvo esclavizado!

Conquiste la Noche

Muchos de mis clientes me dicen que el momento más difícil de controlar el hábito de comer por razones emocionales comienza después de las 7 p.m. Ya han cenado, tienen pocas distracciones y no tienen a nadie que los vea comer. Es posible que estén pensando en algo que les ocurrió durante el día y oyen la voz del refrigerador y de las alacenas de la cocina que los llaman por su nombre.

Por lo general es algo que comienza de forma muy inocente. Piensan que tienen hambre y deciden comer algo sano, como un huevo duro o algunos vegetales. Invariablemente, eso no les llena el vacío y buscan algo un poquito menos saludable: tal vez unas palomitas de maíz. Eso no les llena el vacío y antes de darse cuenta están comiendo helado o torta.

Inscríbase en el Club en Línea Jorgecruise.com

Además de su red de soporte interno, puede encontrar personas que lo apoyen en cualquier momento que entre a www.JorgeCruise.com. Siempre que sienta la necesidad de ir al refrigerador, diríjase en cambio a la computadora. Hay numerosos paneles de discusión y salas para conversar en mi sitio web que le permiten comunicarse con personas de todo el país.

Mi club en línea también le permite acceso a lo siguiente:

- Mensajes de motivación diarios
- Reuniones en línea semanales
- Auditorios para conversar en vivo conmigo y con otras personas
- Salas para conversar y conocer nuevos amigos y personas que lo apoyen
- Asesoría experta de otras personas que han perdido peso con éxito utilizando La Dieta de las 3 Horas[MR]

La clave para dominar esta hora del día es la misma que para cualquier otro momento: apoyo. Tiene que reemplazar su ansiedad de comer por una verdadera comprensión. Debe sacar esa espina que lo impulsa a comer. La única forma de hacerlo es desahogar sus sentimientos y enfrentar el verdadero problema. Si encuentra que, con frecuencia, come en exceso por las noches, programe el elemento de apoyo en sus actividades de la tarde. Encuentre una alternativa a la comida. Ensaye las siguientes estrategias.

Tan pronto como haya terminado su cena y haya comido su "gusto," entre en línea. Envíe un correo electrónico a sus amigos del club de adelgazar, entre a las salas para conversar de personas que están haciendo dieta, o envíe correos electrónicos a amigos o familiares, contándoles como ha sido su día. La clave de esta práctica es desahogarse de las frustraciones del día para que ya no lo lleven a visitar la cocina.

Escriba en su diario todas las noches. Es posible que ya haya sentido el llamado de la cocina, pero no vaya hasta después de haber escrito en su diario. Describa todo lo que hizo durante el día y como se sintió. Escriba sobre sus iras, tristezas, dolores y frustraciones. Desahóguese de todo. Por lo general, cuando termine, esa fuerte voz que proviene de la cocina se habrá convertido en un imperceptible susurro que será mucho más fácil de ignorar.

Llame a un amigo o reúnase con amigos todas las noches. Encuentre un amigo de confianza al que pueda llamar todas las noches para comentarle los acontecimientos del día. Puede tener estas charlas por teléfono o mientras dan un paseo por el vecindario. Lo importante es poderse desahogar totalmente y hablar de sus frustraciones en el trabajo, o inclusive en su vida familiar.

PARTE IV

Cómo Vivir el Estilo de Vida de las 3 Horas

NUEVE

EL PLANIFICADOR DEL ÉXITO DE 28 DÍAS

Hasta hace poco, evitaba mirarme al espejo. Me enfermaba ver mi grado de obesidad. Ahora, ¡soy la mujer increíble que se encoje! Me miro en el espejo para determinar ¡qué partes se han desinflado durante la semana! Estoy probándome la ropa más pequeña que tengo en el armario. ¡Cosas que no había podido volver a usar desde hace más de 5 años! Esto se ha convertido en un concurso para mi salud. Con esa idea en mente, seguir La Dieta de las 3 Horas^{MR} de Jorge es una situación en la que todos salen ganando, cuando lo que se desea es un verdadero cambio, tanto en el estado de salud como en la imagen corporal. Empecé en la talla 24, he perdido 32 libras (¡y sigo perdiendo!) y ahora ¡¡ya quepo en una talla 16!!

—LORI WIAR—PERDIÓ 32 LIBRAS

Bienvenido a su Planificador de las 3 Horas. Lo que encontrará en las próximas 126 páginas le ayudará a permanecer motivado y organizado durante los próximos 28 días. Le recomiendo realizar completamente cada una de las tareas exactamente como lo indica su planificador. Estas tareas le permitirán mantenerse fiel a la dieta y alcanzar su meta con éxito.

En su planificador de 28 días, encontrará lo siguiente:

- **Una visualización diaria.** Una poderosa técnica de mente y cuerpo, la visualización le ayuda a crear lo que desea en la vida. Con mucha frecuencia hacemos uso del poder de la visualización de forma relativamente inconsciente y negativa. Nos centramos en los conceptos negativos de la vida, y estos sólo lleva a que se cumpla esa visión negativa. En pocas palabras, al centrarse en la gordura indeseada, ¡termina teniendo precisamente esa gordura que no desea!

  Debe tener en cuenta que las visualizaciones deben ser benéficas tanto para los hombres como para las mujeres. Aunque algunas de las visualizaciones contenidas en el planificador de 28 días están dirigidas a las mujeres, funcionarán igualmente para los hombres. Todo lo que ellos deben hacer es utilizar la imaginación para visualizar como pueden ser benéficas para ellos. Por ejemplo, en el Día 1, visualícese como el padrino en una boda (no como la dama de honor), se ve tan delgado y buen mozo en ese smoking y sabe que todos los demás lo han notado. Es una sensación muy especial. Recuerde que la visualización es simplemente eso y haga que funcione para usted.

  Para realmente visualizar su nuevo yo, debe sentirse relajado y tranquilo. Su mente debe estar libre de otras preocupaciones para permitirle un mejor enfoque en su visualización. Si no está totalmente relajado, pueden venir a su mente pensamientos negativos esporádicos. Estar relajado permite que el mensaje tenga un mayor efecto en usted. Por lo tanto, antes de la visualización de cada día, vaya a un lugar tranquilo de su casa, ponga música suave y haga lo que sea necesario para poder relajarse.

- **Una cita de un libro que le resulte inspiradora.** Espero que estos "Jorgismos" lo hagan sentir como si yo estuviera junto a usted, dirigiéndolo en persona.

- **Un consejo diario para administrar el tiempo.** Para un éxito óptimo con La Dieta de las 3 Horas^{MR}, debe saber utilizar el tiempo de la mejor forma. Estos consejos le ayudarán a encontrar el tiempo que requiere para preparar los alimentos y comer cada tres horas.

- **Un Horario de las 3 Horas**ᴹᴿ. La situación ideal es que anote sus comidas en su planificador al comienzo de cada semana. Así tendrá tiempo para comprar los alimentos que necesita preparar al comienzo de la semana, si fuera necesario. Puede llenar el planificador utilizando las muestras de comidas que aparecen en el Capítulo 13 o el sistema del Plato de las 3 Horasᴹᴿ. Para los refrigerios y los gustos, consulte la lista de alimentos del Capítulo 12.
- **Un recordatorio semanal de su peso.** Le recomiendo que se pese todos los domingos y anote su peso en el planificador. Así podrá llevar el registro de su peso.

Sus Tareas

Antes de iniciar su nueva aventura, tendrá que asegurarse de tener las herramientas que necesita para emprender este viaje. Le pido el favor de no comenzar el programa hasta que tenga:

1. Anotado su Peso y sus medidas actuales y se haya tomado una fotografía de "antes." Su peso original, el contorno de su cintura y su fotografía de antes, le servirán no sólo como poderosos recordartorios de su meta sino también para ayudarle a darse cuenta de su progreso. Para tomar sus medidas, utilice una cinta de medir flexible. Pásela alrededor de su cintura, justo por encima de los huesos de las caderas. Anote el resultado en el espacio correspondiente en la sección "Su Peso Actual y Sus Metas Futuras."

2. Determine su objetivo. Es natural que lo que desea es perder peso. Pero ¿cuánto? Le recomiendo que elija una meta para su peso final. Así podrá saber en que momento ¡ha alcanzado su objetivo! Para elegir el peso al que desea llegar, consulte la tabla de estaturas y pesos en la página 146. Encuentre en la tabla su edad y su estatura. Allí encontrará el rango del peso apropiado para alguien de su edad y estatura. Utilice ese peso para determinar su meta. Anote su meta en el espacio correspondiente en la sección "Su Peso Actual y Sus Metas Futuras." Tal vez también desee elegir una meta motivadora, que no tenga que ver con la pesa. Por ejemplo: ¿Tiene unos *jeans* que ya no pueda ponerse? Tal vez quiera anotar esa meta también.

3. Determine el tiempo que le tomará alcanzar su meta. Encontrará

la forma de hacerlo siguiendo las instrucciones en la sección "Su Peso Actual y Sus Metas Futuras."

4. Comprométase con el éxito. Son muchas las personas que se comprometen a medias a adelgazar. Se dicen: "Bien, si funciona, excelente, pero si no funciona no pasa nada." No le cuentan a nadie su meta. De esa forma, si fracasan, nadie se entera. Sin embargo, a menos que se comprometa firmemente, será muy difícil ceñirse al programa. Por eso quiero que complete ahora mismo **"Mi Contrato para el Éxito"** en la página 148. Será un poderoso recordatorio de su decisión y lo responsabilizará con el cumplimiento del programa.

Su Peso Actual y sus Metas Futuras

Para determinar el peso que corresponde con un buen estado físico busque su edad y su estatura en la tabla que aparece a continuación. Usted se conoce mejor que nadie, por lo tanto, elija una cifra que sea realista para usted. Reste la cifra de su peso actual. Ese será su objetivo en cuanto al número de libras que adelgazará.

Entonces, para determinar la fecha en la que alcanzará ese objetivo, divida el peso que desea por 2. Ese será el número de semanas que le tomará alcanzar su meta. Consulte un calendario y anote la fecha exacta en la que alcanzará *el peso al que se propone llegar.*

Anote sus respuestas en los espacios en blanco:

Peso actual: _____

Medida actual de sus muslos, en pulgadas: _____

Medida actual de sus caderas, en pulgadas: _____

Medida actual de su cintura, en pulgadas: _____

Peso al que quiere llegar: _____

Fecha en la que alcanzará su peso ideal: _____

Ponga aquí su foto de "antes"	Ponga aquí su foto de "antes"

SU PESO SALUDABLE

Utilice este gráfico para encontrar su peso saludable.

ESTATURA (PIES/PULGADAS) (EDAD)	PESO (LIBRAS)	
	19–34 AÑOS	35+ AÑOS
5'0"	97–128	108–138
5'1"	101–132	111–143
5'2"	104–137	115–148
5'3"	107–141	119–152
5'4"	111–146	122–157
5'5"	114–150	126–162
5'6"	118–155	130–167
5'7"	121–160	134–172
5'8"	125–164	138–178
5'9"	129–169	142–183
5'10"	132–174	146–188
5'11"	136–179	151–194
6'0"	140–184	155–199
6'1"	144–189	159–205
6'2"	148–195	164–210
6'3"	152–200	168–216

FUENTE: U.S. Department of Health and Human Services, Dietary Guidelines for Americans (Departamento de Servicios de Salud Humana, Pautas dietéticas para los Norteamericanos)

NOTA: Algunas pesas llegan solamente a 280 libras, de modo que si su peso es mayor, es difícil saber con certeza su peso inicial. A continuación, comparto con usted un pequeño secreto que me contaron mis clientes. Si necesita una pesa con más capacidad, Tanita® fabrica una estupenda. Visite la sigurente página: www.tanita.com para encontrar la tienda más cercana.

¡No olvide tomar su foto "Antes"!
Quien sabe, usted podría ser el próximo ganador.

Aquí es lo que hay que hacer:

1) Tómese una foto "antes" el día en el que comienza La Dieta de las 3 Horas^{MR}.
2) Pierda el peso, alcance el peso que desea, y tómese unas fotos "después."
3) Envíe su historia por email a stories@jorgecruise.com. Asegúrese de incluir su nombre, peso inicial, peso actual, estatura, dirección y teléfono.

Cada mes, seleccionamos un afortunado ganador que volará a San Diego, todos gastos pagados, para una sesión de fotos. Si es seleccionado, aparecerá en la página principal de JorgeCruise.com y/o en la revista *First for Women*, o en alguno de nuestros próximos libros. *¡Entonces prepárese para convertirse en superestrella!*

Mi Contrato para el Éxito de la Dieta de las 3 Horas[MR]

Llenar este contrato lo ayudará a mantener la responsabilidad de alcanzar sus metas. Haga tres copias y déselas a tres amigos de confianza que lo apoyen y motiven en su progreso hacia el éxito.

Nombre: _____

La fecha de hoy: _____

Perderé esta cantidad libras: _____

Para el día: _____

_____
Firma

Haga una fotocopia de este contrato y póngala en su refrigerador. Inscríbase a JorgeCruise.com para obtener apoyo y mantenerse firme.

"No diga: Si pudiera, lo haría.

Diga: Si yo puedo, lo haré."

—JIM ROHN, CONFERENCISTA

La Visualización de Hoy

Hoy hará un viaje a esta misma fecha pero en el año entrante. Cierre sus ojos y respire profundo unas cuantas veces para relajarse.

Se está arreglando para asistir al matrimonio de su mejor amiga y ¡usted será la dama de honor (o el padrino)! Visualícese sacando el largo y sedoso vestido de su armario o admirando su smoking. Coloque su vestido sobre una silla y mírelo detenidamente. ¿Cómo cree que se verá ya vestida para este evento especial? ¿Cómo piensa que se sentirá con ese vestido estando más delgada?

Vístase y sienta la textura de la tela sobre su cuerpo. Fíjese como se siente, tenga presente que nada se siente incómodo o apretado. Le queda perfecto. Vea su figura esbelta y la buena forma de sus hombros, dé la vuelta y observe su aspecto por detrás. ¿Cómo se ve? ¿Cómo se siente?

Ahora, visualícese unas horas más tarde bailando en la fiesta. Advierta como todas las miradas están sobre usted, admirando su figura. Vea como se dibuja una sonrisa en su rostro. Ha alcanzado su meta y se ve fantástica.

Su Plan de las 3 Horas

1) Organice su horario de comida.
2) Cree su hábito alimenticio de la lista de comidas que empieza en la página 288 de los alimentos previamente elaborados que empiezan en la página 304.
3) No pierda de vista esta página y haga una señal en la cajita correspondiente cuando termine de comer.

☐ Hora: _____   **Desayuno**

Verdura/Fruta   Carbo-   **Comida a la medida:**
hidratos

Carbohidratos_____

Proteína_____

Grasa_____

Verdura/Fruta_____

Proteína   Grasa   **Comida Precocinada:**_____

☐ Hora: _____   **Merienda A**

_____

*Si usted pesa de 200 a 249 libras = merienda doble; de 250 a 299 libras = merienda triple;
y si pesa más de 300 libras = merienda cuádruple.

☐ Hora: _____   **Almuerzo**

Verdura/Fruta   Carbo-   **Comida a la medida:**
hidratos

Carbohidratos_____

Proteína_____

Grasa_____

Verdura/Fruta_____

Proteína   Grasa   **Comida Precocinada:**_____

☐ Hora: _____   **Merienda B**

_____

*Si usted pesa de 200 a 249 libras = merienda doble; de 250 a 299 libras = merienda triple;
y si pesa más de 300 libras = merienda cuádruple.

☐ Hora: _____   **Cena**

Verdura/Fruta   Carbo-   **Comida a la medida:**
hidratos

Carbohidratos_____

Proteína_____

Grasa_____

Verdura/Fruta_____

Proteína   Grasa   **Comida Precocinada:**_____

☐ Hora: _____   **Gusto**

_____

Agua

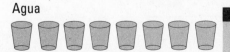

Antojos Permitidos

DÍA 1

JORGISMO

"La Dieta de las 3 Horas^{MR} es práctica, para que usted no se sabotee. Esta vez va a logarlo. ¡Adelgazará y no volverá a engordar! Tendrá éxito."

Consejo para Cumplir el Horario de las 3 Horas^{MR}

Desarrolle un sistema de menús rotatorios: Para ayudarle a planificar las comidas y ahorrar tiempo, elabore menús de comidas, refrigerios y gustos para todo un mes y utilice el mismo plan mes tras mes. Por ejemplo, el 15 julio comerá lo mismo que comerá el 15 de agosto. Así ahorrará horas que tendría que dedicar a imaginar nuevas combinaciones de menús.

Notas Diarias

_____

_____

_____

_____

_____

_____

_____

_____

_____

_____

_____

_____

_____

_____

"Ya es hora de empezar a vivir
la vida que ha imaginado."

—HENRY JAMES, ESCRITOR

La Visualización de Hoy

Hoy se verá cuando ya haya alcanzado el peso que se ha fijado como meta, de aquí a unos años. Hoy es el día de la reunión de sus compañeros de universidad. A muchos de ellos no los ha vuelto a ver en mucho tiempo. Está entusiasmada con la idea de mostrarse ante ellos tal y como es ahora—más delgada, saludable y alegre. Es hora de arreglarse. Imagine el traje que se ha puesto, sus zapatos, las joyas, el peinado, el maquillaje y lo que siente al mirarse al espejo. ¡Se ve maravillosa y se siente fabulosa!

A medida que se aproxima a la entrada del salón donde se lleva a cabo la reunión, respire profundo, y luego, segura de sí misma, haga su entrada caminando como si flotara. ¿A cuáles de sus compañeros reconoce y qué le dicen? Escuche los cumplidos y las exclamaciones de sorpresa. Diga a sus compañeros lo bien que se siente. Más tarde, en la noche, se tomará la fotografía con toda la clase. Visualícese, alta, delgada y segura de sí misma entre todos sus compañeros de clase.

Su Plan de las 3 Horas

1) Organice su horario de comida.
2) Cree su hábito alimenticio de la lista de comidas que empieza en la página 288 de los alimentos previamente elaborados que empiezan en la página 304.
3) No pierda de vista esta página y haga una señal en la cajita correspondiente cuando termine de comer.

☐ **Hora:** _____ **Desayuno**

Verdura/Fruta — Carbohidratos
Proteína — Grasa

Comida a la medida:

Carbohidratos_____
Proteína_____
Grasa_____
Verdura/Fruta_____

Comida Precocinada:_____

☐ **Hora:** _____ **Merienda A**

_____

*Si usted pesa de 200 a 249 libras = merienda doble; de 250 a 299 libras = merienda triple; y si pesa más de 300 libras = merienda cuádruple.

☐ **Hora:** _____ **Almuerzo**

Verdura/Fruta — Carbohidratos
Proteína — Grasa

Comida a la medida:

Carbohidratos_____
Proteína_____
Grasa_____
Verdura/Fruta_____

Comida Precocinada:_____

☐ **Hora:** _____ **Merienda B**

_____

*Si usted pesa de 200 a 249 libras = merienda doble; de 250 a 299 libras = merienda triple; y si pesa más de 300 libras = merienda cuádruple.

☐ **Hora:** _____ **Cena**

Verdura/Fruta — Carbohidratos
Proteína — Grasa

Comida a la medida:

Carbohidratos_____
Proteína_____
Grasa_____
Verdura/Fruta_____

Comida Precocinada:_____

☐ **Hora:** _____ **Gusto**

_____

Agua

Antojos Permitidos

DÍA 2

Consejo para Cumplir el Horario de las 3 Horas^{MR}

Haga una lista maestra de compras: Si tiene un menú mensual regular, también puede reutilizar las listas de compras. Si compra una vez a la semana, programe 4 listas de compra permanentes, haga fotocopias y utilícelas. Si compra cada 2 semanas tendrá que elaborar sólo 2 listas permanentes.

Notas Diarias

_____

_____

_____

_____

_____

_____

_____

_____

_____

_____

_____

_____

_____

"Todos tenemos la capacidad de ser extraordinarios en nuestro interior, pero debemos liberarla."

—JEAN HOUSTON, PSICOANALISTA

La Visualización de Hoy

Es hora de arreglarse con sus mejores galas porque ¡esta noche va a brillar en un evento muy elegante y formal! Lucirá ese pequeño vestido negro, ese que ha mantenido en el fondo del armario para cuando tuviera la figura adecuada para lucirlo. Entonces, cierre los ojos, respire profundo unas cuantas veces para relajarse, tome aire por la nariz y déjelo salir por la boca.

Visualícese arreglándose para esa ocasión especial. Vea el vestido negro que cuelga en su armario. Acérquese, sáquelo del armario y colóquelo frente a usted, contra su cuerpo. Sienta la emoción ante la perspectiva de por fin poder lucirlo. Extienda el vestido sobre la cama y observe todos sus detalles. Recuerde la última vez que lo usó. ¿Cuánto tiempo ha pasado? Tómelo en sus manos y póngaselo. Sienta la suave tela deslizarse uniformemente sobre su cuerpo. Póngase los zapatos y mírese al espejo. Vea su estómago, totalmente plano. Observe sus brazos delgados, bien tonificados. Ahora, adelante hasta el gran evento. Visualícese en el salón de baile. Sienta todas las miradas fijas en usted. Se siente segura de sí misma y deslumbrante. ¡Baile la noche entera y disfrútelo!

Su Plan de las 3 Horas

1) Organice su horario de comida.
2) Cree su hábito alimenticio de la lista de comidas que empieza en la página 288 de los alimentos previamente elaborados que empiezan en la página 304.
3) No pierda de vista esta página y haga una señal en la cajita correspondiente cuando termine de comer.

Hora: _____ Desayuno

Comida a la medida:

Verdura/Fruta   Carbo-hidratos

Carbohidratos_____

Proteína_____

Grasa_____

Verdura/Fruta_____

Proteína   Grasa

Comida Precocinada:_____

Hora: _____ Merienda A

_____

*Si usted pesa de 200 a 249 libras = merienda doble; de 250 a 299 libras = merienda triple; y si pesa más de 300 libras = merienda cuádruple.

Hora: _____ Almuerzo

Comida a la medida:

Verdura/Fruta   Carbo-hidratos

Carbohidratos_____

Proteína_____

Grasa_____

Verdura/Fruta_____

Proteína   Grasa

Comida Precocinada:_____

Hora: _____ Merienda B

_____

*Si usted pesa de 200 a 249 libras = merienda doble; de 250 a 299 libras = merienda triple; y si pesa más de 300 libras = merienda cuádruple.

Hora: _____ Cena

Comida a la medida:

Verdura/Fruta   Carbo-hidratos

Carbohidratos_____

Proteína_____

Grasa_____

Verdura/Fruta_____

Proteína   Grasa

Comida Precocinada:_____

Hora: _____ Gusto

_____

Agua

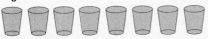

Antojos Permitidos

DÍA 3

JORGISMO

"Muchos se exigen demasiado al intentar adelgazar. Sea paciente. El peso desaparecerá. Tal vez no suceda de un día para otro, pero desaparecerá."

Consejo para Cumplir el Horario de las 3 Horas^{MR}

Procure que el desayuno sea sencillo: Hay muchos alimentos rápidos, saludables, disponibles para el desayuno, puede ahorrar tiempo y energía si mantiene esta comida relativamente sencilla. Limítese a cosas como cereales con alto contenido de fibra, tostadas de pan integral, avena y fruta—cosas que puedan prepararse en pocos minutos. Dedique más tiempo y atención a los menús del almuerzo y la cena.

Notas Diarias

_____

_____

_____

_____

_____

_____

_____

_____

_____

_____

_____

_____

_____

_____

"Si escuchas una voz interior
que te dice que no pintes,
pinta, y esa voz será
silenciada."

—VINCENT VAN GOGH, PINTOR

DÍA 4

La Visualización de Hoy

Hoy es un hermoso día de verano lleno de sol y brisas tibias. Es el día perfecto para ir a la playa con algunos amigos, durante un ejercicio de visualización muy relajante. Cierre los ojos, respire profundo unas cuantas veces para relajarse. Tome el aire por la nariz y déjelo salir por la boca.

Acaba de hablar por teléfono con una de sus amigas y ha decidido ir a pasar el día en la playa. Hace muchos años que no va, desde que empezó a avergonzarse de que la vieran en traje de baño. Pero ahora, tiene un cuerpo hermoso. Entonces, póngase su traje de baño, sandalias y un sombrero de paja de ala ancha, usted y su amiga cantarán aquellas viejas canciones a dúo mientras van camino a la playa. Una vez allí, hunda los dedos de los pies en la arena caliente y deje escapar un suspiro de satisfacción. ¿No es maravilloso? Mientras se quita la ropa para quedarse en traje de baño y extiende su toalla sobre la arena, se siente segura y atractiva. Sienta los rayos del sol sobre su espalda y hágale a su compañera un guiño. Ella comentará sobre su excelente apariencia y usted responderá con un sincero "gracias" y le dirá lo bien que se siente. Las dos pasaran la tarde hablando sobre la toalla en la playa, retozando con las olas y caminando por la orilla del mar.

Su Plan de las 3 Horas

1) Organice su horario de comida.
2) Cree su hábito alimenticio de la lista de comidas que empieza en la página 288 de los alimentos previamente elaborados que empiezan en la página 304.
3) No pierda de vista esta página y haga una señal en la cajita correspondiente cuando termine de comer.

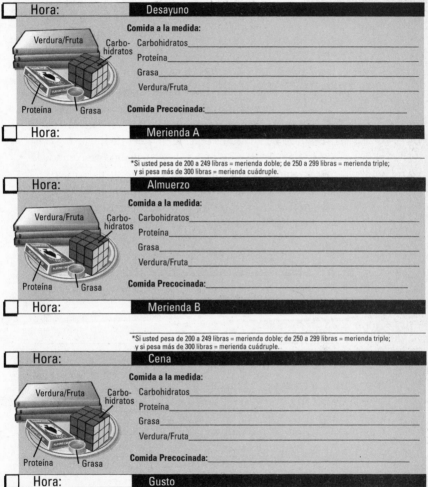

☐ **Hora:** _____ **Desayuno**

Comida a la medida:

Verdura/Fruta Carbo-hidratos

Carbohidratos_____

Proteína_____

Grasa_____

Verdura/Fruta_____

Proteína   Grasa   **Comida Precocinada:**_____

☐ **Hora:** _____ **Merienda A**

_____

*Si usted pesa de 200 a 249 libras = merienda doble; de 250 a 299 libras = merienda triple; y si pesa más de 300 libras = merienda cuádruple.

☐ **Hora:** _____ **Almuerzo**

Comida a la medida:

Verdura/Fruta Carbo-hidratos

Carbohidratos_____

Proteína_____

Grasa_____

Verdura/Fruta_____

Proteína   Grasa   **Comida Precocinada:**_____

☐ **Hora:** _____ **Merienda B**

_____

*Si usted pesa de 200 a 249 libras = merienda doble; de 250 a 299 libras = merienda triple; y si pesa más de 300 libras = merienda cuádruple.

☐ **Hora:** _____ **Cena**

Comida a la medida:

Verdura/Fruta Carbo-hidratos

Carbohidratos_____

Proteína_____

Grasa_____

Verdura/Fruta_____

Proteína   Grasa   **Comida Precocinada:**_____

☐ **Hora:** _____ **Gusto**

_____

Agua

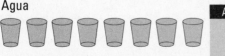

Antojos Permitidos

DÍA 4

Consejo para Cumplir el Horario de las 3 Horas^{MR}

Prepare los alimentos con anticipación: Prepare la mayor cantidad de alimentos durante los fines de semana, y congélelos para utilizarlos después. Ahorrará tiempo preparando la comida cuando tenga ya todo listo y dispuesto ante usted, en lugar de tener que sacar todo y volverlo a guardar siete veces a la semana.

Notas Diarias

_____

_____

_____

_____

_____

_____

_____

_____

_____

_____

_____

_____

_____

_____

_____

"Todos tenemos algo precioso
que nadie más tiene."

—MARTIN BUBER, FILÓSOFO

3

La Visualización de Hoy

Haga conmigo por unos minutos el siguiente ejercicio de visualización: Cierre los ojos y respire profundo unas cuantas veces para relajarse, tomando el aire por la nariz y dejándolo salir por la boca. Sonría y salte al futuro conmigo.

Quiero que se visualice cuando haya alcanzado su meta. Fíjese en todo su cuerpo. Vea su buen estado físico, la firmeza de sus brazos. Tome en cuenta el aspecto vibrante de su piel. Visualice cómo le queda la ropa y cómo le quedan los zapatos. Imagine los colores, las texturas y los diseños de uno de sus atuendos favoritos que estará luciendo. ¿Cómo ve su nuevo yo? ¿Tendrá un nuevo peinado, nuevo maquillaje, nuevos accesorios? Observe su cuerpo realizando diferentes movimientos. Véase caminando, sentada en el trabajo o conduciendo su automóvil. Procure visualizar cada detalle. Tiene que poder oler, oír, tocar y gustar su visión para que se convierta en realidad.

Su Plan de las 3 Horas

1) Organice su horario de comida.
2) Cree su hábito alimenticio de la lista de comidas que empieza en la página 288 de los alimentos previamente elaborados que empiezan en la página 304.
3) No pierda de vista esta página y haga una señal en la cajita correspondiente cuando termine de comer.

☐ Hora:	Desayuno

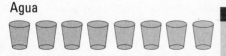

Verdura/Fruta
Carbohidratos
Proteína
Grasa

Comida a la medida:
Carbohidratos_____
Proteína_____
Grasa_____
Verdura/Fruta_____

Comida Precocinada:_____

☐ Hora:	Merienda A

_____
*Si usted pesa de 200 a 249 libras = merienda doble; de 250 a 299 libras = merienda triple; y si pesa más de 300 libras = merienda cuádruple.

☐ Hora:	Almuerzo

Verdura/Fruta
Carbohidratos
Proteína
Grasa

Comida a la medida:
Carbohidratos_____
Proteína_____
Grasa_____
Verdura/Fruta_____

Comida Precocinada:_____

☐ Hora:	Merienda B

_____
*Si usted pesa de 200 a 249 libras = merienda doble; de 250 a 299 libras = merienda triple; y si pesa más de 300 libras = merienda cuádruple.

☐ Hora:	Cena

Verdura/Fruta
Carbohidratos
Proteína
Grasa

Comida a la medida:
Carbohidratos_____
Proteína_____
Grasa_____
Verdura/Fruta_____

Comida Precocinada:_____

☐ Hora:	Gusto

_____

Agua

☐ ☐ ☐ ☐ ☐ ☐ ☐ ☐

Antojos Permitidos

DÍA 5

Consejo para Cumplir el Horario de las 3 Horas^{MR}

Limpie su cocina: No puede ser muy eficiente en una cocina llena de trastos y electrodomésticos viejos. Por lo tanto, déle a su cocina una mini reorganización. Regale los electrodomésticos que tenga repetidos como batidoras y licuadoras. Si puede darse el lujo, reemplace los electrodomésticos viejos por otros nuevos, más modernos.

Notas Diarias

"Las cometas vuelan más alto contra el viento, no con él."

—SIR WINSTON CHURCHILL

DÍA 6

La Visualización de Hoy

Practique el siguiente ejercicio de visualización conmigo por tan sólo unos minutos. Cierre los ojos y respire profundo unas cuantas veces, tomando el aire por la nariz y dejándolo salir por la boca. Sonría y de un salto conmigo hacia el futuro. Visualice el día en que logre su meta.

Véase saltando de la cama en la mañana. Véase mientras se viste y observe cómo se ve. Fíjese en sus brazos, sus piernas y su torso delgados. Comience a vestirse asegurándose de elegir ese traje que siempre quiso ponerse pero que no podía lucir debido a su sobrepeso. Vea como cae la ropa suelta y suave sobre su cuerpo. Fíjese que nada se le ve ajustado ni apretado. Toque con sus manos su cuerpo. ¿Cómo se siente? Camine por la habitación. Fíjese que sus muslos ya no se rozan uno con otro al caminar.

Mírese al espejo. Vea lo hermosa que está. ¿De cuál de todas sus cualidades se siente más orgullosa?

Sonría. ¡Ha alcanzado su meta!

Su Plan de las 3 Horas

1) Organice su horario de comida.
2) Cree su hábito alimenticio de la lista de comidas que empieza en la página 288 de los alimentos previamente elaborados que empiezan en la página 304.
3) No pierda de vista esta página y haga una señal en la cajita correspondiente cuando termine de comer.

| Hora: | Desayuno |

Comida a la medida:

Verdura/Fruta Carbo- Carbohidratos_____
               hidratos
                         Proteína_____

                         Grasa_____

                         Verdura/Fruta_____

Proteína   Grasa   **Comida Precocinada:**_____

| Hora: | Merienda A |

*Si usted pesa de 200 a 249 libras = merienda doble; de 250 a 299 libras = merienda triple; y si pesa más de 300 libras = merienda cuádruple.

| Hora: | Almuerzo |

Comida a la medida:

Verdura/Fruta Carbo- Carbohidratos_____
               hidratos
                         Proteína_____

                         Grasa_____

                         Verdura/Fruta_____

Proteína   Grasa   **Comida Precocinada:**_____

| Hora: | Merienda B |

*Si usted pesa de 200 a 249 libras = merienda doble; de 250 a 299 libras = merienda triple; y si pesa más de 300 libras = merienda cuádruple.

| Hora: | Cena |

Comida a la medida:

Verdura/Fruta Carbo- Carbohidratos_____
               hidratos
                         Proteína_____

                         Grasa_____

                         Verdura/Fruta_____

Proteína   Grasa   **Comida Precocinada:**_____

| Hora: | Gusto |

_____

Agua

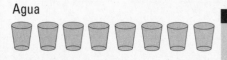

Antojos Permitidos

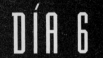

DÍA 6

JORGISMO

"Es justamente el momento en el que está en mejor forma—cuando ya ha perdido unas libras y está satisfecha con su figura—cuando probablemente va a ceder a la tentación. Es fácil pensar que un traguito o un pequeño exceso no tendrá importancia. Manténgase firme y fiel al programa. No se rinda hasta alcanzar su meta."

Consejo para Cumplir el Horario de las 3 Horas^{MR}

Simplifique la preparación de los alimentos: Si prepara y empaca sus comidas con anticipación tendrá que cortar, picar y pelar muchas cosas. Piense entonces en invertir en algunos electrodomésticos y elementos de cocina que le ahorrarán tiempo y le permitirán hacer todo esto con más facilidad, como un triturador, una licuadora, un aparato para prensar el ajo, una máquina para tajar las manzanas, etc.

Notas Diarias

_____

_____

_____

_____

_____

_____

_____

_____

_____

_____

_____

_____

_____

_____

"Tú eres la persona que puede ampliar tus horizontes."

—EDGAR MAGNIN, RABINO

3

La Visualización de hoy

Reforzaremos hoy su motivación interna con un ejercicio de visualización muy especial. Durante esta visualización, se encontrará con una vieja amiga, que no ha visto desde hace muchos años. Entonces, cierre los ojos y respire profundo unas cuantas veces, tomando el aire por la nariz y dejándolo salir por la boca.

Véase entrando al estacionamiento del aeropuerto para recoger a su amiga. Mírese rápidamente en el espejo retrovisor. ¡Se ve más saludable, más feliz y más joven de lo que se ha visto en años! Mientras espera el ascensor, mire su reloj de reojo. Sólo faltan unos minutos para que aterrice el avión de su amiga. Se dirige rápidamente a las escaleras y las sube de dos en dos. Sienta la agilidad y fortaleza de su cuerpo al subirlas. ¿No es maravilloso sentir que es capaz de moverse así sin fatigarse? Llega a la puerta justo a tiempo para ver a su amiga que entra. Ella le sonríe en un gesto de cordialidad, le dice: "Disculpe" y sigue su camino. ¡No la reconoce! Usted la llama por su nombre y le dice: "¡Oye, soy yo!" Su amiga da la vuelta sorprendida y dice: "¡Te ves increíble! ¿Qué hiciste?" Usted sonríe radiante.

Su Plan de las 3 Horas

1) Organice su horario de comida.
2) Cree su hábito alimenticio de la lista de comidas que empieza en la página 288 de los alimentos previamente elaborados que empiezan en la página 304.
3) No pierda de vista esta página y haga una señal en la cajita correspondiente cuando termine de comer.

| ☐ **Hora:** | **Desayuno** |

Verdura/Fruta — Carbo-hidratos
Proteína — Grasa

Comida a la medida:

Carbohidratos_____
Proteína_____
Grasa_____
Verdura/Fruta_____

Comida Precocinada:_____

| ☐ **Hora:** | **Merienda A** |

*Si usted pesa de 200 a 249 libras = merienda doble; de 250 a 299 libras = merienda triple; y si pesa más de 300 libras = merienda cuádruple.

| ☐ **Hora:** | **Almuerzo** |

Verdura/Fruta — Carbo-hidratos
Proteína — Grasa

Comida a la medida:

Carbohidratos_____
Proteína_____
Grasa_____
Verdura/Fruta_____

Comida Precocinada:_____

| ☐ **Hora:** | **Merienda B** |

*Si usted pesa de 200 a 249 libras = merienda doble; de 250 a 299 libras = merienda triple; y si pesa más de 300 libras = merienda cuádruple.

| ☐ **Hora:** | **Cena** |

Verdura/Fruta — Carbo-hidratos
Proteína — Grasa

Comida a la medida:

Carbohidratos_____
Proteína_____
Grasa_____
Verdura/Fruta_____

Comida Precocinada:_____

| ☐ **Hora:** | **Gusto** |

Agua

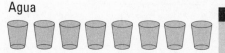

| **Antojos Permitidos** |

DÍA 7

JORGISMO

"Si vuelve a engordar, retome el programa. Sólo cuando se dé por vencida habrá perdido la batalla."

Consejo para Cumplir el Horario de las 3 Horas^{MR}

Delegue las tareas domésticas: Cuantas más tareas domésticas delegue a los miembros de su familia, más tiempo podrá ahorrar. No le dé miedo pedirle a su hijo que limpie los baños una vez a la semana o pedirle a su esposo que limpie el polvo de los muebles. Una vez que delegue una tarea, olvídese de ella. No intente volverla a hacer ni hacerla mejor, porque la volverá a heredar.

Notas Diarias

_____

_____

_____

_____

_____

_____

_____

_____

_____

_____

_____

_____

_____

NOTA: Visite JorgeCruise.com para conocer sus listas de alimentos a través de internet así como para recibir apoyo de la comunidad.

La hora de la balanza

Mi peso actual es:

Edad: 38 años
Peso inicial: 245 lbs.
Peso actual: 195 lbs.
Otros datos: Padre de 3 hijos pequeños, trabaja
como intérprete y actor

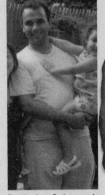

Fuente: JorgeCruise.com, Inc.

"Antes de la Dieta de las 3-Horas, no me sentía bien con mi cuerpo. Al principio pensé que era sólo parte de envejecer y ser papá. Mi carrera como actor estaba estancada. Era un papá sin energía para sus hijos. Decidí comenzar a trabajar en mí.

"En primer lugar busque un asesor de actuación. Encontré una asesora y mejoré en la actuación hasta recuperar la confianza en mí mismo. Trabajé con ella durante unos cuantos meses y obtuve un pequeño papel en un programa de horario estelar (Law & Order). Mi papel era el de un asistente de la morgue, cuando me preguntaron la talla de mi bata de médico, dije que era L. Me equivoqué. Tuvieron que conseguirme una XL. No me agradó. Cuando vi en la televisión la cortísima escena en la que salía, el rostro que vi fue mucho más grande y redondo que el que esperaba ver.

"Comencé La Dieta de las 3 Horas᷃ᴿ como un regalo de cumpleaños que me hice a mí mismo, he seguido sin falla el programa de Jorge durante un año.

"Mi rutina empieza a las 6 a.m. Hago mis Movimientos de 8 Minutos® y unos tres o cuatro días por semana voy al gimnasio donde trabajo 20 minutos en la máquina elíptica. Ahora que soy padre por tercera vez, he tenido que poner a prueba mi determinación. He dormido muy poco en estos últimos meses, aunque, sin duda, no me ha ido tan mal como a mi esposa, en lo que se refiere al sueño. A lo largo de estas semanas todos nos hemos ido adaptando muy bien.

"Me he convertido en una especie de niño modelo para el programa de Jorge, en mi barrio, en mi trabajo y con los miembros de mi familia. **Me siento motivado porque he motivado a otros.**"

Los Secretos del Éxito de Dennis

- ➤ Si tiene hijos, propóngase darles un buen ejemplo.
- ➤ Mire programas de televisión que lo hagan pensar en su salud, como los que ofrece Discovery Health.
- ➤ Haga su rutina de ejercicios en la mañana. Que se convierta en una rutina como la de cepillarse los dientes todas las mañanas. Si le es posible, haga los ejercicios en el baño, justo después de cepillarse los dientes.

"Dale a tus sueños todo lo que tienes y te sorprenderás de la energía que irradiarás."

—WILLIAM JAMES, PSICÓLOGO

DÍA 8

La Visualización de Hoy

Hoy reforzará su motivación visualizándose en el futuro, cuando ya haya alcanzado su meta. Se verá un día después de haber llegado a su peso ideal. ¡El día en que verá su cuerpo más delgado de lo que jamás imaginó! Hoy se prepara para una fecha muy especial. Por lo tanto, comience por relajarse cerrando los ojos y respirando profundo unas cuantas veces, tomando el aire por la nariz y dejándolo salir por la boca.

Véase alistándose para su cita. ¿Con quién va a salir esta noche? ¿Cómo se preparará para esta ocasión? Véase en la tina tomando un baño tibio de burbujas, con una copa de champaña, o dándose una manicura y un facial. Luego véase escogiendo lo que se va a poner. Busque algo lindo en su armario. Algo que siempre le haya gustado mucho pero que no haya querido utilizar antes debido a su figura. Tal vez sea algo que tenga una abertura al lado, hasta muy arriba. Póngaselo. ¡Mire cómo lucen sus piernas con ese vestido! Sienta cómo la tela roza su piel tonificada. Mírese al espejo, dé una rápida vuelta y sonría al ver su figura delgada y su apariencia saludable.

Escuche, suena el timbre de la puerta. Ábrala y vea a su pareja. Escuche los comentarios que hace sobre su apariencia. ¿Qué le dice y cómo la hace sentir?

Su Plan de las 3 Horas

1) Organice su horario de comida.
2) Cree su hábito alimenticio de la lista de comidas que empieza en la página 288 de los alimentos previamente elaborados que empiezan en la página 304.
3) No pierda de vista esta página y haga una señal en la cajita correspondiente cuando termine de comer.

☐ **Hora:** ░░░░░░░░░ **Desayuno** ░░░░░░░░░

Verdura/Fruta   Carbo-
hidratos

Proteína   Grasa

Comida a la medida:

Carbohidratos_____

Proteína_____

Grasa_____

Verdura/Fruta_____

Comida Precocinada:_____

☐ **Hora:** ░░░░░░░░░ **Merienda A** ░░░░░░░░░

*Si usted pesa de 200 a 249 libras = merienda doble; de 250 a 299 libras = merienda triple; y si pesa más de 300 libras = merienda cuádruple.

☐ **Hora:** ░░░░░░░░░ **Almuerzo** ░░░░░░░░░

Verdura/Fruta   Carbo-
hidratos

Proteína   Grasa

Comida a la medida:

Carbohidratos_____

Proteína_____

Grasa_____

Verdura/Fruta_____

Comida Precocinada:_____

☐ **Hora:** ░░░░░░░░░ **Merienda B** ░░░░░░░░░

*Si usted pesa de 200 a 249 libras = merienda doble; de 250 a 299 libras = merienda triple; y si pesa más de 300 libras = merienda cuádruple.

☐ **Hora:** ░░░░░░░░░ **Cena** ░░░░░░░░░

Verdura/Fruta   Carbo-
hidratos

Proteína   Grasa

Comida a la medida:

Carbohidratos_____

Proteína_____

Grasa_____

Verdura/Fruta_____

Comida Precocinada:_____

☐ **Hora:** ░░░░░░░░░ **Gusto** ░░░░░░░░░

Agua

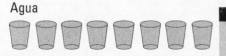

░░░░░░ **Antojos Permitidos** ░░░░░░

DÍA 8

Consejo para Cumplir el Horario de las 3 Horas^{MR}

Evite posponer las tareas importantes: No posponga aquellas cosas que no le agradan. Sólo hará que lo sigan intranquilizando una y otra vez. Por lo general, estas tareas no se hacen más llevaderas por posponerlas. Reserve tiempo suficiente para las tareas grandes e importantes y hágalas menos abrumadoras, dividiéndolas en pequeñas tareas en el tiempo.

Notas Diarias

_____

_____

_____

_____

_____

_____

_____

_____

_____

_____

"La motivación es lo que te ayuda a empezar. El hábito es lo que te permite seguir."

—ANÓNIMO

La Visualización de Hoy

Es un lindo día de verano; hoy acompañará a una amiga a sacar a su perro al parque para jugar al sol. Prepárese cerrando los ojos y respirando profundamente varias veces, tomando el aire por la nariz y dejándolo salir por la boca.

Visualice la escena. Se está aplicando filtro solar en sus piernas delgadas, en sus brazos firmes y en su terso rostro. El llevar una vida activa es lo que le gusta. Sienta el placer que le causa la idea de pasar todo el día haciendo ejercicio al aire libre. Se coloca bien su visera, saca una botella de agua del refrigerador. Sale de su casa por la puerta de enfrente en el mismo momento en que su amiga y su perro, Kobe, vienen cruzando la calle. Baja las escaleras del frente corriendo para salir a encontrarlos y le da a su amiga un fuerte abrazo.

Los tres recorren la distancia de aproximadamente 1 milla que los separa del parque, mientras usted y su amiga conversan y ríen todo el camino. Al entrar al parque, se detiene en una fuente de agua para volver a llenar la botella y bebe un refrescante sorbo. "¡Ahhhhh, justo lo que necesitaba!" dice. Se dirigen hacia una amplia explanada. Juntas juegan al *frisbee* y corren detrás de Kobe por todo el parque. ¿No es maravilloso poder correr, saltar y jugar como una niña de nuevo?

Su Plan de las 3 Horas

1) Organice su horario de comida.
2) Cree su hábito alimenticio de la lista de comidas que empieza en la página 288 de los alimentos previamente elaborados que empiezan en la página 304.
3) No pierda de vista esta página y haga una señal en la cajita correspondiente cuando termine de comer.

☐ **Hora:** | **Desayuno**

Verdura/Fruta
Carbo-hidratos
Proteína
Grasa

Comida a la medida:

Carbohidratos_____
Proteína_____
Grasa_____
Verdura/Fruta_____

Comida Precocinada:_____

☐ **Hora:** | **Merienda A**

*Si usted pesa de 200 a 249 libras = merienda doble; de 250 a 299 libras = merienda triple; y si pesa más de 300 libras = merienda cuádruple.

☐ **Hora:** | **Almuerzo**

Verdura/Fruta
Carbo-hidratos
Proteína
Grasa

Comida a la medida:

Carbohidratos_____
Proteína_____
Grasa_____
Verdura/Fruta_____

Comida Precocinada:_____

☐ **Hora:** | **Merienda B**

*Si usted pesa de 200 a 249 libras = merienda doble; de 250 a 299 libras = merienda triple; y si pesa más de 300 libras = merienda cuádruple.

☐ **Hora:** | **Cena**

Verdura/Fruta
Carbo-hidratos
Proteína
Grasa

Comida a la medida:

Carbohidratos_____
Proteína_____
Grasa_____
Verdura/Fruta_____

Comida Precocinada:_____

☐ **Hora:** | **Gusto**

_____

Agua

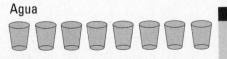

Antojos Permitidos

DÍA 9

Consejo para Cumplir el Horario de las 3 Horas^MR

Mantenga una lista de las cosas que tiene que hacer: Si mantiene un control constante de las cosas que tiene que hacer, tanto a largo como a corto plazo, podrá utilizar mejor el tiempo libre que le va quedando entre uno y otro de sus deberes inmediatos para poder hacerlo todo. Por ejemplo, tal vez haya estado pensando que debe ordenar sus fotografías, ponerlas en un álbum. Cuando le quede un tiempo entre las cosas que tiene que hacer, puede dedicarlo a ocuparse de las fotografías.

Notas Diarias

_____

_____

_____

_____

_____

_____

_____

_____

_____

_____

_____

_____

_____

_____

"La mejor manera de predecir tu futuro es haciéndolo."

—FUENTE DESCONOCIDA

DÍA 10

La Visualización de Hoy

Para el ejercicio de visualización de hoy, va a sentir la brisa correr por su pelo mientras usted y su amiga dan un tranquilo paseo en bicicleta por el barrio. ¡Prepárese a tener una experiencia ciclística muy divertida! Prepárese cerrando los ojos y respirando profundamente varias veces, tomando el aire por la nariz y dejándolo salir por la boca.

Imagínese luciendo unos cómodos shorts de *spandex* con una linda y fresca camiseta de algodón. Está haciendo unos cuantos estiramientos, mientras espera que llegue su amiga. Mírese mientras se estira lo más que puede, como si fuera a tocar el cielo azul con las manos. Sienta que el estiramiento alarga su columna mientras respira profundamente. Visualice a su amiga que llega en su bicicleta hasta la entrada de su casa.

Sale en su bicicleta por un lado de la casa, piense lo que se van a divertir durante todo el día. Visualícese mientras asegura la correa de su casco bajo su mentón, coloca la botella de agua en el soporte y pedalea hacia la calle. Las dos van lado a lado, pedaleando, hablando y riendo. A veces van despacio, a veces usted se adelanta y la reta a seguirla. Se siente como una niña de nuevo, recorriendo en bicicleta todo el vecindario, disfrutando del paisaje y del calor del sol en su cara.

Su Plan de las 3 Horas

1) Organice su horario de comida.
2) Cree su hábito alimenticio de la lista de comidas que empieza en la página 288 de los alimentos previamente elaborados que empiezan en la página 304.
3) No pierda de vista esta página y haga una señal en la cajita correspondiente cuando termine de comer.

☐ Hora: _____ **Desayuno**

Comida a la medida:

Verdura/Fruta Carbo-hidratos

Carbohidratos_____

Proteína_____

Grasa_____

Verdura/Fruta_____

Proteína Grasa **Comida Precocinada:**_____

☐ Hora: _____ **Merienda A**

_____

*Si usted pesa de 200 a 249 libras = merienda doble; de 250 a 299 libras = merienda triple; y si pesa más de 300 libras = merienda cuádruple.

☐ Hora: _____ **Almuerzo**

Comida a la medida:

Verdura/Fruta Carbo-hidratos

Carbohidratos_____

Proteína_____

Grasa_____

Verdura/Fruta_____

Proteína Grasa **Comida Precocinada:**_____

☐ Hora: _____ **Merienda B**

_____

*Si usted pesa de 200 a 249 libras = merienda doble; de 250 a 299 libras = merienda triple; y si pesa más de 300 libras = merienda cuádruple.

☐ Hora: _____ **Cena**

Comida a la medida:

Verdura/Fruta Carbo-hidratos

Carbohidratos_____

Proteína_____

Grasa_____

Verdura/Fruta_____

Proteína Grasa **Comida Precocinada:**_____

☐ Hora: _____ **Gusto**

_____

Agua

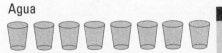

Antojos Permitidos

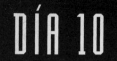

DÍA 10

JORGISMO

"Lo ideal, lo que todos queremos, es tener dinero y salud. Así como se requiere un plan financiero—un presupuesto—para hacer fortuna, también se necesita un plan para mantenerse saludable. Comer cada 3 horas es su plan. Cúmplalo y acumulará la mayor fortuna de todas—un peso corporal sano."

Consejo para Cumplir el Horario de las 3 Horas^{MR}

Evite interrupciones: Si no puede dejar de jugar en la computadora cuando se instala frente a su PC, procure evitarla. Si tiene que preparar y programar sus comidas para La Dieta de las 3 Horas^{MR} y su teléfono celular no deja de sonar, apáguelo. La mejor forma de eliminar las interrupciones es comenzando por evitarlas.

Notas Diarias

_____

_____

_____

_____

_____

_____

_____

_____

_____

_____

_____

_____

_____

"Desarrolle en su interior un sentido de destino personal."

—WAYNE OATES, TEÓLOGO Y PASTOR

La Visualización de Hoy

Visualícese dentro de un año. Cierre los ojos y respire profundamente, tomando el aire por la nariz y dejándolo salir por la boca. Véase como lo que será. Está logrando todas las cosas que quiso hacer en la vida, con fuerza y vigor. Está concentrada en lo que es más importante para usted, aprendiendo lo que quiere aprender y dejando su huella en el mundo.

¿Cómo se ve ese nuevo mundo? ¿Qué nuevas cualidades mentales, físicas y espirituales ha descubierto? ¿Qué lecciones ha aprendido? ¿De cuáles de sus logros se siente más orgullosa? ¿Qué desarrolló en su interior para poder lograr todo esto? ¿Qué fue lo más importante para ayudarle a lograr su éxito? ¿Qué le permitió superar cualquier reto que se le presentara por el camino?

Cuando tenga esas respuestas, deténgase y regrese al presente, visualice lo que debe hacer ahora mismo para que sus deseos futuros se conviertan en realidad.

Su Plan de las 3 Horas

1) Organice su horario de comida.
2) Cree su hábito alimenticio de la lista de comidas que empieza en la página 288 de los alimentos previamente elaborados que empiezan en la página 304.
3) No pierda de vista esta página y haga una señal en la cajita correspondiente cuando termine de comer.

☐ Hora: _____ **Desayuno**

Comida a la medida:

Carbohidratos_____

Proteína_____

Grasa_____

Verdura/Fruta_____

Comida Precocinada:_____

☐ Hora: _____ **Merienda A**

_____

*Si usted pesa de 200 a 249 libras = merienda doble; de 250 a 299 libras = merienda triple; y si pesa más de 300 libras = merienda cuádruple.

☐ Hora: _____ **Almuerzo**

Comida a la medida:

Carbohidratos_____

Proteína_____

Grasa_____

Verdura/Fruta_____

Comida Precocinada:_____

☐ Hora: _____ **Merienda B**

_____

*Si usted pesa de 200 a 249 libras = merienda doble; de 250 a 299 libras = merienda triple; y si pesa más de 300 libras = merienda cuádruple.

☐ Hora: _____ **Cena**

Comida a la medida:

Carbohidratos_____

Proteína_____

Grasa_____

Verdura/Fruta_____

Comida Precocinada:_____

☐ Hora: _____ **Gusto**

_____

Agua

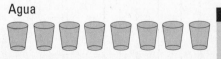

Antojos Permitidos

DÍA 11

Consejo para Cumplir el Horario de las 3 Horas^{MR}

No tema decir que "no": Ya sea un evento social, o una actividad extracurricular, no es ningún crimen decir no. Nada pasa con rechazar una invitación o simplemente decir: "Lo siento, no puedo." Así podrá a comprar los alimentos o terminar otras tareas pendientes. Si programa bien su tiempo, le alcanzará para ir a las fiestas y los eventos a los que realmente quiera asistir.

Notas Diarias

"Tienes que levantarte todos los días con determinación si pretendes irte a la cama con satisfacción."

—GEORGE HORACE LORIMER, EDITOR

DÍA 12

La Visualización de Hoy

Cierre los ojos y respire profundamente, tomando el aire por la nariz y dejándolo salir por la boca. Imagine que muy pronto le presentarán a un amigo de su amiga íntima. Supongamos que su nombre es Joe. Su amiga y Joe estuvieron tomando café un día y por casualidad, su nombre surgió en la conversación. Su amiga le dijo a Joe: "Sí, tienes que conocerla. Es una excelente amiga y una gran persona." Joe le preguntó: "¿Por qué? ¿Qué la hace tan especial?" Visualice la respuesta de su amiga. ¿Qué dice su amiga acerca de usted? ¿Se refiere a como está usted siempre dispuesta a recibirla con un abrazo o una sonrisa cuando ella la necesita? ¿O habla de las cosas graciosas que han vivido juntas, de cómo se han divertido siempre? ¿Dice que usted es comprensiva y la entiende? ¿Dice que es una persona íntegra y valiente? ¿O tal vez dice que tiene muy buen sentido del humor y una mente muy ágil? Cuando Joe le pregunta cómo es usted, oiga lo que su amiga dice para describirla, empezando por el color de su pelo, sus piernas bien formadas, su hermoso lunar, sus grandes ojos. Sonría, porque sabe que su amiga la quiere mucho.

Su Plan de las 3 Horas

1) Organice su horario de comida.
2) Cree su hábito alimenticio de la lista de comidas que empieza en la página 288 de los alimentos previamente elaborados que empiezan en la página 304.
3) No pierda de vista esta página y haga una señal en la cajita correspondiente cuando termine de comer.

Hora: _____ Desayuno

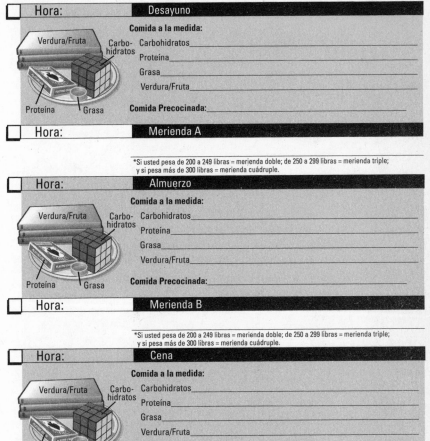

Comida a la medida:

Carbohidratos_____

Proteína_____

Grasa_____

Verdura/Fruta_____

Comida Precocinada:_____

Hora: _____ Merienda A

*Si usted pesa de 200 a 249 libras = merienda doble; de 250 a 299 libras = merienda triple; y si pesa más de 300 libras = merienda cuádruple.

Hora: _____ Almuerzo

Comida a la medida:

Carbohidratos_____

Proteína_____

Grasa_____

Verdura/Fruta_____

Comida Precocinada:_____

Hora: _____ Merienda B

*Si usted pesa de 200 a 249 libras = merienda doble; de 250 a 299 libras = merienda triple; y si pesa más de 300 libras = merienda cuádruple.

Hora: _____ Cena

Comida a la medida:

Carbohidratos_____

Proteína_____

Grasa_____

Verdura/Fruta_____

Comida Precocinada:_____

Hora: _____ Gusto

Agua

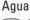

Antojos Permitidos

DÍA 12

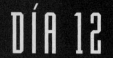

JORGISMO

"Muchas de mis clientes se colocan en último lugar. Todo lo demás es más importante. Sus esposos, sus hijos, su esto, su aquello. Imagine que usted es un plato y que los alimentos que están sobre ese plato representan todas sus demás responsabilidades. Si pone demasiado alimento en el plato, éste se romperá y los alimentos caerán al piso. Debe comprometerse con usted misma a que no hay nada más importante que usted. Usted debe estar siempre en el primer lugar."

Consejo para Cumplir el Horario de las 3 Horas^{MR}

*P*onga las cosas en lugares adecuados: Cuando decida donde poner algo, pregúntese: "¿En dónde buscaría yo esto?" En lugar de preguntarse: "¿En dónde voy a poner esto?" Si piensa de antemano en un buen lugar donde colocar algo, ahorrará el tiempo que gastaría buscando bajo las camas y sacando todo lo que hay en los armarios para buscar aquellas cosas que no recuerda haber guardado.

Notas Diarias

_____

_____

_____

_____

_____

_____

_____

_____

_____

_____

"Crea que lo tiene y lo tendrá."

—PROVERBIO LATINO

3

La Visualización de Hoy

Hoy se está arreglando para asistir a una fiesta de Halloween, a la que debe ir disfrazada. ¿Qué se pondrá? Cierre los ojos y respire profundamente, tomando el aire por la nariz y dejándolo salir por la boca. Vea todos sus viejos disfraces de Halloween en el armario. Sáquelos y apílelos para regalarlos a una institución de beneficencia. Necesita un disfraz. ¡Uno que haga lucir la nueva persona en la que se ha convertido! Vaya a un almacén de disfraces. ¡Es hora de ir de compras!

Cuando llegue al almacén, busque algo sofisticado y sexy. Mídaselo. Tal vez eligió el disfraz de Gatúbela o el de las chicas de Hooters®. Cualquiera que sea, mídaselo y vea como destaca todas sus buenas cualidades. Fíjese como, por primera vez en años, no se avergüenza de mostrar su cuerpo.

Quítese el disfraz y vaya a la caja registradora a comprarlo. Visualícese sonriente. ¡Se ve fantástica!

Su Plan de las 3 Horas

1) Organice su horario de comida.
2) Cree su hábito alimenticio de la lista de comidas que empieza en la página 288 de los alimentos previamente elaborados que empiezan en la página 304.
3) No pierda de vista esta página y haga una señal en la cajita correspondiente cuando termine de comer.

☐ **Hora:** ▮ **Desayuno**

Comida a la medida:

Verdura/Fruta · Carbo-hidratos · Proteína · Grasa

Carbohidratos_____

Proteína_____

Grasa_____

Verdura/Fruta_____

Comida Precocinada:_____

☐ **Hora:** ▮ **Merienda A**

*Si usted pesa de 200 a 249 libras = merienda doble; de 250 a 299 libras = merienda triple; y si pesa más de 300 libras = merienda cuádruple.

☐ **Hora:** ▮ **Almuerzo**

Comida a la medida:

Verdura/Fruta · Carbo-hidratos · Proteína · Grasa

Carbohidratos_____

Proteína_____

Grasa_____

Verdura/Fruta_____

Comida Precocinada:_____

☐ **Hora:** ▮ **Merienda B**

*Si usted pesa de 200 a 249 libras = merienda doble; de 250 a 299 libras = merienda triple; y si pesa más de 300 libras = merienda cuádruple.

☐ **Hora:** ▮ **Cena**

Comida a la medida:

Verdura/Fruta · Carbo-hidratos · Proteína · Grasa

Carbohidratos_____

Proteína_____

Grasa_____

Verdura/Fruta_____

Comida Precocinada:_____

☐ **Hora:** ▮ **Gusto**

_____

Agua

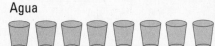

Antojos Permitidos

DÍA 13

Consejo para Cumplir el Horario de las 3 Horas^{MR}

Lleve siempre algo que leer: Todos tenemos momentos de inactividad—mientras esperamos que le cambien el aceite al carro, mientras esperamos que nos traigan una tasa de café en la cafetería local—en los que sería excelente tener un buen libro o un periódico para aprovechar esos minutos.

Notas Diarias

_____

_____

_____

_____

_____

_____

_____

_____

_____

_____

_____

_____

_____

_____

_____

_____

"Nunca le temas al espacio entre tus sueños y la realidad. Si lo puedes soñar, también lo puedes hacer."

—BELVA DAVIS, PERIODISTA

DÍA 14

La Visualización de Hoy

Para la visualización de hoy, usted se encontrará en un restaurante con una vieja amiga, alguien a quien no ha visto en varios años. Respire profundo unas cuantas veces y acompáñeme a saltar al futuro—nos iremos a esta misma fecha dentro de un año.

Véase sentada en el restaurante con una de sus amigas. Ambas han ordenado comidas sanas. Hay un hombre sentado a unas cuantas mesas de distancia, la mira de reojo y luego mira hacia otro lado. En el primer momento usted no lo reconoce. Al rato, él se levanta y se acerca y le pregunta si se han visto antes.

Usted le dice su nombre y él se presenta, ambos se acuerdan. Le dice que se ve maravillosa. ¿Cómo la hacen sentir sus comentarios?

Su Plan de las 3 Horas

1) Organice su horario de comida.
2) Cree su hábito alimenticio de la lista de comidas que empieza en la página 288 de los alimentos previamente elaborados que empiezan en la página 304.
3) No pierda de vista esta página y haga una señal en la cajita correspondiente cuando termine de comer.

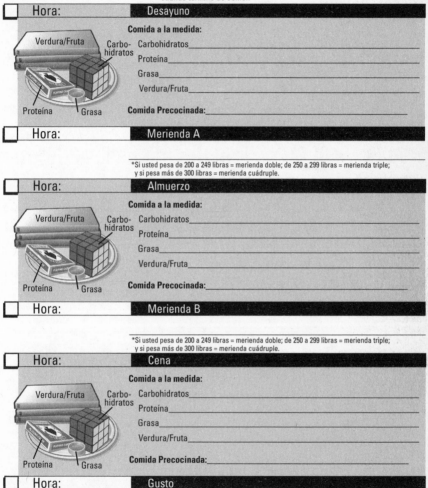

☐ Hora: **Desayuno**

Verdura/Fruta   Carbo-hidratos   Proteína   Grasa

Comida a la medida:

Carbohidratos_____

Proteína_____

Grasa_____

Verdura/Fruta_____

Comida Precocinada:_____

☐ Hora: **Merienda A**

*Si usted pesa de 200 a 249 libras = merienda doble; de 250 a 299 libras = merienda triple; y si pesa más de 300 libras = merienda cuádruple.

☐ Hora: **Almuerzo**

Verdura/Fruta   Carbo-hidratos   Proteína   Grasa

Comida a la medida:

Carbohidratos_____

Proteína_____

Grasa_____

Verdura/Fruta_____

Comida Precocinada:_____

☐ Hora: **Merienda B**

*Si usted pesa de 200 a 249 libras = merienda doble; de 250 a 299 libras = merienda triple; y si pesa más de 300 libras = merienda cuádruple.

☐ Hora: **Cena**

Verdura/Fruta   Carbo-hidratos   Proteína   Grasa

Comida a la medida:

Carbohidratos_____

Proteína_____

Grasa_____

Verdura/Fruta_____

Comida Precocinada:_____

☐ Hora: **Gusto**

Agua

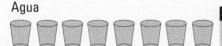

Antojos Permitidos

DÍA 14

"Adelgazar requiere tomar una firme decisión. Para ir a trabajar, usted se calza, se pone unos pantalones y una camisa. No caben reparos ni condiciones en esta decisión. Debe vestirse antes de salir de su casa. El propósito de adelgazar debe abordarse con el mismo criterio. Hay que tomar la decisión de comer cada 3 horas y hacer que sea obligatorio cumplir el horario. No caben excusas."

Consejo para Cumplir el Horario de las 3 Horas^{MR}

Fije un límite para los trabajos que le aburren: Por ejemplo, cuando deba empacar sus meriendas la noche anterior, limite a 20 minutos el tiempo que dedica a esta tarea. Cuando se termine el tiempo, deje de hacer lo que está haciendo.

Notas Diarias

_____

_____

_____

_____

_____

_____

_____

_____

_____

_____

_____

_____

_____

_____

_____

_____

_____

_____

_____

_____

_____

_____

_____

_____

_____

_____

_____

_____

_____

La hora de la balanza

Mi peso actual es:

Estatura: 5'8"
Edad: 36 años
Peso inicial: 281.8 lbs.
Peso actual: 264.8 lbs.
Otros datos: Casada. Una hija
adolescente de un matrimonio
anterior. Trabaja medio tiempo

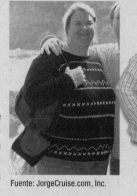

Fuente: JorgeCruise.com, Inc.

"Antes de encontrarme con Jorge Cruise, estaba deprimida y en mal estado de salud. Cuando estábamos en familia, comíamos donde pudiéramos, lo que pudiéramos. Debido a que estábamos muy ocupados, frecuentemente nos limitábamos a comer una o dos comidas al día: menús enormes, poco sanos, y meriendas también poco sanas. Cuando inicié La Dieta de las 3 Horas™ me sorprendió darme cuenta de que mis meriendas se componían de montañas de comida que consumía casi sin parar en las tardes.

"Comenzar este programa ha sido una de las cosas más saludables que he hecho por mí. Desde hace mucho tiempo he intentado perder peso haciendo ejercicio—una vez contraté inclusive un costoso entrenador. Traté también de perder peso entrenándome para competir en un maratón en el que corrí en el 2002. Nunca perdí mucho, y empecé este programa con más peso del que jamás había tenido.

"Este plan es lógico. Todas las demás dietas que he hecho son extremas. Este programa me pareció tan lógico que me preocupó que podría sentirme demasiado 'normal' haciéndolo. Así es como me encuentro hoy. Me siento normal y estoy perdiendo peso poco a poco. Sentirse normal es una sensación maravillosa para una persona obesa. Desde que inicie La Dieta de las 3 Horas™, no he estado deprimida, no he perdido el control de mis emociones, no le he tirado zapatos a nadie por frustración. En algún momento alcanzaré el peso que me he propuesto. **Entre tanto, llevo un estilo de vida que me mantiene sana y optimista, ¡algo que valoro más que ser talla 9 en cualquier momento de mi vida!"**

Los Secretos del Éxito de Victoria

- ➤ Utilice la alarma de su teléfono celular para que le recuerde en qué momento debe comer. Elija para el tono algo así como "Aleluya," de manera que comer vuelva a ser una celebración y no una frustración.
- ➤ Tómese el tiempo necesario para preparar con anticipación los alimentos y asegúrese de tener "raciones de emergencia" en su cartera o su automóvil.

"Creo que cuando te des cuenta de quién eres realmente, entenderás que nada puede impedirte llegar a ser esa persona."

—CHRISTINE LINCOLN, ESCRITORA

DÍA 15

La Visualización de Hoy

Hoy, utilizará todo el poder de visualización para ayudar a promover hábitos de alimentación saludables. Hoy va a preparar una deliciosa ensalada con vegetales que usted misma ha cultivado en su jardín. Cierre los ojos, respire profundo unas cuantas veces para relajarse, tomando el aire por la nariz y dejándolo salir por la boca.

Imagine que acaba de volver a casa después de estar en el vivero local y que trae la cajuela de su automóvil llena de herramientas como un azadón, una regadera y unos guantes. Entra a su casa y se pone un overol, se aplica un filtro solar, se pone un sombrero de ala ancha, se mira al espejo y sonríe ante la imagen que ve allí reflejada.

Toma una botella de agua de la nevera y le sube el volumen al equipo de sonido para poder escucharlo desde el jardín. Siente el sol sobre sus mejillas mientras comienza a aflojar la tierra con el azadón. Sus brazos están fuertes y firmes. ¿Qué ha decidido plantar en su huerta? ¿Tomates o habichuelas? ¿Pimentones, o tal vez, una variedad de hierbas aromáticas? ¿O quizás se ha decidido por una hermosa variedad de flores? A medida que afloja la tierra y va plantando cada semilla, o trasplantando otra planta, concéntrese en lo fuerte que se siente su cuerpo. Cuando ya lo ha plantado todo, riegue el abono por toda el área y luego rocíela con la manguera. Cuide del jardín con mucho esmero, dando a sus plantas ¡los nutrientes que requieren para crecer! Imagine cómo se verá el jardín dentro de unas semanas, y al cabo de un mes. Imagine como crecen maduros y deliciosos los vegetales. ¿Qué platos puede preparar con los calabacines que ha cultivado?

Su Plan de las 3 Horas

1) Organice su horario de comida.
2) Cree su hábito alimenticio de la lista de comidas que empieza en la página 288 de los alimentos previamente elaborados que empiezan en la página 304.
3) No pierda de vista esta página y haga una señal en la cajita correspondiente cuando termine de comer.

☐ **Hora:** | **Desayuno**

Verdura/Fruta · Carbo-hidratos · Proteína · Grasa

Comida a la medida:

Carbohidratos_____

Proteína_____

Grasa_____

Verdura/Fruta_____

Comida Precocinada:_____

☐ **Hora:** | **Merienda A**

*Si usted pesa de 200 a 249 libras = merienda doble; de 250 a 299 libras = merienda triple; y si pesa más de 300 libras = merienda cuádruple.

☐ **Hora:** | **Almuerzo**

Verdura/Fruta · Carbo-hidratos · Proteína · Grasa

Comida a la medida:

Carbohidratos_____

Proteína_____

Grasa_____

Verdura/Fruta_____

Comida Precocinada:_____

☐ **Hora:** | **Merienda B**

*Si usted pesa de 200 a 249 libras = merienda doble; de 250 a 299 libras = merienda triple; y si pesa más de 300 libras = merienda cuádruple.

☐ **Hora:** | **Cena**

Verdura/Fruta · Carbo-hidratos · Proteína · Grasa

Comida a la medida:

Carbohidratos_____

Proteína_____

Grasa_____

Verdura/Fruta_____

Comida Precocinada:_____

☐ **Hora:** | **Gusto**

Agua

Antojos Permitidos

DÍA 15

Consejo para Cumplir el Horario de las 3 Horas^{MR}

*L*leve siempre una libreta con usted: Lleve en su bolsa una más pequeña, para que pueda anotar todo lo que se le venga a la mente. O, si siente deseos de comer algo que no debe mientras va de camino, podrá anotar sus sentimientos en su libreta en lugar de satisfacerlos con un hamburguesa con queso y papas fritas.

Notas Diarias

_____

_____

_____

_____

_____

_____

_____

_____

_____

_____

_____

_____

_____

_____

"¡Todos fuimos creados para volar!"

—DR. H. PAUL JACOBI

La Visualización de Hoy

Durante esta visualización imaginará todo un día con sus alimentos preferidos. Cierre los ojos, respire profundo unas cuantas veces para relajarse, tomando el aire por la nariz y dejándolo salir por la boca.

Acaba de despertarse y de salir de la cama. Va hacia la cocina a prepararse un desayuno saludable. ¿Qué comerá? ¿Llenará su plato de claras de huevo revueltas, una tostada de pan integral con un poquito de mantequilla y una naranja? ¿Disfrutará una taza de té verde? Decida qué va a comer para obtener la energía y los nutrientes que su cuerpo requiere para sostenerla durante la mañana.

Tres horas después, será el momento de la merienda. ¿Tomará un vaso de *yogurt* o un poco de queso descremado? ¿Y para el almuerzo? ¿Se reunirá con una amiga para almorzar sushi y sopa o, tal vez, se irá a una cafetería a comer un delicioso sándwich lleno de vegetales? Tres horas más tarde tomará otra merienda. ¿Qué comerá esta vez? Un puñado de nueces o tal vez un pudín? Tres horas después, habrá llegado el momento de la cena. Decida que vegetales llenarán su plato. ¿Qué otra cosa va a comer? Luego, naturalmente, vendrá la hora de darse gusto, tal vez un chocolate Hershey's Kiss®. Imagínese comiendo y disfrutando del cada una de estas comidas. Recuerde, la comida es el combustible y su cuerpo se siente en la mejor forma cuando le da lo que necesita.

Su Plan de las 3 Horas

1) Organice su horario de comida.
2) Cree su hábito alimenticio de la lista de comidas que empieza en la página 288 de los alimentos previamente elaborados que empiezan en la página 304.
3) No pierda de vista esta página y haga una señal en la cajita correspondiente cuando termine de comer.

☐ Hora: _____ **Desayuno**

Verdura/Fruta

Carbohidratos

Comida a la medida:

Carbohidratos_____

Proteína_____

Grasa_____

Verdura/Fruta_____

Proteína   Grasa

Comida Precocinada:_____

☐ Hora: _____ **Merienda A**

*Si usted pesa de 200 a 249 libras = merienda doble; de 250 a 299 libras = merienda triple; y si pesa más de 300 libras = merienda cuádruple.

☐ Hora: _____ **Almuerzo**

Verdura/Fruta

Carbohidratos

Comida a la medida:

Carbohidratos_____

Proteína_____

Grasa_____

Verdura/Fruta_____

Proteína   Grasa

Comida Precocinada:_____

☐ Hora: _____ **Merienda B**

*Si usted pesa de 200 a 249 libras = merienda doble; de 250 a 299 libras = merienda triple; y si pesa más de 300 libras = merienda cuádruple.

☐ Hora: _____ **Cena**

Verdura/Fruta

Carbohidratos

Comida a la medida:

Carbohidratos_____

Proteína_____

Grasa_____

Verdura/Fruta_____

Proteína   Grasa

Comida Precocinada:_____

☐ Hora: _____ **Gusto**

_____

Agua

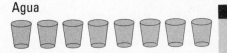

Antojos Permitidos

DÍA 16

JORGISMO

"La grasa no es el problema. El problema es la falta de tejido muscular magro. ¡El tejido muscular magro es el que activa el metabolismo! ¡El sobrepeso está relacionado con la falta de uso de los músculos!"

Consejo para Cumplir el Horario de las 3 Horas^{MR}

Elija un momento específico para empacar toda la comida de la semana: El domingo por la noche, o cualquier otra noche de la semana, dedique un tiempo a empacar todas las comidas de la semana en bolsas individuales—una para cada día. Tener todo frente a usted y empacarlo todo el mismo día, y a la misma hora, le ahorrará el trabajo de tener que sacar los alimentos cada día durante cinco días, empacarlos y volverlos a guardar. Al momento de salir al trabajo en la mañana, todo lo que tendrá que hacer será ¡agarrar una bolsa e irse!

Notas Diarias

_____

_____

_____

_____

_____

_____

_____

_____

_____

_____

"Si hicieramos todas las cosas que somos capaces de hacer, nos sorprenderíamos."

—THOMAS EDISON

DÍA 17

La Visualización de Hoy

Hoy, quiero que cierre los ojos. Respire profundo un par de veces, y visualícese en el supermercado. Está esperando en la fila registradora, y coge un ejemplar de la revista *First for Women*. Lo abre, y ahí está usted, con su historia y su exitosa pérdida de peso. ¡Está tan contenta! Sonríe, al ver su foto de hace tan sólo unas semanas, con su nuevo peinado. !Se ve realmente espectacular!

Está emocionada de compartir la foto con todos los que la rodean, amigos, familia, colegas y hasta la gente en la calle. Será que compra otra copia para compartirla con ellos? ¿No se siente orgullosa? ¿Cómo se sentirá de bien, cuando vea que millones de personas leerán su historia y que tal vez eso los inspire a hacer el primer paso para cambiar sus vidas? Piense en todos los cumplidos y las felicitaciones que recibirá, y lo bien que se sentirá de haber logrado su meta con tanto éxito.

Recuerde ese sentimiento, saboréelo un momento. Ahora salte al presente, y visualice lo que tiene que hacer hoy para convertir ese momento en realidad. Antes que lo sepa, estará enviando sus fotos a JorgeCruise.com, ¡Usted puede!

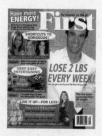

En cada número, asegúrese de leer la columna de Jorge con lo último en motivación personal.

Su Plan de las 3 Horas

1) Organice su horario de comida.
2) Cree su hábito alimenticio de la lista de comidas que empieza en la página 288 de los alimentos previamente elaborados que empiezan en la página 304.
3) No pierda de vista esta página y haga una señal en la cajita correspondiente cuando termine de comer.

☐ **Hora:** _____ **Desayuno**

Verdura/Fruta — Carbo-hidratos — Proteína — Grasa

Comida a la medida:

Carbohidratos_____

Proteína_____

Grasa_____

Verdura/Fruta_____

Comida Precocinada:_____

☐ **Hora:** _____ **Merienda A**

*Si usted pesa de 200 a 249 libras = merienda doble; de 250 a 299 libras = merienda triple; y si pesa más de 300 libras = merienda cuádruple.

☐ **Hora:** _____ **Almuerzo**

Verdura/Fruta — Carbo-hidratos — Proteína — Grasa

Comida a la medida:

Carbohidratos_____

Proteína_____

Grasa_____

Verdura/Fruta_____

Comida Precocinada:_____

☐ **Hora:** _____ **Merienda B**

*Si usted pesa de 200 a 249 libras = merienda doble; de 250 a 299 libras = merienda triple; y si pesa más de 300 libras = merienda cuádruple.

☐ **Hora:** _____ **Cena**

Verdura/Fruta — Carbo-hidratos — Proteína — Grasa

Comida a la medida:

Carbohidratos_____

Proteína_____

Grasa_____

Verdura/Fruta_____

Comida Precocinada:_____

☐ **Hora:** _____ **Gusto**

_____

Agua

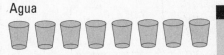

Antojos Permitidos

DÍA 17

Consejo para Cumplir el Horario de las 3 Horas^{MR}

No trate de hacer demasiado a la vez: Es posible que se sienta como la Mujer Maravilla, pero no lo es. Nadie lo es. Muchos nos vemos atrapados en ese concepto de "lo puedo hacer todo" y asumimos demasiadas responsabilidades, desde dictar clases hasta asistir a eventos sociales, o llevar a los niños a los eventos y las prácticas de deportes. El riesgo del síndrome de la Mujer Maravilla es que llegará a esforzarse demasiado, a tratar de abarcarlo todo y a no prestar a sus responsabilidades la atención que merecen. Además, se agotará y correrá el riesgo de volverse perezosa en lo que se refiere a sus hábitos saludables de alimentación.

Notas Diarias

_____

_____

_____

_____

_____

_____

_____

_____

_____

_____

_____

"Para convertir un gran sueño en realidad primero hay que tener un gran sueño."

—DR. HANS SELYE

DÍA 18

La Visualización de Hoy

Usemos la visualización para ayudarle a convertir un limón en limonada, ¿le parece? No puede haber obstáculos en su progreso. Cierre los ojos, respire profundo unas cuantas veces, tomando el aire por la nariz, dejándolo salir por la boca. Sabe que puede hacer frente a cualquier situación que se le presente, usted es fuerte y está en control.

Visualícese regresando a casa del supermercado, con el asiento trasero de su automóvil lleno de alimentos nutritivos y saludables. Escúchese cantar su canción favorita que suena en la radio. De pronto, oye un "clanc, clanc, clanc" al tiempo que su automóvil comienza a saltar. ¡Un neumático pinchado! En vez de sentir pánico, para tranquilamente su automóvil y enciende las luces que indican peligro. Abre cuidadosamente su puerta y sale del automóvil.

Vea la expresión de su cara cuando evalúa la situación y luego va a la parte de atiás y saca el neumático de repuesto, el gato y la llave de tuercas. Obsérvese mientras quita la copa de la llanta, afloja las tuercas, coloca el gato y lo acciona con movimientos firmes y seguros. ¡El automóvil se eleva! Quita el neumático pinchado, lo guarda, coloca el repuesto, vuelve a apretar las tuercas, baja el gato, coloca de nuevo la copa y se pone de nuevo en camino. ¡No hubo problema! ¿Cómo se siente al saber que puede superar cualquier obstáculo que se le presente?

Su Plan de las 3 Horas

1) Organice su horario de comida.
2) Cree su hábito alimenticio de la lista de comidas que empieza en la página 288 de los alimentos previamente elaborados que empiezan en la página 304.
3) No pierda de vista esta página y haga una señal en la cajita correspondiente cuando termine de comer.

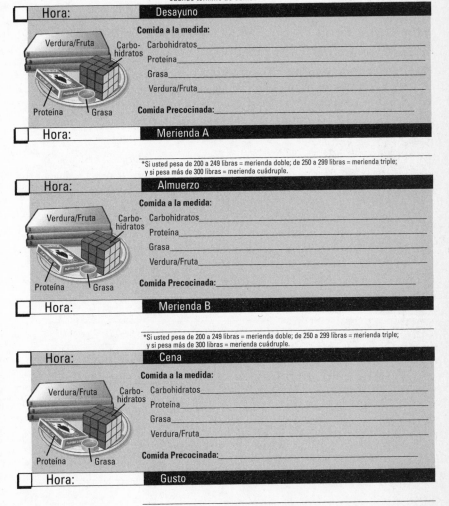

☐ **Hora:** ____ **Desayuno**

Comida a la medida:

Verdura/Fruta — Carbohidratos

Carbohidratos_____

Proteína_____

Grasa_____

Verdura/Fruta_____

Proteína — Grasa

Comida Precocinada:_____

☐ **Hora:** ____ **Merienda A**

_____

*Si usted pesa de 200 a 249 libras = merienda doble; de 250 a 299 libras = merienda triple; y si pesa más de 300 libras = merienda cuádruple.

☐ **Hora:** ____ **Almuerzo**

Comida a la medida:

Verdura/Fruta — Carbohidratos

Carbohidratos_____

Proteína_____

Grasa_____

Verdura/Fruta_____

Proteína — Grasa

Comida Precocinada:_____

☐ **Hora:** ____ **Merienda B**

_____

*Si usted pesa de 200 a 249 libras = merienda doble; de 250 a 299 libras = merienda triple; y si pesa más de 300 libras = merienda cuádruple.

☐ **Hora:** ____ **Cena**

Comida a la medida:

Verdura/Fruta — Carbohidratos

Carbohidratos_____

Proteína_____

Grasa_____

Verdura/Fruta_____

Proteína — Grasa

Comida Precocinada:_____

☐ **Hora:** ____ **Gusto**

_____

Agua

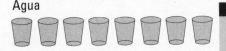

Antojos Permitidos

DÍA 18

JORGISMO

"Aprenda la diferencia entre el hambre nutricional y el hambre emocional. El hambre emocional lleva a comer por motivos emocionales. Comer por motivos emocionales es el obstáculo número uno que le impide a las personas lograr los resultados que desean en sus esfuerzos por adelgazar."

Consejo para Cumplir el Horario de las 3 Horas^{MR}

Deje de procrastinar: Cuando deja algo para mañana, pierde para siempre el hoy. La procrastinación es la línea del menor esfuerzo; no tiene ninguna ventaja. No hará nada posponiendo las cosas para después.

Notas Diarias

_____

_____

_____

_____

_____

_____

_____

_____

_____

_____

_____

_____

_____

_____

_____

"Tienes que tener fé y creer en ti misma."

—GAIL DEVERES, ATLETA

DÍA 19

La Visualización de Hoy

Para la visualización de hoy, utilizará el poder de su mente como ayuda para resolver los problemas que pueden haberla llevado a comer por razones emocionales en el pasado. Cierre los ojos y respire profundamente, tomando el aire por la nariz y dejándolo salir por la boca. Hoy utilizará la visualización para superar el deseo de comer cuando encuentre personas difíciles. Tómese unos momentos para relajarse, respire profundo unas cuantas veces. Sienta como cada exhalación la va relajando cada vez más. Una vez que esté totalmente relajada, estará lista para comenzar.

Imagine a alguien con quien haya tenido un conflicto personal. Puede ser su cónyuge o su hijo o alguien en su trabajo. Traiga la imagen de esa persona a su mente. Después, quiero que imagine que tiene una interacción positiva con esa persona. Empiece por entablar un diálogo intrascendente. Luego, quiero que se vea confrontando a esa persona con la situación que la tiene a usted molesta. Véase en una actitud calmada, amable, expresando su preocupación en pocas palabras, siempre enfocándose en cómo la hace sentir esa persona. Vea cómo esa persona le responde en forma positiva, tal vez diciéndole: "No sabía que te sintieras así." Y luego imagine un final positivo para ese encuentro. Pronto se dará cuenta de que al confrontar mentalmente sus problemas, ¡no le producirán tanto estrés o ansiedad cuando intente resolverlos en la vida real!

Su Plan de las 3 Horas

1) Organice su horario de comida.
2) Cree su hábito alimenticio de la lista de comidas que empieza en la página 288 de los alimentos previamente elaborados que empiezan en la página 304.
3) No pierda de vista esta página y haga una señal en la cajita correspondiente cuando termine de comer.

☐ Hora: _____ Desayuno

Comida a la medida:

Verdura/Fruta · Carbo-hidratos

Carbohidratos_____

Proteína_____

Grasa_____

Verdura/Fruta_____

Proteína · Grasa

Comida Precocinada:_____

☐ Hora: _____ Merienda A

*Si usted pesa de 200 a 249 libras = merienda doble; de 250 a 299 libras = merienda triple; y si pesa más de 300 libras = merienda cuádruple.

☐ Hora: _____ Almuerzo

Comida a la medida:

Verdura/Fruta · Carbo-hidratos

Carbohidratos_____

Proteína_____

Grasa_____

Verdura/Fruta_____

Proteína · Grasa

Comida Precocinada:_____

☐ Hora: _____ Merienda B

*Si usted pesa de 200 a 249 libras = merienda doble; de 250 a 299 libras = merienda triple; y si pesa más de 300 libras = merienda cuádruple.

☐ Hora: _____ Cena

Comida a la medida:

Verdura/Fruta · Carbo-hidratos

Carbohidratos_____

Proteína_____

Grasa_____

Verdura/Fruta_____

Proteína · Grasa

Comida Precocinada:_____

☐ Hora: _____ Gusto

Agua

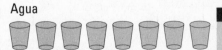

Antojos Permitidos

DÍA 19

Consejo para Cumplir el Horario de las 3 Horas^{MR}

Sálgase de la trampa del perfeccionismo: No me malinterprete—hacer las cosas lo mejor posible según sus capacidades, es una buena regla general. Sin embargo, hay quienes llevan este lema hasta un extremo poco sano y se enredan en detalles innecesarios. O se convierten en fanáticos del control y creen que tienen que hacerlo todo personalmente, en vez de aceptar ayuda cuando está disponible. Aprenda a abandonar una tarea cuando esté lo suficientemente bien hecha.

Notas Diarias

"Fíjate metas bien altas, y no te detengas hasta alcanzarlas."

—BO JACKSON, ATLETA

DÍA 20

La Visualización de Hoy

Muchos de mis clientes me dicen que son más propensos a comer en exceso cuando sienten que no valen nada o que "no son lo suficientemente buenos." La visualización de hoy la ayudará a superar esos sentimientos. Hoy cultivará su amor propio interno. Cierre los ojos y respire profundo unas cuantas veces, váyase relajando con cada respiración, tome el aire por la nariz y déjelo salir por la boca. Cuando se sienta totalmente relajada, estará lista para comenzar.

Visualícese haciendo algo que hace todos los días. Tal vez se encuentre en su trabajo, tal vez se encuentre en el supermercado. Tal vez haya salido con unos amigos. Tal vez esté con sus niños. Procure verse a través de los ojos de otra persona, alguien que realmente la aprecia, como una amiga íntima, su cónyuge, o uno de sus hijos, personas que realmente la quieren y la admiran. Sienta la misma admiración, que esa otra persona siente por usted. Mientras se ve a través de los ojos de su amiga, de su cónyuge o de su hijo, procure ver todas sus buenas cualidades tal como ellos las ven cada día.

Véase con cierta distancia, vea cómo sus seres queridos se le acercan y le dicen cuánto la aman y la admiran. Observe su propia expresión mientras ellos le mencionan sus buenas cualidades. ¿Qué dicen? Ahora, imagine que va entrando un número cada vez mayor de gente al salón donde usted se encuentra, todos tienen los ojos fijos en usted y le demuestran el mismo amor y la misma admiración que la persona que usted más quiere. A medida que se va llenando el salón, todos comienzan a aplaudir. ¡La aplauden a usted!

Su Plan de las 3 Horas

1) Organice su horario de comida.
2) Cree su hábito alimenticio de la lista de comidas que empieza en la página 288 de los alimentos previamente elaborados que empiezan en la página 304.
3) No pierda de vista esta página y haga una señal en la cajita correspondiente cuando termine de comer.

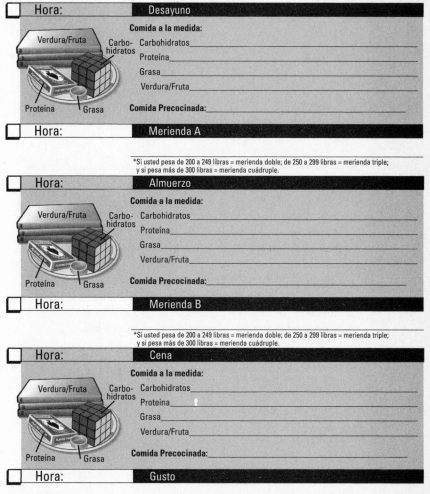

☐ Hora: **Desayuno**

Verdura/Fruta   Carbo- hidratos   **Comida a la medida:**
Carbohidratos_____
Proteína_____
Grasa_____
Verdura/Fruta_____
Proteína   Grasa   **Comida Precocinada:**_____

☐ Hora: **Merienda A**

*Si usted pesa de 200 a 249 libras = merienda doble; de 250 a 299 libras = merienda triple; y si pesa más de 300 libras = merienda cuádruple.

☐ Hora: **Almuerzo**

Verdura/Fruta   Carbo- hidratos   **Comida a la medida:**
Carbohidratos_____
Proteína_____
Grasa_____
Verdura/Fruta_____
Proteína   Grasa   **Comida Precocinada:**_____

☐ Hora: **Merienda B**

*Si usted pesa de 200 a 249 libras = merienda doble; de 250 a 299 libras = merienda triple; y si pesa más de 300 libras = merienda cuádruple.

☐ Hora: **Cena**

Verdura/Fruta   Carbo- hidratos   **Comida a la medida:**
Carbohidratos_____
Proteína_____
Grasa_____
Verdura/Fruta_____
Proteína   Grasa   **Comida Precocinada:**_____

☐ Hora: **Gusto**

_____
_____

Agua

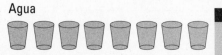

Antojos Permitidos

DÍA 20

Consejo para Cumplir el Horario de las 3 Horas^{MR}

Resuelva los problemas antes de que se presenten: Si se ocupa desde el comienzo de los detalles pequeños que se pueden convertir en problemas mayores, evitará un gran problema antes de que se produzca. Por ejemplo, si sabe que tiene una presentación importante que hacer en su trabajo que puede implicar la discusión de algunos temas controversiales, haga que su supervisor revise esos temas a medida que los va incluyendo para no tener que repetir todo el trabajo después. Lo mismo se aplica a las situaciones de la vida personal.

Notas Diarias

_____

_____

_____

_____

_____

_____

_____

_____

_____

_____

"Si tú lo crees, la mente
lo logrará."

—RONNIE LOTT, ATLETA

La Visualización de Hoy

Hoy utilizará el poder de la visualización para que le ayude a superar los sentimientos negativos que la pueden llevar a comer en exceso. Puede utilizar esta visualización en cualquier momento que sienta que está cayendo en un estado de ánimo negativo. Úsela siempre que experimente un sentimiento negativo que la lleve a pensar en la comida.

Comience por relajarse respirando profundo unas cuantas veces. Permita que cada exhalación la lleve a un estado de relajación cada vez más profundo. Una vez que se sienta totalmente relajada, estará lista para comenzar.

Piense en su estado emocional. ¿Tiene algún sentimiento negativo? ¿Está disgustada, triste, deprimida, preocupada o temerosa? Con cada exhalación, véase liberando y sacando de su organismo esos sentimientos negativos. ¡Vea cómo literalmente se desvanecen! Luego, con cada inhalación, véase absorbiendo sentimientos positivos, como sentimientos de amor, comprensión, alegría y paz. Con cada aspiración cambie un sentimiento negativo por uno positivo y ¡sienta cómo su cuerpo comienza a vibrar con estas sensaciones positivas!

Su Plan de las 3 Horas

1) Organice su horario de comida.
2) Cree su hábito alimenticio de la lista de comidas que empieza en la página 288 de los alimentos previamente elaborados que empiezan en la página 304.
3) No pierda de vista esta página y haga una señal en la cajita correspondiente cuando termine de comer.

☐ Hora:	Desayuno

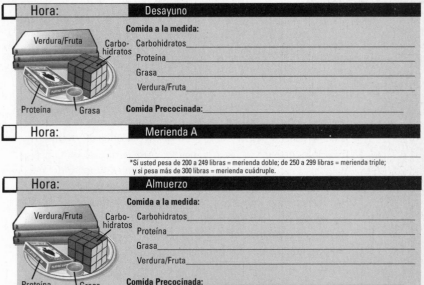

Comida a la medida:

Carbohidratos_____

Proteína_____

Grasa_____

Verdura/Fruta_____

Comida Precocinada:_____

☐ Hora:	Merienda A

_____
*Si usted pesa de 200 a 249 libras = merienda doble; de 250 a 299 libras = merienda triple; y si pesa más de 300 libras = merienda cuádruple.

☐ Hora:	Almuerzo

Comida a la medida:

Carbohidratos_____

Proteína_____

Grasa_____

Verdura/Fruta_____

Comida Precocinada:_____

☐ Hora:	Merienda B

_____
*Si usted pesa de 200 a 249 libras = merienda doble; de 250 a 299 libras = merienda triple; y si pesa más de 300 libras = merienda cuádruple.

☐ Hora:	Cena

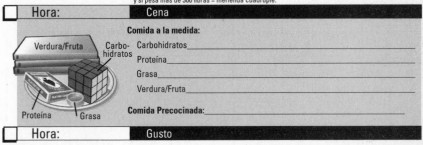

Comida a la medida:

Carbohidratos_____

Proteína_____

Grasa_____

Verdura/Fruta_____

Comida Precocinada:_____

☐ Hora:	Gusto

_____

Agua

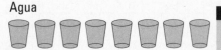

Antojos Permitidos

DÍA 21

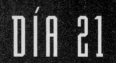
JORGISMO

"No le falte el respeto a su cuerpo. Cuando lo hace, su cuerpo no se siente bien y usted tampoco. Debe ser su propia amiga. Tiene que tenerse cariño y amor."

Consejo para Cumplir el Horario de las 3 Horas^{MR}

Lleve siempre con usted raciones de emergencia: Nunca se sabe cuando pude encontrarse atrapada en una situación—como por ejemplo una reunión de negocios—donde no estaría bien que se pusiera a comer. Al encontrarse en una situación semejante cuando sea la hora de una comida o de una merienda, no tiene por qué arriesgar el éxito de su Dieta de las 3 Horas^{MR}. Mantenga siempre una reserva de *yogurt* y una malteada de las que reemplazan una comida en su bolso, en su escritorio, o en la nevera de su oficina. Luego, cuando sepa que la reunión se prolongará más allá de la hora de su merienda o su comida, vierta una de estas bebidas en una taza para café y llévela a la reunión.

Notas Diarias

_____

_____

_____

_____

_____

_____

_____

_____

_____

_____

_____

_____

_____

_____

_____

_____

_____

_____

_____

_____

_____

_____

_____

_____

_____

_____

La hora de la balanza

Mi peso actual es:

Estatura: 5'3"
Edad: 62 años
Peso inicial: 203 lbs.
Peso actual: 163 lbs.
Otros datos: Casada, madre de 3 hijos,
   abuela de 8 nietos, trabaja como
   pastora y escritora a tiempo parcial.

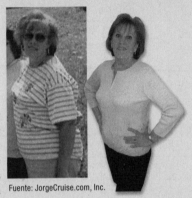

Fuente: JorgeCruise.com, Inc.

"Antes de la Dieta de las 3-Horas, había perdido el control en mi forma de comer (sobra decir que no hacía ningún ejercicio). Como pastor, siempre estaba frente a la gente; y esto hacía que las cosas fueran aún más difíciles, porque pensaba que me estarían juzgando (aunque no lo hacían). No solamente tenía que enfrentarme al problema de mi peso descontrolado sino que tenía que soportar el complejo de culpa de ser un mal ejemplo para los demás.

"Después del nacimiento de mi segundo hijo, aumenté de peso y comencé una batalla de 40 años para adelgazar. Me agotó por completo el esfuerzo. Intenté cuanta dieta y consejos me dieron y todo cuanto se conoce y algo más. Todos estos métodos funcionaban por un tiempo. Pero nada cambiaba mi forma de pensar, ni mi peso, hasta que Dios respondió a mis plegarias de desesperación y descubrí La Dieta de las 3 Horas[MR].

"**Un año después y 40 libras más liviana, aún no puedo creer lo que veo en el espejo. Todo lo que siempre quise tener fue una talla normal, y ahora ya no tengo que ir a los almacenes que venden tallas para personas obesas (cosa que realmente detestaba). Me alimento mejor y me siento mejor que hace 20 años.** No me duele la espalda. No estoy tomando analgésicos para el dolor de cabeza. Otra bendición fue que recibí un informe de mi médico con la noticia de que mi osteoporosis había mejorado y ahora mi densidad ósea es normal, después de haber estado tomando medicamentos durante años. ¡Esta "anciana" del espejo ahora puede levantar pesas de 12 libras y puede hacer cosas que nunca antes había hecho!

"Cuando me preguntan qué ocurrió (cosa que siempre hacen), me encanta poder responder que lo que Dios hizo por mí a través del método de Jorge Cruise, también lo puede hacer por ellos. En mi caso, Dios guardó lo mejor para el final. ¡Gracias, Jorge!"

Los Secretos del Éxito de Fran

➤ Vaya al supermercado con una lista para comprar alimentos saludables y evitar los pocos saludables.
➤ Mantenga una buena selección de alimentos saludables en casa.
➤ Programe de antemano lo que pedirá cuando vaya a comer a un restaurante.
➤ Beba mucha agua mineral con algún sabor con las comidas para evitar comer en exceso.

"Nunca miro atrás, miro hacia adelante."

—STEFFI GRAF, ATLETA

La Visualización de Hoy

Hoy es el cumpleaños de su mejor amiga y usted la ha invitado a que venga a comer una sana y deliciosa cena gourmet. ¿Está lista para empezar a cocinar? Cierre los ojos y respire profundo unas cuantas veces para relajarse tomando el aire por la nariz y dejándolo salir por la boca.

Ha programado cuidadosamente el menú desde hace varios días y ya compró todo lo que necesita. ¿Qué servirá como aperitivo? ¿Tal vez vegetales frescos y crocantes con un delicioso *dip de hummus?* ¿Cuál será el plato fuerte? Puede elegir entre un delicioso pollo asado, con vegetales al vapor cortados a la juliana, o un delicado salmón frito en agua. ¿Servirá una hermosa ensalada verde mixta con vegetales frescos y coloridos y un aderezo de vinagreta hecho en casa? ¿Servirá espárragos o brócoli al vapor como acompañamiento? ¡Y no olvide la torta de cumpleaños!

Suena el timbre de la puerta cuando acaba de terminar de picar los últimos vegetales para la ensalada. Véase abriendo la puerta y recibiendo a su amiga con un fuerte abrazo por su cumpleaños. Ella la sigue a la cocina y comenta que huele delicioso. Lleva a su amiga al comedor a mostrarle la mesa que ha decorado con un hermoso florero hecho con sus flores favoritas y donde ha puesto su mejor vajilla. Sirve dos copas de vino y hace un brindis por su cumpleaños. Véase sirviendo cada plato mientras la cumpleañera exclama sorprendida. Disfrute cada bocado y deje de comer cuando se sienta satisfecha, no demasiado llena.

Cuando ya haya retirado los platos de la mesa del comedor, apague la luz y traiga la torta. Su amiga apagará las velas y cada una disfrutará una deliciosa tajada de torta de cumpleaños. Cuando su amiga esté ya por irse, empaque en una caja la comida restante para que ella la disfrute al día siguiente. Ella le dará un gran abrazo y dirá: "¡Muchísimas gracias! Me hiciste sentir muy especial. Eres una gran amiga."

Su Plan de las 3 Horas

1) Organice su horario de comida.
2) Cree su hábito alimenticio de la lista de comidas que empieza en la página 288 de los alimentos previamente elaborados que empiezan en la página 304.
3) No pierda de vista esta página y haga una señal en la cajita correspondiente cuando termine de comer.

☐ **Hora:** _____ | **Desayuno**

Comida a la medida:

Verdura/Fruta Carbo-hidratos

Carbohidratos_____

Proteína_____

Grasa_____

Verdura/Fruta_____

Proteína   Grasa

Comida Precocinada:_____

☐ **Hora:** _____ | **Merienda A**

*Si usted pesa de 200 a 249 libras = merienda doble; de 250 a 299 libras = merienda triple; y si pesa más de 300 libras = merienda cuádruple.

☐ **Hora:** _____ | **Almuerzo**

Comida a la medida:

Verdura/Fruta Carbo-hidratos

Carbohidratos_____

Proteína_____

Grasa_____

Verdura/Fruta_____

Proteína   Grasa

Comida Precocinada:_____

☐ **Hora:** _____ | **Merienda B**

*Si usted pesa de 200 a 249 libras = merienda doble; de 250 a 299 libras = merienda triple; y si pesa más de 300 libras = merienda cuádruple.

☐ **Hora:** _____ | **Cena**

Comida a la medida:

Verdura/Fruta Carbo-hidratos

Carbohidratos_____

Proteína_____

Grasa_____

Verdura/Fruta_____

Proteína   Grasa

Comida Precocinada:_____

☐ **Hora:** _____ | **Gusto**

_____

Agua

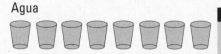

Antojos Permitidos

DÍA 22

Consejo para Cumplir el Horario de las 3 Horas^{MR}

Póngase citas con usted misma: Ya se trate de terminar realmente algo que ha estado pensando hacer, como limpiar el sótano o buscar ese tiempo de esparcimiento tan necesitado y deseado, haga citas con usted misma como si fuera con un amigo o con un colega. "El jueves en la noche a las 7 p.m.—hora de darme una manicura" o, "el jueves por la mañana empacar todas mis comidas para el resto de la semana." Y cumpla esas citas con usted como lo haría si las tuviera con cualquier otra persona.

Notas Diarias

_____

_____

_____

_____

_____

_____

_____

_____

_____

_____

_____

_____

"Cuando te sientas orgulloso de ti mismo, otros también se sentirán orgullosos de ti."

—JAKE (BODY BY JAKE) STEINFELD

DÍA 23

La Visualización de Hoy

Hoy saltaremos de nuevo al futuro, al día de Acción de Gracias, cuando ya ha llegado a su peso ideal. Cierre los ojos y respire profundamente, tomando el aire por la nariz y dejándolo salir por la boca. Vea todos los maravillosos y deliciosos platos que hay sobre la mesa. Observe como se siente. ¿Comió hace 3 horas según lo programado? Sí. Así lo hizo.

No tiene el hambre que sentía antes. No parece tener deseos de comer nada en especial. Está totalmente en control. Tome su plato y sírvase porciones de las opciones saludables en cantidades razonables. ¿Qué sirve en el plato y cómo se ve? Al empezar a comer, fíjese que tiene el control. Mastique la comida y saboree cada bocado. Fíjese que ahora come más despacio porque no siente tanta hambre. Fíjese que disfruta mucho más lo que come. Cuando termine, ponga la servilleta en el plato. Fíjese que está satisfecha, sin sentirse llena. Otros que están a la mesa se desabotonan el pantalón y se aflojan el cinturón, pero usted se siente totalmente bien. ¡Felicitaciones!

Su Plan de las 3 Horas

1) Organice su horario de comida.
2) Cree su hábito alimenticio de la lista de comidas que empieza en la página 288 de los alimentos previamente elaborados que empiezan en la página 304.
3) No pierda de vista esta página y haga una señal en la cajita correspondiente cuando termine de comer.

☐ **Hora:** **Desayuno**

Verdura/Fruta Carbo-hidratos

Proteína Grasa

Comida a la medida:

Carbohidratos_____

Proteína_____

Grasa_____

Verdura/Fruta_____

Comida Precocinada:_____

☐ **Hora:** **Merienda A**

---

*Si usted pesa de 200 a 249 libras = merienda doble; de 250 a 299 libras = merienda triple; y si pesa más de 300 libras = merienda cuádruple.

☐ **Hora:** **Almuerzo**

Verdura/Fruta Carbo-hidratos

Proteína Grasa

Comida a la medida:

Carbohidratos_____

Proteína_____

Grasa_____

Verdura/Fruta_____

Comida Precocinada:_____

☐ **Hora:** **Merienda B**

---

*Si usted pesa de 200 a 249 libras = merienda doble; de 250 a 299 libras = merienda triple; y si pesa más de 300 libras = merienda cuádruple.

☐ **Hora:** **Cena**

Verdura/Fruta Carbo-hidratos

Proteína Grasa

Comida a la medida:

Carbohidratos_____

Proteína_____

Grasa_____

Verdura/Fruta_____

Comida Precocinada:_____

☐ **Hora:** **Gusto**

Agua

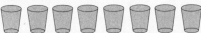

Antojos Permitidos

DÍA 23

Consejo para Cumplir el Horario de las 3 Horas^{MR}

Controle el tiempo que dedica a socializar: A todos nos encanta conversar en la oficina o por el teléfono cuando estamos en casa; pero cinco minutos aquí y otros cinco allá pueden sumar una hora al final del día. Asegúrese de emplear bien y con moderación el tiempo que dedica a socializar y se sorprenderá de la cantidad de tiempo que ahorra.

Notas Diarias

_____

_____

_____

_____

_____

_____

_____

_____

_____

_____

_____

"Si no pides, no recibirás nada."

—MOHANDAS GHANDI

3

La Visualización de Hoy

Hoy está invitada a hablarles a los compañeros de clase de su hijo o de su hija. Cierre los ojos y respire profundamente, tomando el aire por la nariz y dejándolo salir por la boca. Anteriormente, se hubiera sentido incómoda de tener que hablar en frente a los condiscípulos de su hijo para explicarles lo que hace para ganarse la vida. Tal vez habría pensado que los otros niños se burlarían de su hijo.

Sin embargo, hace ya bastante tiempo que logró su peso ideal. Se ve y se siente en la mejor forma. Imagínese que entra en el salón de clase y se sienta al frente de todos. Escúchese mientras le cuenta a los niños lo que hace para vivir. Vea las sonrisas en sus rostros mientras la escuchan embelesados. A medida que habla, mire de reojo a su hijo a hija. Vea cuán orgulloso/a está de usted.

Cuando se levanta para abandonar el salón, su hijo o su hija corre hacia usted para darle un abrazo. ¿No es una sensación maravillosa?

Su Plan de las 3 Horas

1) Organice su horario de comida.
2) Cree su hábito alimenticio de la lista de comidas que empieza en la página 288 de los alimentos previamente elaborados que empiezan en la página 304.
3) No pierda de vista esta página y haga una señal en la cajita correspondiente cuando termine de comer.

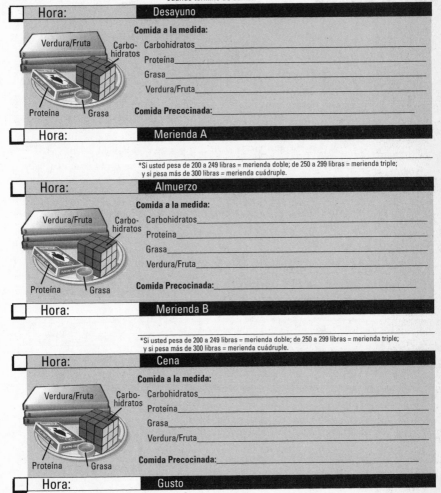

☐ **Hora:** **Desayuno**

Comida a la medida:

Verdura/Fruta — Carbohidratos

Carbohidratos_____

Proteína_____

Grasa_____

Verdura/Fruta_____

Proteína — Grasa

Comida Precocinada:_____

☐ **Hora:** **Merienda A**

_____

*Si usted pesa de 200 a 249 libras = merienda doble; de 250 a 299 libras = merienda triple; y si pesa más de 300 libras = merienda cuádruple.

☐ **Hora:** **Almuerzo**

Comida a la medida:

Verdura/Fruta — Carbohidratos

Carbohidratos_____

Proteína_____

Grasa_____

Verdura/Fruta_____

Proteína — Grasa

Comida Precocinada:_____

☐ **Hora:** **Merienda B**

_____

*Si usted pesa de 200 a 249 libras = merienda doble; de 250 a 299 libras = merienda triple; y si pesa más de 300 libras = merienda cuádruple.

☐ **Hora:** **Cena**

Comida a la medida:

Verdura/Fruta — Carbohidratos

Carbohidratos_____

Proteína_____

Grasa_____

Verdura/Fruta_____

Proteína — Grasa

Comida Precocinada:_____

☐ **Hora:** **Gusto**

_____

Agua

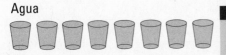

Antojos Permitidos

DÍA 24

JORGISMO

"Va a estar comiendo con el objetivo de mantener su cuerpo firme, fuerte y sensual. Para hacerlo, debe preservar el tejido muscular magro, esto requiere que coma cada 3 horas."

Consejo para Cumplir el Horario de las 3 Horas[MR]

Viva aquí y ahora: Las metas futuras son muy importantes. Después de todo son las que nos impulsan a seguir y a progresar. Sin embargo, a fin de lograr esas metas, debe concentrarse en lo que está haciendo ahora. El vivir el presente, le ayuda a detenerse lo suficiente para disfrutar el perfume de las rosas y decir: "Este momento es maravilloso. Realmente lo estoy disfrutando." Esto es importante para mantener una actitud positiva.

Notas Diarias

_____

_____

_____

_____

_____

_____

_____

_____

_____

_____

_____

_____

_____

_____

"*Per ardua ad astra.*

(Esforzándonos alcanzamos

las estrellas.)"

—LEMA DE LA REAL FUERZA AÉREA

La Visualización de Hoy

Hoy hará una visualización que le ayudará a incrementar su sentido interno de gratitud. Una vez que lo haya hecho, podrá manejar más fácilmente cualquier sentimiento negativo que la haya estado perturbando en el pasado. Cierre los ojos, respire profundo unas cuantas veces, relájese. Cada vez que exhale, permita que su cuerpo se vaya relajando más y más. Cuando esté totalmente relajada, estará lista para comenzar.

Piense en sus buenas cualidades. Para empezar, piense en las cosas que hace bien. ¿Es una buena amiga o una buena madre? Piense cómo afecta usted a las personas con las que se relaciona en su vida. ¿Qué obras buenas ha hecho durante su vida? Recuerde, en detalle todas las cosas buenas que ha hecho. Puede recordar el nacimiento de su hijo o una buena obra que haya hecho con alguien que necesitaba ayuda. Recuerde cuando usted fue la persona clave en la felicidad de otra persona. Recuerde cada detalle de ese hecho. Durante los próximos minutos, siga reflexionando en los detalles de su pasado, en los momentos en que ha vivido de acuerdo a las expectativas que tiene con respecto a usted misma. Sea consciente de que ha hecho más bien que mal en este mundo. Permítase sentirse agradecida con usted. Deje que este agradecimiento arraigue en su corazón.

Su Plan de las 3 Horas

1) Organice su horario de comida.
2) Cree su hábito alimenticio de la lista de comidas que empieza en la página 288 de los alimentos previamente elaborados que empiezan en la página 304.
3) No pierda de vista esta página y haga una señal en la cajita correspondiente cuando termine de comer.

☐ Hora: _____   Desayuno

Verdura/Fruta   Carbo-
                hidratos
Proteína   Grasa

Comida a la medida:

Carbohidratos_____

Proteína_____

Grasa_____

Verdura/Fruta_____

Comida Precocinada:_____

☐ Hora: _____   Merienda A

_____

*Si usted pesa de 200 a 249 libras = merienda doble; de 250 a 299 libras = merienda triple; y si pesa más de 300 libras = merienda cuádruple.

☐ Hora: _____   Almuerzo

Verdura/Fruta   Carbo-
                hidratos
Proteína   Grasa

Comida a la medida:

Carbohidratos_____

Proteína_____

Grasa_____

Verdura/Fruta_____

Comida Precocinada:_____

☐ Hora: _____   Merienda B

_____

*Si usted pesa de 200 a 249 libras = merienda doble; de 250 a 299 libras = merienda triple; y si pesa más de 300 libras = merienda cuádruple.

☐ Hora: _____   Cena

Verdura/Fruta   Carbo-
                hidratos
Proteína   Grasa

Comida a la medida:

Carbohidratos_____

Proteína_____

Grasa_____

Verdura/Fruta_____

Comida Precocinada:_____

☐ Hora: _____   Gusto

_____

Agua

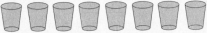

Antojos Permitidos

DÍA 25

"Haga que este plan sea agradable.
¡Será algo que usted estará practicando
a largo plazo y será más saludable de
por vida!"

Consejo para Cumplir el Horario de las 3 Horas^{MR}

Organice su entorno: Es imposible pensar con claridad en un ambiente atiborrado. Un escritorio desordenado o una cocina que no permita realizar sus tareas con orden, como pagar las cuentas o preparar los alimentos.

Notas Diarias

_____

_____

_____

_____

_____

_____

_____

_____

_____

_____

_____

_____

_____

_____

_____

_____

_____

_____

"Donde quiera que vayas, ve con todo tu corazón."

—CONFUCIO

La Visualización de Hoy

Imagínese durante una tarde en el futuro. Cierre los ojos y respire profundamente tomando el aire por la nariz y dejándolo salir por la boca. Sus vecinos la han invitado a una "fiesta de postres." Sabe que en esa fiesta habrá *cheesecake,* galletas, *brownies* y otras delicias. Observe cómo se siente en control de usted misma. Tal vez en el pasado se hubiera excusado de asistir a una fiesta así, por el temor a sobrepasarse. Sin embargo, ahora, sabe que puede controlarse.

Véase entrando a la fiesta. Están allí varios de sus vecinos. Se le acercan a decirle lo bien que está. Preguntan qué hizo para perder peso, y usted les cuenta.

Vaya hacia la mesa de los postres. Examínela, aún sintiéndose en control. Tome algo pequeño, y delicioso, cómalo despacio, saboreando cada bocado. Luego, visualícese alejándose de la mesa, totalmente en control. ¡Felicitaciones!

Su Plan de las 3 Horas

1) Organice su horario de comida.
2) Cree su hábito alimenticio de la lista de comidas que empieza en la página 288 de los alimentos previamente elaborados que empiezan en la página 304.
3) No pierda de vista esta página y haga una señal en la cajita correspondiente cuando termine de comer.

☐ Hora: _____ **Desayuno**

Comida a la medida:

Verdura/Fruta Carbohidratos

Carbohidratos_____

Proteína_____

Grasa_____

Verdura/Fruta_____

Proteína   Grasa

Comida Precocinada:_____

☐ Hora: _____ **Merienda A**

_____

*Si usted pesa de 200 a 249 libras = merienda doble; de 250 a 299 libras = merienda triple; y si pesa más de 300 libras = merienda cuádruple.

☐ Hora: _____ **Almuerzo**

Comida a la medida:

Verdura/Fruta Carbohidratos

Carbohidratos_____

Proteína_____

Grasa_____

Verdura/Fruta_____

Proteína   Grasa

Comida Precocinada:_____

☐ Hora: _____ **Merienda B**

_____

*Si usted pesa de 200 a 249 libras = merienda doble; de 250 a 299 libras = merienda triple; y si pesa más de 300 libras = merienda cuádruple.

☐ Hora: _____ **Cena**

Comida a la medida:

Verdura/Fruta Carbohidratos

Carbohidratos_____

Proteína_____

Grasa_____

Verdura/Fruta_____

Proteína   Grasa

Comida Precocinada:_____

☐ Hora: _____ **Gusto**

_____

Agua

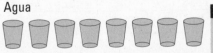

Antojos Permitidos

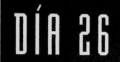

DÍA 26

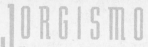

"La mayor razón para hacer esto es el logro de sus metas y sus sueños."

Consejo para Cumplir el Horario de las 3 Horas^{MR}

No se agote: Ya sea que pague sus cuentas o programe sus comidas para la semana, sea consciente de que necesita un descanso. Si se queda mirando por la ventana o tratando de balancear la regla sobre el escritorio, o lo que es peor, si sus pensamientos se centran en el pedazo de pizza que guardó en la nevera, tómese un descanso de cinco minutos.

Notas Diarias

_____

_____

_____

_____

_____

_____

_____

_____

_____

_____

_____

_____

_____

_____

"El ayer no es más que un sueño, y el mañana es sólo una visión, pero vivir a plenitud hoy hará de cada ayer un sueño feliz y de cada mañana una visión de esperanza."

—ANÓNIMO

DÍA 27

La Visualización de Hoy

De nuevo hoy miramos al futuro, mucho tiempo después de que ya haya alcanzado su peso ideal. Cierre los ojos y respire profundamente, tomando el aire por la nariz y dejándolo salir por la boca. Hoy se verá en el pináculo de su vida, viviendo a su pleno potencial.

Imagínese en su casa, dentro de cinco años. Ya ha alcanzado su peso ideal y lo ha mantenido por más de cuatro años. Tanto su vida profesional como su vida familiar son perfectas y está viviendo en la casa de sus sueños. Mire a su alrededor. ¿Qué la rodea? ¿Quién está en la habitación con usted? ¿Qué aspecto tiene usted? ¿Cómo se siente?

Obsérvelo y memorícelo todo, los sonidos, los olores, las sensaciones de su vida perfecta. Tiene este lugar porque fijó unas metas y las logró. Tiene todo lo que necesita y está totalmente satisfecha. Atesore esta sensación antes de abandonar la visualización del futuro. ¡Se la ha ganado!

Su Plan de las 3 Horas

1) Organice su horario de comida.
2) Cree su hábito alimenticio de la lista de comidas que empieza en la página 288 de los alimentos previamente elaborados que empiezan en la página 304.
3) No pierda de vista esta página y haga una señal en la cajita correspondiente cuando termine de comer.

☐ **Hora:** _____ **Desayuno**

Comida a la medida:

Verdura/Fruta   Carbo-hidratos

Carbohidratos _____

Proteína _____

Grasa _____

Verdura/Fruta _____

Proteína   Grasa   **Comida Precocinada:** _____

☐ **Hora:** _____ **Merienda A**

_____

*Si usted pesa de 200 a 249 libras = merienda doble; de 250 a 299 libras = merienda triple; y si pesa más de 300 libras = merienda cuádruple.

☐ **Hora:** _____ **Almuerzo**

Comida a la medida:

Verdura/Fruta   Carbo-hidratos

Carbohidratos _____

Proteína _____

Grasa _____

Verdura/Fruta _____

Proteína   Grasa   **Comida Precocinada:** _____

☐ **Hora:** _____ **Merienda B**

_____

*Si usted pesa de 200 a 249 libras = merienda doble; de 250 a 299 libras = merienda triple; y si pesa más de 300 libras = merienda cuádruple.

☐ **Hora:** _____ **Cena**

Comida a la medida:

Verdura/Fruta   Carbo-hidratos

Carbohidratos _____

Proteína _____

Grasa _____

Verdura/Fruta _____

Proteína   Grasa   **Comida Precocinada:** _____

☐ **Hora:** _____ **Gusto**

_____

Agua

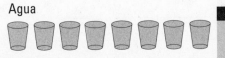

Antojos Permitidos

DÍA 27

JORGISMO

"Si tiene salud, tiene la herramienta más poderosa para lograr todo lo que quiera en la vida, ya sea en el campo financiero, personal o profesional."

Consejo para Cumplir el Horario de las 3 Horas^{MR}

Organice bien su tiempo: Aprenda a conocer sus ritmos naturales. Si tiene más energía en la mañana, procure hacer lo más que pueda durante esas horas del día. Asegúrese de hacer todo lo que requiera más concentración en las horas en que está más alerta.

Notas Diarias

"La vida es un fuego puro, y vivimos con la luz del sol invisible que llevamos dentro."

—SIR THOMAS BROWNE

DÍA 28

La Visualización de Hoy

Hoy quiero que imagine que está haciendo algo que nunca pensó que fuera posible. Tal vez algo que dejó para después o que decidió no hacer debido a su peso. Tal vez siempre quiso usar un bikini en la playa o ir a un parque acuático con su familia, pero nunca lo hizo porque pensó que la gente se quedaría mirándola. Cualquier cosa que sea—y para cada uno será diferente—quiero que imagine una actividad que siempre haya querido hacer—pero nunca haya hecho. Cierre los ojos y respire profundamente, tomando el aire por la nariz y dejándolo salir por la boca.

Luego, quiero que se vea haciendo lo que siempre quiso. Vea cada detalle. Capte cada escena, cada sonido, cada olor y cada sensación. Goce sabiendo que puede hacer cualquier cosa que se proponga. ¡Ha logrado su meta!

Su Plan de las 3 Horas

1) Organice su horario de comida.
2) Cree su hábito alimenticio de la lista de comidas que empieza en la página 288 de los alimentos previamente elaborados que empiezan en la página 304.
3) No pierda de vista esta página y haga una señal en la cajita correspondiente cuando termine de comer.

☐ **Hora:** **Desayuno**

Verdura/Fruta · Carbo-hidratos · Proteína · Grasa

Comida a la medida:
Carbohidratos_____
Proteína_____
Grasa_____
Verdura/Fruta_____

Comida Precocinada:_____

☐ **Hora:** **Merienda A**

*Si usted pesa de 200 a 249 libras = merienda doble; de 250 a 299 libras = merienda triple; y si pesa más de 300 libras = merienda cuádruple.

☐ **Hora:** **Almuerzo**

Verdura/Fruta · Carbo-hidratos · Proteína · Grasa

Comida a la medida:
Carbohidratos_____
Proteína_____
Grasa_____
Verdura/Fruta_____

Comida Precocinada:_____

☐ **Hora:** **Merienda B**

*Si usted pesa de 200 a 249 libras = merienda doble; de 250 a 299 libras = merienda triple; y si pesa más de 300 libras = merienda cuádruple.

☐ **Hora:** **Cena**

Verdura/Fruta · Carbo-hidratos · Proteína · Grasa

Comida a la medida:
Carbohidratos_____
Proteína_____
Grasa_____
Verdura/Fruta_____

Comida Precocinada:_____

☐ **Hora:** **Gusto**

_____

Agua

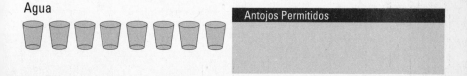

Antojos Permitidos

DÍA 28

JORGISMO

"El apoyo puede ayudarle a superar su tendencia a comer por motivos emocionales. Si tiene una red de amigos, puede recurrir a ellos en lugar de ir al refrigerador o a la despensa."

Consejo para Cumplir el Horario de las 3 Horas^{MR}

Pregúntese constantemente qué puede hacer para avanzar hacia sus metas: Sea consciente de los momentos en los que pierde el tiempo. Pregúntese: "¿Me pagaría un sueldo por lo que estoy haciendo ahora?" Se sorprendería al saber cuánto tiempo dedica a hacer cosas por las que *no* se pagaría un sueldo.

Notas Diarias

_____
_____
_____
_____
_____
_____
_____
_____
_____
_____
_____
_____
_____
_____
_____

_____

_____

_____

_____

_____

_____

_____

_____

_____

_____

_____

_____

_____

_____

La hora de la balanza

Mi peso actual es:

¡Felicitaciones! Ahora que ya concluyó los primeros 28 días, pare y celebre su éxito y todo lo que ha logrado. En el próximo capítulo le explicaré cómo seguir con el plan, además de consejos para mantenerlo, una vez haya alcanzado su meta.

Estatura: 5'10"
Edad: 53 años
Peso inicial: 228 lbs.
Peso actual: 188 lbs.
Otros datos: Oficial retirado de la
  Armada que trabaja en su segunda
  profesión en Tecnología de
  Información, casado y tiene 3 nietos

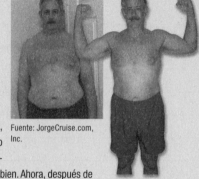

Fuente: JorgeCruise.com, Inc.

"Antes de La Dieta de las 3 Horas[MR], ¡me avergonzaba de haber engordado tanto! Me sentía incómodo con mi figura y con la ropa que no me quedaba bien. Ahora, despúes de estar en el programa de Jorge, estoy satisfecho conmigo mismo, quepo en la ropa, a mi esposa le encanta mi nueva figura y me puedo mirarme al espejo, ver mi cuerpo delgado y sentirme satisfecho con mi apariencia. Me siento más seguro en mi trabajo porque me siento mejor conmigo mismo.

"He tenido éxito con el programa gracias a que me ciño a una rutina bien definida. Todos los días desayuno a las 7:00 a.m., tomo una merienda a las 10:00 a.m., almuerzo a la 1:00 p.m., tomo otra merienda a las 4:00 p.m. y como aproximadamente a las 7:00 p.m. Mis meriendas favoritas son una mezcla de frutos secos y *yogurt*. Es algo que me da resultado. Nunca siento que me esté privando de nada.

"Me criaron con el concepto de que tenía que comerme todo lo que había en el plato. Siempre comíamos carne, papas, ensalada y pan en todas las cenas. Finalmente, con el plan de Jorge, pude romper ese lazo emocional con la comida y dejar de preocuparme por tener que terminar todo lo que había en el plato. Ahora, cuando me siento satisfecho, dejo de comer, aunque todavía quede comida en mi plato. ¡Que alivio! **No me tomó mucho tiempo darme cuenta de que podía comer hasta quedar satisfecho, y sin embargo, continuar en el plan de Jorge. ¡Así perdí peso y me encantan los resultados!**

Los Secretos del Éxito de Paul

- ➤ ¡Establecer prioridades! ¡Establecer prioridades! ¡Establecer prioridades!
  Considerar lo que debe hacer durante el día, durante la semana, durante el mes y
  establecer prioridades para cada cosa.
- ➤ Sentirse bien con uno mismo.
- ➤ Si siente deseos de comer, pregúntese si ese deseo es por hambre o por una
  necesidad emocional.

DIEZ

PLAN PARA MANTENERSE EN LA DIETA DE LAS 3 HORAS^{MR}: CÓMO PERDER MÁS PESO Y NO VOLVERLO A GANAR

Antes de comenzar La Dieta de las 3 Horas^{MR} las rodillas me dolían cada vez más; tenía una intensa acidez y dormía mal. Con frecuencia llegaba a casa con muchísima hambre y sólo podía realizar cualquier actividad después de haber comido algo. Me sentía constantemente cansada y tenía que tomar siestas frecuentes entre una y otra tarea doméstica. Ahora, ya no tengo que dormir siesta, puedo hacer caminatas de siete a diez millas y puedo cargas 35 libras a la espalda. Además, me encanta ver mi imagen en el espejo por las mañanas."

—SANDY COLÓN—PERDIÓ 37 LIBRAS

La Solución de las 3 Horas

Su plan de mantenimiento le ayudará:

- A seguir perdiendo 2 libras por semana hasta que llegue a su peso ideal
- A mantener su peso a largo plazo
- A mantener sus nuevos hábitos alimenticios de por vida

¡Felicitaciones por terminar con éxito el programa de 28 días! Ahora debe haber perdido unas 8 libras, suficiente para estar ya bien establecido en su camino hacia el éxito. Durante estos 28 días se ha esforzado mucho, estableciendo hábitos sanos que lo van a acompañar por el resto de su vida, pero aún no ha terminado.

Tal vez haya cumplido su objetivo de alcanzar su peso ideal; tal vez quiera adelgazar un poco más. En cualquiera de los dos casos, encontrará en este capítulo la información que necesita para mantenerse fiel a La Dieta de las 3 Horas^{MR} durante toda la vida. Aunque ya haya alcanzado su peso ideal, debe continuar con La Dieta de las 3 Horas^{MR}. Es indispensable para tener éxito a largo plazo. A fin de mantener su peso, debe continuar con los hábitos saludables que lo han llevado a perder peso en primer lugar. Si vuelve a su antigua forma de comer irá ganando peso poco a poco.

Por lo tanto, prométase que seguirá con estos hábitos sanos. Piense en ese primer plan de 28 días como un programa de iniciación en lo que será su nueva forma de ser. Piense en este plan de mantenimiento como el mapa que utilizará para recorrer ese camino por ¡el del resto de su vida!

¿Quiere Adelgazar Más?

Si desea adelgazar más, el plan es sencillo. Simplemente siga haciendo lo que ha venido haciendo durante los últimos 28 días. Siga el mismo plan de comidas que ha venido siguiendo, ya sea escogiendo muestrarios de menús del Capítulo 13 o creando sus propias comidas personalizadas utilizando el plan de El Plato de las 3 Horas^{MR}.

Cada una de sus comidas tendrá el mismo número de calorías que antes. Consumirá 400 calorías en cada una de sus tres comidas diarias, 100 calorías en cada una de sus dos meriendas y 50 calorías en el gusto que puede darse después de comida. Le recomiendo que lleve un registro de sus comidas y que las programe utilizando algún tipo de registro diario, como el planificador que utilizó para los primeros 28 días del programa. Al anotar de antemano lo que va a comer, podrá programar cada comida y así garantizar el éxito.

Para llevar el registro de sus comidas, tiene varias opciones. Puede continuar repitiendo el ciclo de las páginas que ya ha escrito para su planificador de 28 días, siguiendo el plan de comidas que ya tiene diseñado. Sin embargo, si desea más variedad, también puede imprimir de mi sitio web www.jorgecruise.com nuevos planificadores.

Es muy sencillo. Sólo siga haciendo lo mismo que ha venido haciendo y seguirá adelgazando. Recuerde:

• Pésese todos los domingos. Así se mantendrá motivado y podrá llevar el registro de su éxito.
• Anote sus comidas en su registro o planificador.
• Manténgase en contacto con su red de apoyo. Estas personas lo ayudarán a mantenerse motivado.

Un comentario sobre las mesetas

Recomiendo que se pese todos los domingos. Sin embargo, debe tener en cuenta que, ocasionalmente, habrá una semana en la que tal vez no pierda peso al pararse en la balanza. No se alarme. Es probable que esto no signifique nada grave. Se pueden presentar cortos períodos durante los que se permanece en un punto por varias razones, incluyendo las siguientes:

En el caso de las mujeres, la menstruación. La mayoría de las mujeres retienen agua y, por lo tanto, aumentan una o dos libras durante esa época del mes. No hay por qué preocuparse. Después de la menstruación, se pesará y verá que, en realidad, siguió perdiendo grasa. A veces algunas mujeres me dicen que les cuesta trabajo mantenerse fieles al horario de comidas durante

MICHELLE TROMBLEY— PERDIÓ 77 LIBRAS

Estatura: 5'7.5"
Edad: 40 años
Peso Inicial: 207 lbs.
Peso actual: 130 lbs.
Otros datos: Casada durante 17 años con dos
hijos gemelos (niño y niña), trabaja medio
tiempo en un colegio de primaria.

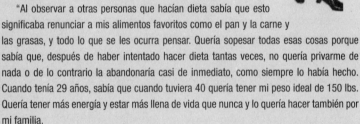

Fuente: JorgeCruise.com, Inc.

"En agosto de 2003, después de unas largas
vacaciones en Florida con mi esposo y con los
mellizos de 13 años, ya no resistía ver una fotografía mía, y menos aún mirarme al espejo.
Una mañana desperté con mi programa favorito *Good Morning
America* y estaba Jorge hablando con Diane Sawyer y con otras
dos o tres mujeres que habían aceptado su reto de adelgazar.

"Al observar a otras personas que hacían dieta sabía que esto
significaba renunciar a mis alimentos favoritos como el pan y la carne y
las grasas, y todo lo que se les ocurra pensar. Quería sopesar todas esas cosas porque
sabía que, después de haber intentado hacer dieta tantas veces, no quería privarme de
nada o de lo contrario la abandonaría casi de inmediato, como siempre lo había hecho.
Cuando tenía 29 años, sabía que cuando tuviera 40 quería tener mi peso ideal de 150 lbs.
Quería tener más energía y estar más llena de vida que nunca y lo quería hacer también por
mi familia.

"Comencé a comer en la forma en que Jorge nos enseñó. Al considerar mi plato de comida de una forma totalmente nueva, me pareció que el sistema era demasiado fácil, ¡pero
me encantó! Fue increíble ver que en la primera semana comencé a sentirme mejor de lo
que me había sentido en años ¡y perdí 7 libras!

**"El día de mi cumpleaños, llegué a mi peso ideal y me sentía más joven y mejor
que nunca."**

Los Secretos del Éxito de Michelle

➤ Establecer prioridades para todo, sea en la mente, en la agenda o en un papel.

➤ Prepararse desde la noche anterior para el día siguiente. Elija los menús de los almuerzos y las cenas para toda la semana, de modo que cuando vaya al supermercado sólo compre lo que necesita.

esa época del mes. Si durante esos días se excede un poco en las comidas—por ejemplo, hace una merienda un poco más grande que la de costumbre—simplemente retome el programa tan pronto como le sea posible. No se sienta culpable. El complejo de culpa sólo la llevará a comer emocionalmente.

Está tomando un nuevo medicamento. Algunos medicamentos, como los esteroides, ciertas medicinas para el corazón y los anticonceptivos, pueden hacer que retenga agua, lo que aumentará, aparentemente, su peso cuando se pare en la balanza. Otros medicamentos, como algunos antidepresivos, pueden abrir el apetito y hacer más lento el metabolismo, lo que produce aumento de peso. En muchos casos, basta cambiar la marca o el tipo de medicamento para resolver el problema, por lo que conviene que consulte con su médico.

Está ingiriendo demasiada sal. El sodio puede causar retención de líquido. Aunque no es incremento de grasa, puede ser un factor desalentador el ver que no ha rebajado. Mantenga su consumo de sal por debajo de 2,000 miligramos por día. Cambie la sal por un sustituto como Mrs. Dash® y lea las etiquetas de los alimentos. Muchos alimentos procesados—sobre todo las carnes en conserva y las sopas enlatadas—tienen una gran cantidad de sal. Procure consumir más alimentos naturales—frutas frescas y vegetales, pan integral, pescado fresco y carne fresca—y menos alimentos procesados y comidas rápidas, para reducir su consumo de sal.

¿Sigue Estancada?

Es posible que su organismo se haya adaptado a su nueva forma de comer o debe haber llegado a un punto fijo transitorio. Puede estimular su organismo para que pierda más peso, haciendo ejercicio. Haga que su metabolismo se active agregando tejido muscular magro mediante la práctica de los Movimientos de 8 Minutos® que se describen en el Capítulo 11. Si ya está haciendo estos movimientos, queme más calorías cada día intentando practicar la marcha energizante.

Ha estado haciendo ejercicio. Si ha incorporado los Movimientos de 8 Minutos® en su programa, tendrá más músculo magro, lo que hará que aparezca más peso en la balanza. Este peso es bueno. ¡No deje de practicar esos ejercicios! Los Movimientos de 8 minutos® le harán aumentar ¼ de libra de músculo por semana o cerca de 1 libra de músculo por mes. Como ya lo he dicho, este músculo ayudará a reactivar su metabolismo y a quemar más grasa. Además, el músculo es más compacto que la grasa por lo que agregar músculo puede hacer que parezca que no ha perdido peso al pararse en la balanza, probablemente notará que sus medidas si se han reducido.

No está utilizando bien la balanza. Su peso corporal fluctúa durante el día y durante la semana, por lo que recomiendo que se pese sólo una vez a la semana y siempre a la misma hora del día. Por ejemplo, podrá ver que tarde en la noche pesa más que en la mañana. Esto no significa que haya engordado durante el día. Sólo significa que tiene alimento en el estómago (lo que hace que la balanza marque más) y más líquido en su organismo (lo que también hace que la balanza muestre un peso más alto).

Además, las distintas balanzas están calibradas en forma diferente. Se podrá dar cuenta que pesa más en la balanza de una de sus amigas o en la del consultorio del médico que en la que tiene en su casa. No deje que eso la desconcierte. Manténgase fiel a la dieta pesándose una vez a la semana, el mismo día, a la misma hora, en la misma balanza, con la misma ropa y en el mismo lugar.

Pesa menos de 150 libras. En este caso, es posible que tenga que cambiar a un plan de alimentación ligeramente distinto. Vea la página 277 para más detalles sobre este tema.

Si su caso no corresponde a ninguno de los anteriores, es posible que esté calculando mal los tamaños de las porciones o que esté comiendo por razones emocionales sin darse cuenta. Durante una semana, anote todo lo que coma en su diario de comidas, tan pronto como lo consuma, así podrá ser franca y descubrir las fuentes de calorías ocultas. Además, mida con tazas o cucharas todos los alimentos que come a fin de asegurarse de estar utilizando las porciones que se sugieren en los Capítulos 12 y 13.

¿Ya alcanzó su meta?

¡Felicitaciones! Estoy orgulloso de usted. Siga así. Para mantener su pérdida de peso, debe continuar con el estilo de vida de las 3 horas. Quisiera tener una receta, una fórmula que sirviera para todo el mundo y garantizara el éxito, si se sigue fielmente. Pero debido a que el metabolismo de cada persona es muy distinto, tendrá que ensayar el siguiente experimento para determinar cuál es la mejor opción de mantenimiento de 3 horas para usted.

Haga lo siguiente:

1. **Durante una semana continúe con el mismo plan de comidas que ha venido siguiendo y después, pésese el domingo.** Si ve que ha perdido una o dos libras más, duplique el tamaño de sus meriendas a 200 calorías. Lo puede hacer fácilmente consumiendo dos meriendas a la vez en lugar de uno, tomándolos de la lista de refrigerios que aparece en el Capítulo 12. Esto llevará su consumo diario de calorías a un total de 1,650. Después, siga al paso 2. Si cuando se pese ve que tiene el mismo peso de la semana anterior, siga con la dieta estándar de las 3 Horas. Pase por alto los pasos 2 y 3 y vaya directo al paso 4.

2. **Siga su nuevo plan de alimentación durante otra semana y vuélvase a pesar el domingo.** Si después de una semana de estar consumiendo 1,650 calorías por día, sigue perdiendo peso, triplique sus meriendas a 300 calorías cada una para un total de 1,850 calorías diarias. Si tiene el mismo peso de la semana anterior, continúe con el paso 4.

3. **Siga este nuevo plan de alimentación durante 1 semana y vuélvase a pesar el domingo.** Si después de una semana de consumir 1,850 calorías diarias sigue perdiendo peso, cuadruplique sus meriendas a un total de 400 calorías cada una para un total de 2,050 calorías por día. Si su peso sigue igual, continúe con el paso 4.

4. **Continúe con su nuevo plan de alimentación, pesándose cada domingo.** Si comienza a aumentar de peso, vuelva a consumir las calorías de la semana anterior. Por ejemplo, si actualmente está consumiendo 2,050 calorías por día pero recientemente ha aumentado 1 libra, vuelva a comer sólo 1,650 calorías por día.

Ahora, ya sabe como mantenerse. Con el tiempo, tal vez tenga que graduar su plan de mantenimiento según su estilo de vida, su edad y el ejercicio que esté practicando. Por consiguiente, siga pesándose cada domingo para mantener el control.

Casos Especiales

Muchos me preguntan si es seguro para una mujer embarazada y para los niños hacer La Dieta de las 3 Horas^{MR}. La respuesta a esa pregunta es sí y no. La Dieta de las 3 Horas^{MR} es una forma balanceada de comer. Es una dieta muy sana y conveniente para niños en etapa de crecimiento y mujeres embarazadas. Dicho esto, el embarazo y la niñez no son, normalmente, momentos de la vida en los que se debe hacer "dieta."

Sobre todo, durante el embarazo se está nutriendo a un bebé en desarrollo. Este bebé necesita abundantes proteínas, grasas y otros nutrientes para un óptimo desarrollo del tejido cerebral. Reducir el consumo de calorías durante esta época sólo pondrá en riesgo ese importante proceso. Un embarazo sólo dura nueve meses. ¡Prométame que esperará hasta que el bebé nazca para intentar perder peso!

Si amamanta a su hijo durante un año, podrá ver que baja de peso naturalmente. Muchas mujeres pierden 10 libras el día del parto y otras 5 en las próximas semanas. Después de eso, les toma aproximadamente un año perder peso. Por lo tanto, tenga paciencia, sin duda adelgazará. Póngase como meta adelgazar de manera lenta y continua, a un ritmo de 2 a 4 libras por mes, sobre todo si está amamantando. Adelgazar más rápido podría reducir su leche.

Sin embargo, si sigue el plan del Plato de las 3 Horas^{MR} durante el embarazo, podrá estar segura de consumir los nutrientes que requiere para tener un bebé sano. Este plan le ayudará a tener una dieta con la cantidad de proteínas, carbohidratos y grasas balanceadas que requiere junto con una abundante dosis de vegetales. Todo esto es bueno tanto para usted como para el bebé. Lo único que debe hacer es no limitarse a esas porciones pequeñas. Debe comer siempre que tenga hambre, aún si esto significa agregar meriendas adicionales y debe seguir comiendo hasta que se sienta totalmente satisfecha. Permita que su cuerpo y que su organismo le indiquen cuándo comer y cuándo dejar de comer.

Así como el plan del Plato de las 3 Horas^{MR} puede ayudar a las mujeres embazadas a nutrirse en forma balanceada, con comidas sanas, puede hacer también lo mismo por los niños. Enseñe a sus niños sobre esta teoría para que comprendan la importancia de comer carbohidratos, proteínas y grasas. Así aprenderán hábitos alimenticios sanos que pueden mantener de por vida.

Un programa especial para mujeres pequeñas

Si usted es de baja estatura (5' 3" o menos) y pesa menos de 150 libras, puede llegar a su nivel de peso más rápidamente con La Dieta de las 3 Horas^{MR} que alguien más alto o que tenga más peso que perder. Un cuerpo más grande quema más calorías. Eso es todo. A medida que va perdiendo peso, debe graduar su dieta según convenga.

Por lo tanto, si pesa menos de 150 libras, es posible que La Dieta de las 3 Horas^{MR} estándar simplemente contenga demasiados alimentos para usted. Esto lo puede solucionar fácilmente reduciendo el desayuno a la mitad y consumiendo sólo 200 calorías en esa comida. Siga manteniendo el desayuno balanceado, consumiendo una mezcla de carbohidratos, proteínas y grasas. Sólo que reduzca las porciones a la mitad.

Por Toda la Vida

Ahí lo tiene, todo lo que necesita para seguir fielmente La Dieta de las 3 Horas^{MR} durante toda la vida. Lo reto en este mismo momento a que utilice La Dieta de las 3 Horas^{MR} por el resto de su vida. Así es, es una forma de vida—una forma de vida que le encantará. Esta dieta de por vida es la única forma de mantenerse delgada y no volver a engordar jamás. Por lo tanto, comprométase desde ya a convertirse en una adicta de por vida a esta dieta y tendrá éxito por mucho tiempo.

ONCE
OPCIONES DE EJERCICIO ADICIONAL

Hace tres años me di cuenta de que me estaba mirando con los ojos cerrados. *Yo* no veía a la misma persona que captaba la cámara de fotografía. Desde que inicié La Dieta de las 3 Horas^MR, en marzo de 2004, he aprendido a vivir un estilo de vida totalmente nuevo, ¡con un gran apoyo! Ahora, cuando me miro al espejo, veo un cuerpo más delgado, sin tres llantas en el torso. Me sorprende ver cómo han desaparecido las pulgadas y ¡comprar ropa se ha vuelto algo divertido otra vez!"

—BECKY GRAHN—PERDIÓ 40 LIBRAS

Este capítulo es para quienes quieren también hacer un poco de ejercicio mientras practican La Dieta de las 3 Horas^MR. Será algo que la ayude a tener un cuerpo aún más sorprendente. El secreto está en mis Movimientos de 8 Minutos®. Con mis Movimientos de 8 Minutos®, podrá dar el siguiente paso hacia mejorar aún más su figura y quemar más calorías para acelerar los resultados.

Estatura: 5' 7.5"
Edad: 33 años
Peso inicial: 187 lbs.
Peso actual: 135 lbs.
Otros datos: mamá de dos niños
pequeños, permanece en casa

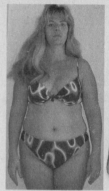
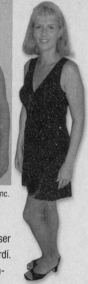

Fuente: JorgeCruise.com, Inc.

"Hace 10 meses, cuando me tomaba el tiempo de mirarme al espejo, veía lo siguiente: madre, esposa, hija, hermana, sobrina, nieta, tía, prima…la lista es interminable. Para mí todos y todo era más importante que yo. Tenía en casa un bebé de dos meses y un niño de 3 años. Hacía lo que fuera por ellos y había decidido desde hace mucho tiempo ser una mamá que permanece en casa. Creo que ahí fue donde me perdí. Dejé de preocuparme por mi salud y por mi bienestar cuando empecé a preocuparme por los demás.

"Recuerdo que después de que nació el primero de mis hijos, quise hacer un esfuerzo. Me inscribí en un gimnasio al que nunca asistí y desperdicié una gran cantidad de dinero. Comencé a tomar unas píldoras para adelgazar que me ayudaron a perder peso antes de casarme. Estas píldoras, que eran un remedio rápido y costoso, eran también un riesgo para la salud y no las seguí tomando. Abandoné estos dos planes por falta de recursos financieros, falta de fuerza de voluntad y la sensación de que estar obesa era mejor que estar enferma por tomar píldoras.

"Un día de año nuevo me desperté. Algo había cambiado en mi vida porque no podía soportar la persona en la que me había dejado convertir. La Dieta de las 3 Horas[MR] cambió mi vida. Durante los últimos nueve meses, me ha cambiado más de lo que jamás imaginé que fuera posible. Claro está que he perdido más de 52 libras que fue mi meta inicial. Es cierto que mi cuerpo ha cambiado gracias al excelente ejercicio para tonificar los músculos. ¡Toda mi vida ha cambiado al aprender una maravillosa y nueva forma de vivir de aquí en adelante!

"Sin embargo, en este trayecto, algo más ha ocurrido. He cambiado también en mi interior. Ahora siento más amor propio, amo a mi esposo y a mis hijos más que antes (como si eso fuera posible). Al preocuparme primero por mí, las cosas han mejorado ¡considerablemente! Ahora, al verme al espejo, al fin me encuentro, detrás de esa madre, esposa, hija y hermana."

Los Secretos del Éxito de Tasha

➤ Mantenga las tentaciones de comida fuera de la casa. Lo que no vemos no lo comemos.

➤ Programe su día y su semana con anticipación.

➤ Siempre tenga refrigerios saludables en su automóvil o en su cartera para poder cumplir el horario.

➤ Cuando esté en una reunión social, trate de concentrarse en la importancia de las personas, no de la comida. Tal vez convenga que tome un refrigerio antes de tiempo o que venga preparada con una opción saludable que pueda compartir.

➤ No pierda de vista la razón por la cual desea perder peso y adoptar un estilo de vida más sano.

La Solución de las 3 Horas

Mis Movimientos de 8 Minutos® le ayudarán a:

• Esculpir formas y curvas atractivas
• Recuperar músculos perdidos que reactivarán aún más su metabolismo.

Le recomiendo que agregue los Movimientos de 8 Minutos® a su programa tan pronto como sienta que lo puede hacer. Le prometo que sólo le tomará 8 minutos al día y estos movimientos son una forma agradable de hacer ejercicio.

¿Por qué 8 Minutos de entrenamiento y fortalecimiento?

Estos ejercicios le ayudarán a desarrollar más músculo magro necesario no solamente para quemar grasa sino también para esculpir y afirmar sus músculos. Aunque sin duda puede perder peso con sólo comer bien, mis Movimientos de 8 Minutos® le ayudarán a llevar su pérdida de peso a un nivel superior. Le ayudarán a crear contornos atractivos en sus brazos y piernas, a tener un abdomen firme y plano y a reafirmar sus glúteos.

La Belleza en los Movimientos de 8 Minutos®

A diferencia de otros programas de capacitación, las sesiones opcionales de Movimientos de 8 Minutos®:

- Sólo toman unos minutos al día
- Requieren un mínimo de equipos para hacer ejercicio
- Pueden hacerse en casa, aún en pijama

Si bien La Dieta de las 3 Horas™ le ayudará a preservar el metabolismo que tiene ahora, los Movimientos de 8 Minutos® le ayudarán a reactivar el metabolismo a su más alto nivel posible. Todo eso con sólo dos movimientos sencillos por día. ¡Es imposible encontrar otro método más fácil!

Como Hacer los Movimientos de 8 Minutos®

En este capítulo he creado dos rutinas excepcionales que le darán un buen ejemplo del poder del ejercicio de resistencia. Por ejemplo, le recomendaría hacer una sesión completa el jueves y otra el martes. Esto es el mínimo de ejercicio que se puede hacer para estimular el desarrollo muscular. Si desea acelerar aún más los resultados, no deje de consultar mis libros *8 Minutes in the Morning®* (8 Minutos en la Mañana®) o los videos titulados *Jorge's Cruise Control™*.

Las rutinas especiales de este capítulo son las siguientes: El martes trabajará la parte superior de su cuerpo y el jueves la parte inferior. Durante casa sesión, realizará dos movimientos. Practique cada uno de los dos ejercicios durante un minuto (aproximadamente doce repeticiones). Repita cada ejercicio cuatro veces. Prácticamente todas las sesiones deben durar apenas 8 minutos. Por ejemplo, el día en que trabaja la parte superior de su cuerpo, hará flexiones en posición de rodillas durante 1 minuto, después de esto, el pájaro-perro por 1 minuto. Luego hará flexiones en posición de rodillas de nuevo por 1 minuto y otra vez el pájaro-perro por 1 minuto. Seguirá alternando movimientos hasta completar 8 minutos.

Así debe ser una semana típica de martes o jueves:

- Haga calentamiento corriendo en el mismo lugar durante 1 minuto. El objetivo es calentar las articulaciones para evitar lesiones.

Movimientos de Muestra

La modelo de los Movimientos de 8 Minutos® es una de mis clientes en línea, Nancy Bloom. Ha perdido la sorprendente cantidad de 115 libras y pasó de ser talla 22 a ser talla 2 comiendo cada 3 horas y haciendo sus Movimientos de 8 Minutos®. Estoy tan orgulloso de su éxito y de su cuerpo delgado y escultural que quise utilizarla como ejemplo en este libro.

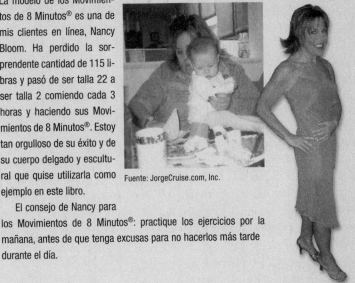

Fuente: JorgeCruise.com, Inc.

El consejo de Nancy para los Movimientos de 8 Minutos®: practique los ejercicios por la mañana, antes de que tenga excusas para no hacerlos más tarde durante el día.

- Practique los Movimientos de 8 Minutos®.
- Haga un período de enfriamiento con el "Estiramiento de Jorge." Siéntese sobre el piso con la pierna izquierda estirada hacia delante. Doble la pierna derecha y apoye la planta del pie derecho contra la parte interna de su muslo izquierdo. Sus piernas deben verse como el número 4. Con la mano izquierda intente tocar el tobillo izquierdo o el dedo gordo de su pie izquierdo. El "Estiramiento de Jorge" actúa sobre su pantorrilla izquierda, el tendón de Aquiles, los isquiotibiales, la cadera, la rodilla, los glúteos, los músculos de la parte baja de la espalda, del hombro y de la muñeca. Sostenga el estiramiento durante 30 segundos y cambie de lado.
- Tome una ducha, vístase y haga lo que tenga que hacer para enfrentar el día.
- Tome su desayuno.

Es fácil. Y recuerde, si estos ejercicios se vuelven muy fáciles, tenemos toda una variedad de ejercicios en mis libros de 8 Minutos en la Mañana®, en los videos Jorge's Cruise Control^MR y también en nuestro club en línea.

Martes: Parte superior del cuerpo

Tórax

FLEXIONES EN POSICIÓN DE RODILLAS Arrodillada sobre una colchoneta, apoye las palmas de las manos sobre el piso, con las rodillas a la distancia de las caderas, con las manos ligeramente más hacia afuera de la línea de los hombros y con los dedos hacia adelante. Traiga la pelvis hacia adelante de manera que el cuerpo forme una línea recta desde las rodillas hasta la cabeza. Inhale a medida que baja el tórax hacia el piso, deténgase cuando los codos estén al nivel de los hombros. Mantenga la espalda recta y el abdomen contraído durante todo el proceso. Exhale mientras empuja hacia atrás para llegar a la posición recta, manteniendo los codos ligeramente doblados.

(Nota: puede intentar hacer las flexiones contra la pared, si este ejercicio le resulta muy difícil.)

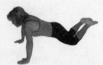 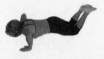

Espalda

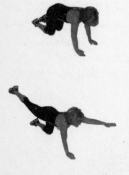

PÁJARO-PERRO Arrodillada, en cuatro patas sobre la colchoneta. Mientras exhala, levante y extienda el brazo izquierdo y la pierna derecha. Mantenga recta la espalda y el abdomen tenso durante todo el movimiento. Cuando el brazo y el muslo estén paralelos al piso, sostenga la posición contar hasta 3. Inhale a medida que los baja de nuevo a la posición inicial. Repita el mismo movimiento con el otro brazo y la otra pierna. Siga cambiando hasta que haya completado un minuto.

Jueves: Parte inferior del cuerpo

Cuadriceps

FLEXIONES EN CUCLILLAS Párese con los pies directamente bajo las caderas. Extienda los brazos hacia adelante a la altura de los hombros. Verifique su postura. Asegúrese de tener la espalda recta y los hombros relajados, alejados de las orejas y el abdomen firme. Como si fuera a sentarse hacia atrás en una silla, inhale a medida que dobla las rodillas y se acuclilla. No lleve las rodillas más allá de 90 grados (sólo acuclíllese hasta el nivel en el que se sienta cómoda). Asegúrese de que sus rodillas estén siempre en línea con los tobillos (no hacia adelante por delante de los dedos de los pies). Mantenga su abdomen firme y su espalda recta mientras se acuclilla. Exhale mientras presiona hacia arriba para volver a la posición inicial. Repita hasta completar 1 minuto.

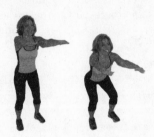

Isquiotibiales

SOSTENER LA POSICIÓN DE PUENTE LARGO Acostada de espaldas sobre una colchoneta o una toalla. Coloque los brazos relajados a cada lado y estire las piernas, colocando los talones contra el asiento de una silla. Doble las rodillas ligeramente. Flexione los talones mientras exhala y levante las caderas a unas 2 pulgadas del piso. Imagine que usted es un puente largo, como el Golden Gate de San Francisco. Sostenga la posición durante 60 segundos respirando normalmente.

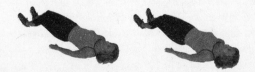

Marcha Energética: El Camino a un Corazón Saludable

Sus Movimientos de 8 Minutos® son, sin lugar a dudas, el mejor pasaporte para un metabolismo más acelerado y unos músculos esculturales, pero puede hacer algo más para acelerar su éxito. Alguna forma de ejercicio aeróbico, como la marcha energética, no sólo le ayuda a quemar calorías extras sino que condiciona su corazón y sus pulmones, mejorando su estado general de salud.

Soy un gran promotor de la marcha energética. Cada vez que camina 20 minutos, quema 150 a 200 calorías adicionales. Si camina 6 veces por semana, durante su hora de almuerzo, quemará 1,200 calorías adicionales o ¡media libra de grasa! El resultado es que la marcha energética le ayudará a alcanzar aún más rápido su meta.

Le recomiendo comprar un podómetro, un dispositivo útil y barato que se consigue en muchos almacenes de artículos deportivos. Fíjelo a la cintura en su ropa y lleve la cuenta de los pasos que da en un día corriente. Luego, intente cada día aumentar el número de pasos que dio el día anterior. Eventualmente, fíjese la meta de dar 10,000 pasos diarios. Ese es el número de pasos que los investigadores sostienen que condicionará plenamente su corazón y estimulará la pérdida de peso.

Aunque 10,000 pasos puedan parecerle demasiado, puede ir aumentando el número de pasos gradualmente con las siguientes tácticas:

- Camine enérgicamente durante 10 minutos, antes de ir a trabajar. Le ayudará a aclarar la mente y lo preparará para el día que le espera.
- Camine hasta la oficina de sus compañeros de trabajo en lugar de enviarles correos electrónicos o llamarlos por teléfono.
- Estacione su auto en el sitio más distante del lugar al que se dirige. Como una ventaja adicional, esto le ahorrará tiempo porque ¡así no tendrá que dar vueltas en el estacionamiento para buscar el lugar más cercano!
- Beba agua en abundancia (que también mejorará su metabolismo). Además, irá más veces al baño y ¡así incrementará su tiempo de marcha!
- Durante sus horas de trabajo, tome unos momentos de receso para caminar. Darle la vuelta al edifico en 5 minutos le ayudará a despejar la mente y hará que su trabajo sea más productivo.
- Salga a caminar con su familia en la noche, eso reforzará la unión familiar.

Equipo de Entrenamiento: Una Guía Simplificada

¿Ahora, si quiere ir a un gimnasio, o crear su propio gimnasio en casa, que equipo necesita? ¿Qué debe usar? ¿Cuales son los elementos esenciales para un buen gimnasio? A continuación, hay una lista del equipo que yo personalmente recomiendo:

ENTRENAMIENTO DE FUERZA

Las pesas son la varita mágica que le ayudará a reencontrar sus músculos y a acelerar su metabolismo al máximo. Si, las pesas son pequeñas, portátiles, y fáciles de llevar a cualquier parte. Mi primer libro, *8 Minutos en la Mañana®*, utilizaba sólo eso. Mis preferidas, son las pesas de cromo hechas por Ivanko. Comienzan en 3 libras y van hasta 35 libras. Son perfectas y compactas para la casa, y también están disponibles en la gran mayoría de gimnasios.

CARDIO

Cuando no tiene tiempo de salir a darse una marcha energética, hay dos cosas que recomiendo para un buen entrenamiento cardio: la rueda de andar o el entrenador elíptico Precor® sirven para darle un entrenamiento intenso, pero de bajo impacto. Lo bueno de esta máquina, es que le permite cambiar la inclinación del aparato. Cuando se inclina hacia arriba, tonifica sus cuádriceps y sus isquiotibiales. Cuando se inclina hacia abajo, trabaja sus pantorrillas. Yo la utilizo casi todos los días.

Las ruedas de andar marca Precor® ofrecen un entrenamiento consistente y muy cómodo, para sus marchas energéticas. Tienen un chip que tiene la capacidad de leer la velocidad a la que usted está andando, y se va adaptando a sus necesidades. Las ruedas de andas tradicionales funcionan con un movimiento lateral, y lo empujan a una cierta velocidad, sometiendo su cuerpo a mucho estrés. Las ruedas de andar Precor® desaceleran o se detienen dependiendo de la posición de su pie. A mi esposa Heather le encantan!

ESTIRAMIENTO

Después de cualquier entrenamiento, es importante estirar para incrementar su flexibilidad. Uno de mis aparatos preferidos para estirar es el Strech Trainer de Precor®. Es fantástico, y le ayudará a incrementar su flexibilidad en todas sus actividades diarias.

Visite JorgeCruise.com para encontrar enlaces a todas estas marcas.

DOCE

LISTAS DE ALIMENTOS PARA EL PLATO DE LAS 3 HORAS^{MR}

De pequeña era muy delgada, mis padres me rogaban que comiera. En ese entonces, eran pocos los alimentos que me gustaban. Sin embargo, cuando cumplí 18 años, comencé a disfrutar realmente la comida. Cuando conocí a mi esposo, pesaba 165 libras y solía hacer bromas de que la palabra "dieta" significaba realmente "pruébelo," ¡porque deseaba probar cuanto plato veía! Para nuestro quinto aniversario, ya pesaba 208 libras. Un día, vi a Jorge en la televisión y decidí hacer La Dieta de las 3 Horas^{MR}. Me motivó el tener control de mi propia vida y a cambiar mis hábitos alimenticios. A las cinco semanas de comenzar su plan, ¡había perdido 15 libras! Me había tomado un año aumentar ese peso, pero ¡en sólo un mes logré perderlo!"

—CELESTE ROBERTS—PERDIÓ 31 LIBRAS

Mi nuevo plan del Plato de las 3 Horas^{MR} ofrece el método más simple de respaldar su meta de adoptar hábitos de alimentación sanos. No hay que gastar tiempo contando calorías ni preocupándose por alimentos prohibidos. Siempre que se llene la mitad superior del plato con vegetales y la mitad inferior con alimentos que contengan proteínas y carbohidratos respectivamente, junto con una cucharadita de grasa, tendrá lo que su cuerpo necesita.

Algunas Sugerencias de Normas

Las siguientes listas de alimentos deben utilizarse con el Planificador de 28 Días. Si en algún momento no tiene un concepto claro de cuanta comida debe servir en su plato según el plan del Plato de las 3 Horas^{MR}, consulte estas sencillas listas de alimentos.

Carbohidratos
La porción es aproximadamente del tamaño de un cubo Rubik®.

En la línea de carbohidratos del Horario de las 3 Horas^{MR} incluya uno de los siguientes alimentos. Las selecciones con mayor contenido de grasa requerirán que los incluya también en la Línea de Carbohidratos Complejos. Si no puede encontrar un determinado carbohidrato complejo en la lista, llene una línea con ese alimento por cada ½ taza de cereal, granos, pasta o vegetales con contenido de almidón.

PANES

Bagel (½ bagel de 2 onzas)

Galleta de 2½" de diámetro (1) MÁS la línea
  de grasas

Nan (pan de la India) (¼ de 8" x 2")

Pan (1 tajada de 1 onza)

Pan bajo en calorías (2 tajadas)

Pan Bialy (½)

Pan de centeno para cóctel
  (3 tajadas)

Pan de hamburguesa (½)

Pan de maíz de 2 x 1 pulgada (2 onzas)
  MÁS la línea de grasas

Pan Pita, de 6" (½)

Pancake, bajo en grasa de 4" de diámetro (2)

Panecillo inglés (½)

Panecillo para comida (1 pequeño)

Taco de 6" (2) MÁS la línea de grasas

Tortilla de harina de trigo, de 7" (1)

Tortilla de maíz, de 6" (1)

Waffle, bajo en grasa (1)

CEREALES DE GRANO Y GRANOS

Alforfón (Kasha), cocido (½ taza)

Amaranto (⅛ taza)

Arroz Basmati (⅓ taza, cocido)

Arroz blanco cocido (⅓ taza)

Arroz integral, cocido (⅓ taza)

Arroz Jasmine, cocido (⅓ taza)

Arroz salvaje cocido (⅓ taza)

Bulgur, cocido (½ taza)

Cebada, cocida (½ taza)

Cereal Uncle Sam (½ taza)

Cereal, caliente (½ taza, cocido)

Cereal, frío, con azúcar (½ taza)

Cereal, frío, sin azúcar (¾ taza)

Couscous, cocido (½ taza)

Germen de trigo (3 cucharadas)

Granola, baja en grasa (½ taza)

Moronas de Hominy, cocidas (½ taza)

Quinoa (⅛ taza)

Wheat Berries (⅛ taza)

HARINA

Almidón de maíz (2 cucharadas)

Harina de maíz, seca (2½ cucharadas)

Harina de Matzo (⅓ taza)

Harina de trigo entera, para todo propósito
(2½ cucharadas)

Migas de pan, secas (3 cucharadas)

Tapioca, seca (2 cucharadas)

PASTAS

Couscous Israelí (½ taza)

Orzo (½ taza)

Todas las variedades conocidas como espagueti, linguini, macarrones, "penne" (½ taza)

VEGETALES QUE CONTIENEN ALMIDÓN

Ahuyama (½ taza)

Arveja verde (½ taza)

Batata (⅓ taza)

Calabaza de invierno (Winter squash), piñón
o nuez de mantequilla (¾ taza)

Kabocha (ahuyama japonesa) (1 taza)

Maíz (½ taza)

Mazorca sin desgranar (de 6")

Papa, asada (1 pequeña)

Papa, en puré (½ taza)

Papa, instantánea (⅓ taza)

Papas a la francesa (10) MÁS la línea de
grasas

Yuca (cassava), hervida (½ taza)

GALLETAS

Chips de tortilla o papa, asadas (¾ onzas o de
15 a 20 rodajas)

Galletas de Soda (4)

Galletas de trigo integral (2–5)

Galletas Graham, de 2½" (3)

Galletas Oyster (24)

Galletas Saltinas (6)

Matzo (¾ onza)

Palitos de pan de 4" de largo (2)

Palomitas de maíz (3 tazas)

Tortas de arroz, rellenas (2 tortas)

Tostadas Melba (4 tostadas)

Todo lo Que Hay que Saber Acerca de los Huevos

HUEVOS DUROS

Los huevos frescos pueden ser difíciles de pelar por lo que es mejor utilizar huevos que hayan estado almacenados de siete a diez días.

Comience colocando los huevos en agua fría con media cucharadita de sal y una cucharada de aceite. Déjelos hervir, baje a fuego medio y déjelos durante 12 minutos o cubra el recipiente, apague el fuego y espere de 15 a 20 minutos. Sáquelos de inmediato y colóquelos en agua fría para detener el proceso de cocción. Quiebre las cáscaras y luego póngalos bajo agua fría una vez más. Los huevos deben pelarse sin dificultad. Los huevos duros se pueden guardar con cáscara en el refrigerador durante cuatro o cinco días.

¿CÓMO SABER SI UN HUEVO ESTÁ FRESCO?

Para determinar si un huevo está fresco, sumérjalo en un recipiente de agua salada fría. Si se hunde está fresco. ¡Si flota hay que botarlo!

ENSALADA DE HUEVO

Para hacerla más interesante, agregue un poco de salsa picante o salsa Worcestershire.

¿CÓMO DISTINGUIR UN HUEVO DURO DE UNO CRUDO?

Hágalo girar sobre la mesa, puesto de lado, si gira está duro, el huevo crudo no gira.

PARA ENSALADAS

En lugar de picar o tajar los huevos para hacer una ensalada, rállelos por el lado grueso de un rallador común.

CÓMO SUSTITUIR UN HUEVO ENTERO EN UNA RECETA

Mezcle una cucharada de almidón de maíz con 3 cucharadas de líquido adicional (cualquier líquido que contenga la receta), o use 2 cucharadas de aceite más 1 cucharada de agua, o 2 cucharadas de líquido más 2 cucharadas de harina, ½ cucharada de manteca o mantequilla y ½ de cucharadita de polvo para hornear.

Tiempo de Conservación de Alimentos Comunes y Alimentos Congelados

Harina sin abrir: Hasta 12 meses. Abierta: de 6 a 8 meses.

Harina de trigo entera sin abrir: 1 mes. Abierta: de 6 a 8 meses si está en el refrigerador.

Azúcar sin abrir: 2 años. El azúcar no se daña, aunque eventualmente su sabor puede cambiar.

Azúcar moreno sin abrir: 4 meses.

Azúcar pulverizada sin abrir: 18 meses.

Grasas sólidas sin abrir: 8 meses. Abierta: 3 meses.

Cacao sin abrir: indefinidamente. Abierta: 1 año.

Especias enteras: de 2 a 4 años. Abiertas o sin abrir.

Especias molidas: de 2 a 3 años. Abiertas o sin abrir.

Páprika, pimiento rojo y polvo chili: 2 años en el refrigerador.

Alimentos enlatados altos en contenido ácido, como jugos de fruta, sopa de tomate y conservas en vinagre sin abrir: de 12 a 18 meses.

Bicarbonato sin abrir: 18 meses. Abierta: 6 meses.

Polvo para hornear sin abrir: 6 meses. Abierto: 3 meses.

Almidón de maíz: 18 meses. Abierto o sin abrir.

Pasta seca elaborada sin huevos sin abrir: 2 años. Abierta: 1 año.

Fideos de huevo seco sin abrir: 2 años. Abiertos: 1 a 2 meses.

Aderezos para ensalada sin abrir: 10 a 12 meses. Abiertos: 3 meses si están en el refrigerador.

Alimentos enlatados bajos en contenido de ácido, como sopas, carnes, salsas para carnes y vegetales, sin abrir: de 2 a 5 años.

Miel: 1 año. Abierta o sin abrir.

Salsa negra para carnes (Worcestershire): 1 año. Abierta o sin abrir.

Café molido enlatado sin abrir: 2 años. Abierto: 2 semanas si está en el refrigerador.

Café instantáneo en frascos o latas sin abrir: 12 meses. Abierto: 3 meses.

Agua embotelladas sin abrir: 1 a 2 años. Abierta: 3 meses.

Mezclas de pudín sin abrir: 1 año. Abiertas: 4 meses.

Conservas, mermeladas y jaleas sin abrir: 1 año. Abiertos: 6 meses si están en el refrigerador.

Mantequilla de maní sin abrir: de 6 a 9 meses. Abierta: 2 a 3 meses.

CONSERVACIÓN DE LOS ALIMENTOS CONGELADOS

Carnes:

Al horno: de res, de 6 a 12 meses; carne de cordero y ternera, de 6 a 9 meses; carne de cerdo, de 3 a 6 meses.

Steak y chuleta: de res, de 6 a 9 meses; de cordero y ternero, de 3 a 4 meses; de cerdo, de 2 a 3 meses.

Aves: pollo entero, 1 año; pollo en presas, 9 meses; pato y pavo, 6 meses.

Mariscos: pescados grasos (perca, caballa, salmón), de 2 a 3 meses; pescados blancos (bacalao, abadejo, róbalo), 6 meses; jaiba, 10 meses; langostinos crudos, 12 meses.

Aves, pescado de agua dulce y pescado de mar cocidos: 3 meses.

Otros Alimentos Congelados:

Los alimentos procesados duran más que las carnes congeladas, si se empacan debidamente. Los vegetales congelados deben durar de 8 a 10 meses, las frutas congeladas duran 1 año.

Al congelar los vegetales, asegúrese de pringarlos primero (a excepción de las cebollas, el pimentón y las hierbas); pringar los vegetales destruye las encimas que harían que se deterioren al congelarlos. Las frutas frescas no deben pringarse pero se conservan bien si se recubren ligeramente con azúcar granulada o mezclados con un poco de almíbar.

Al congelar alimentos horneados, recuerde que los alimentos horneados comercialmente duran más tiempo que los asados en casa. Las tortas recubiertas y las galletas horneadas comercialmente, por ejemplo, duran de 8 a 12 meses, las tortas y galletas hechas en casa duran apenas 3 meses. Igualmente, los panes con levadura comerciales duran de 3 a 6 meses mientras que los panes hechos en casa duran 3 meses.

Otros alimentos: Jugos de fruta concentrados, 12 meses; mantequilla, 6 a 9 meses; margarina, 12 meses; helados y nieves, 2 meses; entradas empacadas congeladas, 3 a 4 meses; sopas y carnes sudadas, 2 a 3 meses; nueces saladas, 6 a 8 meses; nueces sin sal, 9 a 12 meses.

Más consejos para congelar:

➤ De ser posible, elimine el exceso de aire de los recipientes, doble las bolsas para sacar todo el aire que sea posible (la exposición al aire contribuye a que los alimentos se vuelvan rancios).

➤ Si piensa congelar sopa, use menos líquido. Detenga la cocción 10 minutos antes de que la sopa esté lista y no incluya las papas. Puede agregar papa cocida o cruda y más líquido al calentar la sopa a fuego lento.

➤ Sepa cuáles son los alimentos que no congelan bien. Entre ellos: los vegetales con alto contenido de agua como el repollo, los vegetales verdes, el apio, el pepino y el tomate; las frutas de textura delicada como los mangos, las peras y los aguacates; las salsas cremosas y las salsas que llevan huevo; las papas cocidas y el arroz blanco cocido.

➤ Recuerde que un congelador lleno funciona de forma más eficiente. Sólo tiene que recordar lo que guardó allí.

Proteína
La porción se aproxima al tamaño de un juego de cartas.

Incluya en la línea de proteínas de su Horario de las 3 Horas[MR] cualquiera de los siguientes alimentos. Ya sea 3 porciones de 1 onza de carne de pescado, o se pueden mezclar y combinar con huevos y queso, etc. Las opciones con mayor contenido de grasa requerirán que se llene también la línea de grasas, además de la línea de proteínas. Las fuentes de proteína de carne se basan en porciones cocidas; la carne cruda se encoge al cocinarla. Una pechuga de pollo de 4 onzas se convertirá en una porción de 3 onzas una vez cocida.

FRIJOLES

Arveja partida cocida (½ taza)

Arveja seca cocida (½ taza)

Frijol "riñón," cocido (½ taza)

Frijol blanco cocido (½ taza)

Frijol cannellini, cocido (½ taza)

Frijol navy cocido (½ taza)

Frijol negro cocido (½ taza)

Frijol pinto cocido (½ taza)

Frijol refrito, con grasa (⅓ taza) MÁS la línea de grasas

Frijol refrito, sin grasa (⅓ taza)

Frijol verde (⅓ taza)

Garbanzos (⅓ taza)

Garbanzos cocidos (½ taza)

Habas verdes cocidas (½ taza)

Hummus (¼ taza) MÁS la línea de grasas

Lentejas (rojas, negras o verdes), cocidas (½ taza)

QUESOS (DE 55 CALORÍAS O MENOS POR ONZA)

Queso Americano (1 onza)

Queso azul (1 onza)

Queso brie (1 onza)

Queso cabaña, bajo en grasas (¼ taza)

Queso cheddar (1 onza)

Queso colby (1 onza)

Queso de cabra semidescremado (1 onza o ¼ taza)

Queso de soya, cualquier variedad (1 onza)

Queso feta (1 onza)

Queso fontana (1 onza)

Queso gouda (1 onza)

Queso havarti (1 onza)

Queso jarslberg (1 onza)

Queso monterey Jack (1 onza)

Queso mozzarella, semidescremado (1 onza)

Queso muenster (1 onza)

Queso neufchatel, semidescremado (1 onza)

Queso parmesano rallado (1 cucharada)

Queso provolone (1 onza)

Queso ricotta, bajo en grasa o sin grasa (¼ taza)

Queso suizo (1 onza)

Tomates Congelados

Lave y limpie bien los tomates (la piel y las semillas si quiere). Colóque los en un recipien te y congélelos. Deben durar hasta 1 año en buen estado. Luego puede usarlos al igual que hace con los tomates en latados.

PRODUCTOS LÁCTEOS

Leche de arroz fortificada con 1 por ciento de grasa o sin grasa (6 onzas)

Leche de soya fortificada con 1 por ciento de grasa o sin grasa (6 onzas)

Leche descremada seca (¼ taza)

Leche deslactosada, baja en grasa o sin grasa (6 onzas)

Leche evaporada descremada (½ taza)

Leche sin grasa con 1 por ciento de crema o sin crema (6 onzas)

Suero de leche bajo en grasa o sin grasa (¼ taza)

Yogurt, bajo en grasa o sin grasa, con sabor, endulzado con aspartame (6 onzas)

Yogurt, bajo en grasa o sin grasa, sin dulce (6 onzas)

Yogurt, congelado, bajo en grasa o sin grasa (½ taza)

HUEVOS

Clara de huevo (3)

Huevo entero (1)

Sustituto de huevo (¼ taza)

AVES

Carne blanca de pollo o de pavo sin piel (1 onza)

Carne de pato, blanca, sin piel (1 onza)

Gallina silvestre Cornish (1 onza)

Ganso, carne blanca sin piel (1 onza)

Salchicha de pavo o pollo, baja en grasa o sin grasa (1)

PESCADO ENLATADO

Atún blanco en agua (¼ de taza)

Salmón en agua (¼ de taza)

Sardinas en agua (2 medianas)

PESCADO FRESCO O CONGELADO

Bagre (1 onza)

Caballa (1 onza)

Calamares (1 onza)

Cubera (1 onza)

Hipogloso (1 onza)

Lenguado (1 onza)

Mahi Mahi (1 onza)

Mero (1 onza)

Pimientos Congelados

Quítele las semillas, luego colóquelos en una bolsa plástica y congélelos. Tenga en cuenta que estarán levemente blandos pero aún buenos para hacer salsas. (También puede congelar el pimiento en tero, lo que sígnifica que sería más picante, ya que conserva las semillas.)

Ono (1 onza)

Orange roughy (1 onza)

Pescado azul (1 onza)

Pescado frito (1 onza) MÁS la línea
   de grasas

Pescado rabo amarillo (1 onza)

Pescado relleno (2 onzas)

Pez espada (1 onza)

Platija (1 onza)

Rape (Monkfish) (1 onza)

Róbalo (1 onza)

Salmón (1 onza)

Tiburón (1 onza)

Trucha (1 onza)

MARISCOS

Almejas (2 onzas)

Cangrejo (2 onzas)

Cangrejo de agua dulce (2 onzas)

Langosta (2 onzas)

Langostinos (2 onzas)

Mejillones (2 onzas)

Ostiones (2 onzas)

Ostras (6 medianas)

Al comprar mariscos sin pelar, recuerde que la concha es parte del peso, por lo tanto, téngalo presente. Las porciones que arriba presentamos son sin las conchas.

PRODUCTOS DE SOYA

Frijoles de soya cocidos (½)

Hamburguesa de soya (½ hamburguesa)

Leche de soya fortificada con 1 por ciento de
   grasa o sin grasa (¾ de taza o 2 onzas)

Perro caliente de soya (1)

Proteína de soya texturizada (2 cucharadas o
   1 onza)

Queso de soya (1 onza)

Tofú (½ taza)

CARNES ROJAS

Asado Inglés (1 onza)

Búfalo (1 onza)

Cabra (1 onza)

Carne de ternera sudada (1 onza)

Carne molida de cerdo, ternera o combinada
   (1 onza)

Carne sudada (1 onza)

Chatas (1 onza)

Chuleta de cordero, chuletas (1 onza)

Chuleta de ternera (1 onza)

Chuletas, costillas, pierna o lomo de cerdo
   (1 onza)

Costilla sudada (1 onza)

Jamón ahumado fresco (1 onza)
Lomito (1 onza)
Paleta de cordero (1 onza)
Pecho (1 onza)
Perro caliente de carne, cerdo o combinada,
bajo en grasa o sin grasa (1)

Punta de anca (1 onza)
Steak de Falda (1 onza)
Tocineta, limpia sin grasa (1 tira)
Venado (1 onza)

Grasas
La porción es aproximadamente del tamaño de la tapa de una botella de agua.

Coloque en la línea de grasas del Horario de las 3 Horas^{MR} uno de los alimentos aquí enumerados.

GRASAS PREFERIDAS

Aceite de Canola (1 cucharada)
Aceite de linaza (1 cucharada o
4 cápsulas)
Aceite de maíz (1 cucharada)
Aceite de maní (1 cucharada)
Aceite de oliva (1 cucharada)
Aceite de soya (1 cucharada)
Aceitunas (10 pequeñas o 5 grandes)
Aderezo de ensaladas con base de aceite
(1 cucharada)
Aguacate (⅛ mediano)
Almendras, crudas (6)
Maní (10)
Mantequilla de almendras (1 cucharada) MÁS
en la casilla de Proteínas

Mantequilla de maní (2 cucharadas) MÁS en la
casilla de Proteínas
Marañones (Cashews) (6)
Mayonesa de soya (1 cucharada)
Nueces de nogal (4 nueces)
Nueces de soya (1 cucharada)
Nueces del Brasil (2)
Pacanas (4 mitades)
Pasta de Tahini (2 cucharadas)
Piñones (1 cucharada)
Pistachos (1 cucharada)
Salsa Pesto (1 cucharada)
Semillas de ajonjolí (1 cucharada)
Semillas de calabaza (1 cucharada)
Semillas de girasol (1 cucharada)

GRASAS PARA MINIMIZAR

Coco (2 cucharadas)
Crema agria (2 cucharadas)
Crema agria baja en calorías (3 cucharadas)
Gravy (Salsa de carne) (½ taza)
Leche semidescremada (Half-and-half)
(2 cucharadas)
Manteca (1 cucharada)
Mantequilla, baja en calorías (1 cucharada)
Mantequilla, barra (1 cucharada)

Mantequilla, batida (2 cucharadas)
Mayonesa (1 cucharadita)
Mayonesa baja en calorías (1 cucharada)
Queso crema (1 cucharada)
Queso crema bajo en calorías (2 cucharadas)
Salsa Alfredo (1 cucharada)
Salsa tártara (1 cucharada)
Tocineta (1 tira)

Vegetales y Frutas
La porcion es aproximadamente del tamaño
de 3 estuches de DVD

VEGETALES Los vegetales con alto contenido de almidón no se incluyen en esta lista; están en la lista de los carbohidratos. Incluya en la línea de los vegetales de su Horario de las 3 Horas[MR] uno de los alimentos que aparecen a continuación. Todas las porciones son 2 tazas de vegetales crudos o 1 taza de vegetales cocidos, a menos que se indique lo contrario:

Acelgas Suizas

Alcachofa, mediana

Algas marinas, crudas

Alubias

Apio

Berenjena

Brócoli

Brotes de semilla de Mung bean

Bulbos de hinojo

Calabaza

Calalú (Okra)

Cebollas (1 taza crudas, ⅔ de taza cocidas)

Cebollinos

Chícharos

Choucroute

Col rizada

Coles de Bruselas

Coles verdes

Coliflor

Colinabo

Corazones de alcachofa, hervidos

Espárragos

Espinacas

Germen de frijol

Guisantes

Habichuelas

Hojas de remolacha

Jugo de vegetales, bajo en sodio (1 taza)

Melón amargo (Karela)

Nabo Sueco (Rutabaga)

Pasta de tomate (4 cucharadas)

Pastinacas (Parsnips)

Pepinillos en encurtido (4 grandes)

Pimentón (verde, amarillo, rojo)

Pimiento dulce (1 taza)

Puerro

Puré de tomate (1 taza)

Rábanos

Remolacha

Salsa de tomate (1 taza)

Sopa de vegetales, sin grasa, baja en sodio (1 taza)

Tomate (2 medianos)

Tomates enlatados (1 taza)

Tomatillo, crudo (2 medianos)

Zanahorias

FRUTAS En la línea de frutas del Horario de las 3 Horas[MR] coloque uno de los siguientes alimentos. Para las frutas no enumeradas, use la línea de frutas para cada fruta fresca pequeña o mediana, media taza de fruta enlatada o ¼ de taza de fruta seca. En condiciones ideales, sólo coma fruta al desayuno debido a su gran contenido de azúcar.

Albaricoque frescos (4)

Arándano rojo, sin azúcar (1 taza)

Arándanos azules (¾ taza)

Bananos (½ mediano)

Boysenberries (¾ taza)

Cerezas (12 grandes)

Ciruelas (2 medianas)

Ciruelas pasas (2)

Clementina

Cóctel de frutas (½ taza)

Craisins (2 cucharadas)

Dátiles (3)

Durazno (1 mediano)

Frambuesas (taza)

Fresas (1 taza)

Granada Pomegranate, (manzana china) (½ mediana)

Guayaba (1½ pequeñas)

Higos frescos (2)

Higos secos (1)

Jugo de Arándano rojo (½ taza)

Jugo de ciruela pasa (⅓ taza)

Jugo de manzana (½ taza)

Jugo de naranja (½ taza)

Jugo de piña (½ taza)

Jugo de toronja (½ taza)

Kiwi (1 grande)

Mandarina (¾ taza)

Mango (½ mediano)

Manzanas, verdes o rojas (1 mediana)

Melón cantaloupe (⅓ de melón o 1 taza de melón en cubitos)

Melón casaba (⅓ de melón o 1 taza de melón en cubitos)

Melón Honeydew (⅛ de melón o 1 taza de melón en cubitos)

Moras (¾ taza)

Naranja (1 mediana)

Naranja Tangerine (2 pequeñas)

Nectarina (1 mediana)

Papaya (½ mediana o 1 taza)

Pepino Melón (1 taza en cubitos)

Pera, verde (1 pequeña)

Persimmon (2)

Piña, enlatada, empacada en jugo (⅓ taza)

Ruibarbo, endulzado (½ taza)

Salsa de manzana, sin azúcar (½ taza)

Sandía (1 taza en cubitos)

Toronja (½)

Tuna (higo) (1 mediana)

Uvas pasas (2 cucharadas)

Uvas, verdes o rojas (12)

Alimentos que no cuentan (gratis)

Estos alimentos son los que contienen menos de 20 calorías por porción. Algunos de ellos están limitados ya que pueden ir sumando. La mayoría de los siguientes alimentos no tiene que contarse y pueden consumirse con la frecuencia deseada. Son excelentes cuando se desea repetir o cuando se quieren consumir más de dos meriendas diarias. ¡Disfrútelos!

LIMITADOS

Aderezo para ensaladas sin grasa
 (1 cucharada)
Caramelos duros y sin azúcar (1)
Cebollas (¼ taza)
Cocoa en polvo sin azúcar (1 cucharada)
Crema agria sin grasa o baja en grasa
 (1 cucharada)
Crema batida sin grasa (2 cucharadas)
Jarabe para pancake sin azúcar
 (2 cucharadas)
Margarina baja en grasa (1 cucharadita)
Margarina sin grasa (4 cucharadas)
Mayonesa con bajo contenido de grasa
 (1 cucharadita)
Mayonesa sin grasa (1 cucharada)
Mermelada o jalea con bajo contenido de
 azúcar (2 cucharaditas)

Pepinillos en conserva y encurtidos
 (1 cucharada)
Pepinillos en encurtido (1½)
Queso crema sin grasa (1 cucharada)
Salsa (¼ taza)
Salsa A-1 (1 cucharada)
Salsa de soya light (2 cucharadas)
Salsa para cóctel (1 cucharada)
Salsa para tacos (1 cucharada)
Salsa Teriyaki (1 cucharada)
Salsa Worcestershire (1 cucharada)
Sustitutos de crema no lácteos en polvo
 (2 cucharaditas)
Sustitutos de crema no lácteos, líquidos
 (1 cucharada)

VEGETALES

Ají jalapeño y otros ajíes
Ajo
Apio
Brotes de alfalfa
Calabacín
Cebollas verdes
Champiñones

Jicama
Lechuga de todo tipo (iceberg, hojas sueltas,
 romana, espinaca, berros)
Pepinos
Rábanos
Repollo

BEBIDAS

Agua mineral (¡Agréguele limón o lima para un
 excelente sabor!)
Bebida de limón caliente Canarino italiano
 (www.canarino.com)

Café sin dulce
Gaseosas sin calorías
Té

NOTA ESPECIAL: Por cada bebida que contenga cafeína debe aumentar dos vasos de agua en su consumo diario para permanecer hidratado.

CONDIMENTOS

Aerosol de aceite de oliva para cocinar

Ajo

Anís estrellado

Condimentos Kernel Season's Gourmet (www.kernelseasons.com) (¡También son excelentes con pasta, vegetales, pollo, papas, huevos y pan de pita!)

Especias (Cajun, curry, five spice, jerk, pickling, poultry)

Extractos naturales (limón, naranja, vainilla, menta, etc.)

Hierbas frescas o secas

Jengibre

Limonaria

Mezclas de especias y polen de hinojo del Chef Bernard (www.chefbernard.com)

Mrs. Dash

Pimentón de limón

Pimientos (chili picante, pimiento negro, blanco, rosado, verde)

Polvo Wasabi

Sal (Kosher, sal de mar, Fleur de Sel, condimentos Morton)

Sal Lawry para sazonar

Semillas de ajonjolí

Semillas de amapola

Semillas de azafrán

Semillas de calabaza "Pepitas"

Tabasco o salsa de pimiento picante

Tigarashi (pimiento picante japonés)

Vainilla (grano entero, en polvo, en pasta o extracto natural)

CONDIMENTOS

Aceite de limón y mirto

Aceite de nueces (nuez de nogal, pistacho, almendras, macadamia, avellana)

Aceite de semilla de uva

Aceite de trufa

Aceites extra-vírgenes (de oliva, aguacate, semilla de lino o semilla de calabaza)

Aceituna curadas

Aderezos para ensalada sin calorías de Walden Farms (www.waldenfarms.com)

Jengibre en encurtido

Jugo de lima

Jugo de limón

Jugo de Yuzú

Mostaza

Pasta de chili Sambal

Pepinillos, alcaparras y Cornichons en vinagre

Pimentones pequeños

Puré de garbanzos al estilo griego (Hummous)

Rábano en encurtido

Rábano picante

Salsa Fresca

Tapenade de aceitunas

Vinagres (balsámico, vinagre de arroz condimentado, vinagre de jerez añejo, vinagre con sabores naturales)

SUSTITUOS DE AZÚCAR

Equal®

Productos SweetLeafstevia (www.steviaplus.com) el FAVORITO DE JORGE

Splenda® (www.splenda.com)

Sweet and Low®

VARIOS

Chicle sin azúcar

Gelatina sin azúcar

Alimentos varios

Para cada uno de los alimentos en esta lista, se indican el contenido de calorías y el tamaño de la porción. Puede sustituir estos alimentos por otros con las mismas calorías. Sin embargo, estos no contienen tantos nutrientes importantes como los alimentos elegidos para otras secciones. Debido a que muchos de estos alimentos son altas fuentes de azúcar y calorías, las porciones suelen ser muy pequeñas.

Azúcar blanco granulado (1 cucharadita = 15 calorías, 1 cucharada = 45 calorías)
Azúcar blanco pulverizado (1 cucharada = 25 calorías)
Azúcar moreno, azúcar blanco (1 cucharada = 33 calorías)
Jarabe de maple (1 cucharada = 52 calorías)
Ketchup (salsa de tomate) (2 cucharadas = 30 calorías)
Melado para pancakes, bajo en calorías (2 cucharadas = 49 calorías)
Mermelada de fruta, 100% (1 cucharada = 54 calorías)
Miel (1 cucharada = 64 calorías)
Salsa A-1 (2 cucharadas = 30 calorías)
Salsa barbecue (2 cucharadas = 40 calorías)
Salsa chili (2 cucharadas = 30 calorías)
Salsa de chocolates, light (2 cucharadas = 50 calorías)
Salsa de Worcestershire (2 cucharadas = 30 calorías)
Salsa Hoisin (2 cucharaditas = 30 calorías)
Salsa mole (2 cucharaditas = 75 calorías)
Salsa para cóctel (¼ taza)
Salsa soya (2 cucharadas = 20 calorías)
Tamari bajo en sodio (2 cucharadas = 20 calorías)

Alcohol

Para perder mayor cantidad de peso, el alcohol debe mantenerse al mínimo y debe limitarse únicamente a las ocasiones especiales. Debe llenarse una línea de meriendas para cada una de las cantidades indicadas.

Cerveza (12 onzas)
Cerveza light (12 onzas)
Licor (1½ onzas)
Vino (5 onzas)

MEDIDAS EQUIVALENTES

Una pizca	=	⅛ de cucharadita o menos
1 cucharadita	=	⅓ de cucharada
3 cucharaditas	=	1 cucharada
2 cucharadas	=	⅛ taza o 1 onza líquida
4 cucharadas	=	¼ taza o 2 onzas líquidas
5⅓ cucharadas	=	⅓ taza
8 cucharadas	=	½ taza o 4 onzas líquidas
16 cucharadas	=	1 taza u 8 onzas líquidas o ½ pinta
⅓ taza	=	5 cucharadas + 1 cucharadita
⅞ taza	=	¾ taza + 2 cucharadas
2 tazas	=	1 pinta o 16 onzas líquidas
4 tazas	=	2 pintas o 1 cuarto de galón o 32 onzas líquidas
4 cuartos de galón	=	8 pintas o 1 galón o 16 tazas
1 libra	=	16 onzas
1 gramo	=	un clip para papel
1 gramo	=	una moneda de 10 centavos de dólar
10 cucharaditas	=	40 gramos
1 onza	=	28 gramos o 0.125 tazas o 29.25 ml
1 libra	=	16 onzas
8 onzas	=	236.6 ml

TRECE

IDEAS PARA COMIDAS PRECOCINADAS

ntes de comenzar el programa de Jorge, solía pensar: 'Cielos ¿así de gordo estoy?' siempre que me miraba al espejo. No me sentía tan obeso como me veía. Cuando oí a Jorge hablar acerca de su Dieta de las 3 Horas^{MR}, fue como si me hubiera golpeado un rayo. Su plan simplemente me pareció lógico. He perdido 10 libras en el primer mes de hacer La Dieta de las 3 Horas^{MR} de Jorge. No he sentido hambre y no me ha costado trabajo. Aún me falta mucho, pero veo la luz al final del túnel para este hombre gordo."

—TOM BROWN—PERDIÓ 15 LIBRAS

Se recomienda que compre una pesa para medir los ingredientes de algunas comidas hechas en casa.

DESAYUNO

TABLA DE CONTENIDO

Desayuno: Hecho en Casa

TORTILLA DE TOCINETA Y PAPA

4 PORCIONES

2 hojas frescas de tomillo picado

4 tajadas de tocineta de pavo baja en grasa, cortada en pedacitos

3 papas pequeñas peladas y tajadas (¼ de pulgada de ancho)

Aceite en aerosol para cocinar

8 hojas de espinaca fresca, sin los tallos y cortadas en tajadas de ¼ de pulgada

6 huevos enteros brevemente batidos

⅓ taza de *yogurt* bajo en grasa

sal y pimienta

Cocinar ligeramente la tocineta y la cebolla y luego agregar las papas y el tomillo, y cocinar hasta que la tocineta esté dorada y las papas hayan adquirido un color café claro. Retirar del fuego, agregar las espinacas y verter la mezcla en un tazón pequeño.

Combinar los demás ingredientes en otro recipiente, agregarles la sal y la pimienta. Echar por cucharadas la mezcla del tazón sobre los huevos para que los cubra en forma pareja. Cocinar en una sartén a fuego lento sin revolver. Levantar los bordes e inclinarla para que la mezcla de huevo aún no cocida pueda correr por la parte inferior y cocinarse.

Cuando esté firme, de 2–3 minutos, doblarla y servirla de inmediato. Dividirla en 4 porciones.

Servirla ½ toronja u otra fruta de su elección.

BURRITO DE SALCHICHA Y QUESO

4 PORCIONES

Aceite en aerosol para cocinar	2 huevos enteros levemente batidos
4 tortillas (de preferencia de harina integral)	4 onzas de queso descremado rallado
	sal y pimienta
4 onzas de salchicha magra desmenuzada, cocinada y escurrida	1 cucharada de perejil picado
6 claras de huevo levemente batidas	¼ de pimientos asados en tiras

Rociar el sartén con el aceite en aerosol, agregar las claras de huevo y los huevos enteros. Cocinar a fuego mediano y revolver. Cuando los huevos estén casi cocinados, esparcir uniformemente la salchicha, el queso, los pimientos y el perejil en la superficie y batir suavemente. No se deben cocinar demasiado, sólo hasta que los huevos estén firmes.

Calentar las tortillas en el microondas por 20 segundos. Con una cuchara poner ¼ de la mezcla de huevo ya cocido sobre la tortilla plana. Doblar un poco la parte inferior de la tortilla (para que no se salga nada) y enrollarla en forma de burrito.

Servir con melón cantaloupe frío y fresas. Cortar el melón en cuadritos y retirar las semillas, adornar cada porción con ¼ de taza de fresas frescas tajadas.

HUEVOS SOBRE UNA NUBE

4 PORCIONES

4 tajadas de pan integral	4 tajadas de 1 onza de jamón magro
4 cucharadas de mantequilla	4 onzas de queso suizo rallado
Nuez moscada	sal y pimienta
4 huevos separados	

Calentar el horno.

Agregar una pizca de nuez moscada a las claras de huevo, batirlas a punto de nieve. Reservarlas.

Tostar el pan por un lado, darle la vuelta y tostarlo levemente por el otro lado. Untar la mantequilla del lado tostado, poner encima de cada pan tostado una tajada de jamón y con una cuchara, colocar de inmediato la mezcla de claras de huevo sobre cada tajada de jamón. Hacer una pequeña hendidura en el centro de las claras de huevo y dejar caer allí la yema de huevo. Sazonar con sal y pimienta. Cubrir con el queso rallado. Colocarlo bajo el dorador caliente por unos minutos hasta que la yema de huevo se cocine.

En un tazón pequeño, mezclar ½ taza de cada una de las siguientes frutas: moras, arándanos azules y frambuesas y repartirlas en los platos.

HUEVOS REVUELTOS MEXICANOS

4 PORCIONES

4 huevos enteros	2 cucharadas de mantequilla
6 claras de huevos	Sal y pimienta
2 cucharadas de agua o leche descremada	6 onzas de jamón precocido en cuadritos
1 tomate grande pelado, sin semillas, picado	2 cucharadas de cebolleta picada
2 cucharadas de pimentón verde picado	4 tortillas (6 pulgadas) preferiblemente de pan integral
2 cucharadas de cebollas en cuadritos	
1 cucharada de perejil picado	

Batir los huevos con agua o leche. Añadir la sal y la pimienta. Mezclar el tomate y el perejil, reservarlos.

Derretir la mantequilla en un sartén grande a fuego lento. Agregar el jamón, los pimentones verdes y la cebolla y cocinar por 2 minutos. Agregar la mezcla de huevo, cocinar hasta que el huevo esté firme revolviéndolo con una espátula.

Dividir en 4 porciones. Servir con las tortillas previamente calentadas en el microondas y rociar con salsa.

Salsa:

4 tomates rojos maduros picados	2 cucharadas de jugo de limón o lima
⅓ cebolla roja mediana	1 cucharadita de cáscara de limón o lima rallada
2 dientes de ajo triturados	
2 cucharadas de cilantro fresco picado	Sal y pimienta
½ ají chili rojo o verde opcional sin las pepas	

Mezclar todos los ingredientes en un tazón mediano y mantener en el refrigerador hasta que se vaya a usar.

SÁNDWICH MONTECRISTO PARA EL DESAYUNO

4 PORCIONES

8 tajadas de pan integral	Sal y pimienta
4 onzas de pechuga de pavo	4 cucharadas de aceite de oliva
4 onzas de queso suizo bajo en calorías	⅓ de taza de leche 1 por ciento
4 huevos enteros (batidos)	

Colocar sobre cuatro tajadas de pan el pavo y el queso, taparlo con la otra tajada.

Sumergir cuidadosamente el sándwich en la mezcla de huevo leche y canela para cubrir ambos lados.

Poner el aceite de oliva en un sartén y calentarlo a fuego medio. Cocinar los sandwiches por 3 minutos cada lado hasta que el queso se derrita y estén dorados. Servir con manzanas cocidas, tajadas, rociadas con canela.

Servir con pedazos de manzana ligeramente dorados en la sartén.

PAPA RELLENA CON SALSA DE MAÍZ

4 PORCIONES

4 papas pequeñas, para asar bien lavadas	4 onzas del queso que usted prefiera (aproximadamente 1 taza)
Aceite en aerosol	
4 huevos enteros ligeramente batidos	4 cucharadas de crema agria baja en grasa
4 tajadas de tocineta baja en grasa, cocinada y triturada	1 pizca de pimentón

Pinche las papas con un tenedor en un horno pequeño a 375° o en un horno regular a 400° por 45 minutos a 1 hora. También puede cocinarlas en el microondas por 20 minutos. Corte las papas, después de cocinadas, a lo largo, en dos mitades, saque la pulpa y ponga a un lado las cáscaras (éstas deben mantenerse calientes).

Cubrir un sartén con aceite en aerosol. Agregar el huevo y batir, cuando esté cocido, agregar el relleno de la papa y los trocitos de tocineta hasta que se cocinen.

Con una cuchara volver a poner la mezcla de papa y huevo dentro de las cáscaras de papa y cubrir con el queso. Adornar con la crema agria y con la salsa.

Servir cada papa con 1 naranja cortada en casquitos.

SUSTITUCIÓN DE INGREDIENTES

1 cucharada de polvo de hornea	= ½ cucharada de crema tártara + ¼ de cucharada de soda para cocinar
1 taza de suero de leche	= 1 cucharada de jugo de limón o vinagre + leche para completar 1 taza
1 taza de harina para hacer tortas	= 1 taza – 2 cucharadas de harina regular
1 taza de azúcar morena	= ½ taza de azúcar morena compacta + ½ taza de azúcar granulada
1 taza de azúcar pulverizada	= ½ taza + 1 cucharada de azúcar granulada de almidón de maíz
1 tableta (de 1 onza) de chocolate semidulce	= ½ tableta (de ½ onza) de chocolate amargo + 1 cucharada de azúcar
1 tableta (de 1 onza) de chocolate amargo	= 3 cucharadas de cocoa + 1 cucharada de manteca o aceite vegetal
1 cucharada de almidón de maíz	= 2 cucharadas de harina regular
1 cucharada de jarabe de maíz, light	= 1¼ de taza de azúcar + ¼ de taza de líquido (el que recomiende la receta)
1 taza de galletas desbaratadas	= 1½ taza de migas de pan
1 taza de crema half and half (para cocinar y hornear)	= 1½ cucharada de mantequilla derretida + leche para completar 1 taza
1 diente de ajo picado	= ⅛ de cucharada de ajo + 1 de cucharada de sal
1 cucharada de sal de ajo	= ⅛ de cucharada de ajo en polvo + 1 de cucharada de sal
1 taza de miel	= 1¼ tazas de azúcar + ⅓ de taza de líquido (el que recomiende la receta)
1 cucharadita de jugo de limón	= ½ de cucharadita de vinagre
1 cucharadita de cáscara de limón rallada	= ½ cucharadita de extracto de limón
½ cebolla pequeña (¼ de taza) picada	= 1½ cucharaditas de cebolla seca picada o 1 cucharadita de cebolla en polvo
1 cucharada de mostaza preparada	= 1 cucharadita de mostaza molida + ¼ de cucharadita de vinagre de mostaza
1 taza de crema agria	= 1 taza de *yogurt* sin sabor
2 cucharaditas de tapioca	= 1 cucharada de harina regular
1 taza de jugo de tomate	= ½ taza de salsa de tomate + ½ taza de agua

SUSTITUCIÓN DE INGREDIENTES

2 tazas de salsa de tomate	=	¾ de taza de pasta de tomate (lata de 6 onzas) + 1 taza de agua
1 taza de leche entera	=	½ taza de leche evaporada + ½ taza de agua
1 paquete de Equal® o de Sweet and Low®	=	2 cucharaditas de azúcar granulada
1 huevo entero	=	1 cucharada de almidón de maíz con 3 cucharadas de líquido adicional (el que se utilice en la receta) o 2 cucharadas de aceite + 1 cucharada de agua o 2 cucharadas de líquido + 2 cucharadas de harina regular + ½ cucharada de manteca, + ½ cucharada de polvo para hornear.

CAMBIAR LA MANTECA POR SALSA DE MANZANA

Se puede cambiar la manteca por salsa de manzana en una proporción de 1–1 hasta 1 taza. Esto significa que se puede utilizar 1 taza de salsa de manzana a cambio de 1 taza de manteca. Cuando es más de 1 taza, utilice aceite o manteca para completar la cantidad restante. Si la receta indica 1½ taza de manteca, se utilizaría 1 taza de salsa de manzana y ½ de manteca.

Huevos a la florentina

4 PORCIONES

2 libras de espinaca fresca o 2 bolsas de 10 onzas de espinaca	4 tajadas de pan integral o 2 muffins ingleses
Aceite en aerosol	1 cucharada de mantequilla o aceite de oliva o 1½ de cada una
8 huevos	
Sal y pimienta	Cáscara de una naranja rallada
½ taza de queso parmesano finamente rallado (aproximadamente 2 onzas)	2 cucharadas de almendras picadas
½ taza de migas de pan	

Lavar bien las espinacas y quitarles las venas y los tallos. Cocinarlas en agua por un minuto. Escurrirlas bien y sacarles toda la humedad. Cuando estén lo suficientemente frías cortarlas en trozos pequeños.

Rociar un molde para hornear de 9 × 13 pulgadas con aerosol antiadherente para cocinar. Precalentar el horno a 350° F. Poner la mantequilla o el aceite en el fondo del molde para hornear y colocarlo en el horno para derretir la mantequilla o calentar el aceite. Cuando esté caliente, agregar las espinacas y revolver bien para recubrirlas con la mantequilla o el aceite caliente. Esparcir las espinacas sobre todo el fondo del molde.

Utilizar un utensilio para hacer 8 depresiones en la espinaca. Romper un huevo en cada depresión y ponerle por encima sal, pimienta, el queso, las migas de pan, tel rallado de la naranja y las almendras.

Hornear durante 12 minutos hasta que las claras de los huevos estén firmes. Para servir, colocar 2 nidos de espinacas con el huevo sobre una tajada de pan tostado o sobre ½ muffin inglés.

Bagels con salmón

4 PORCIONES

6 huevos enteros	4 bagels medianos, partidos por la mitad
1¾ tazas de caldo de pollo (bajo en sodio)	1 paquete de 3 onzas de salmón ahumado en tajadas delgadas
¼ de taza de cebollas verdes finamente picadas	4 onzas de queso rayado jack (aproximadamente 1 taza)
2 dientes de ajo picados	Calentar el horno a 350°.
Aceite en aerosol	
1 cucharada de eneldo fresco o ¾ de cucharada de eneldo seco	

Batir los huevos con el caldo en un tazón; agregar las cebollas, el ajo y el eneldo.

Rociar un molde de hornear de ¾ con aceite en aerosol. Distribuir las parte inferiores de los bagels en el fondo del molde con el lado cortado hacia arriba. No importa si quedan levemente superpuestos. Distribuir el salmón sobre los pedazos de pan, rociar con el queso. Encima colocar la otra mitad de los bagels (con el lado cortado hacia abajo). Verter poco a poco la mezcla de huevo hecha con los demás ingredientes, sobre todo el molde. Presionar suavemente con el dorso de una espátula.

Hornear destapado durante 30 minutos, hasta que al insertar un cuchillo en el centro, éste salga limpio. Dejar reposar durante 10 minutos antes de servir.

Acompañar con fruta.

Huevos rancheros

4 PORCIONES

Aceite en aerosol	4 huevos
1 cebolla grande cortada en dos y finamente picada	4 onzas de queso jack o queso cheddar rallado
1 tarro de 15 onzas de salsa de tomate con trozos de ají chili	Sal y pimienta
1 pimentón jalapeño picado	4 tortillas de harina o 4 tajadas de pan de tostada calientes
2 cucharadas de orégano fresco, solamente las hojas, picadas	

Caliente el horno a 400°. Rocíe un recipiente refractario para meter al horno con aceite en aerosol. Cuando el recipiente esté ligeramente caliente, agregar la cebolla y cocinarla hasta que esté tierna, cerca de 3 minutos. Retirar del calor.

En un tazón pequeño mezclar la salsa de tomate, el pimentón y el orégano. Verter esto sobre la mezcla de cebolla. Romper un huevo en un tazón pequeño y deslizarlo con cuidado sobre la mezcla de salsa de tomate. Repetir con los otros huevos (distribuirlos de forma que cada cuarta parte del recipiente tenga un huevo). Rociar con sal y pimienta. Hornear sin cubrir durante 10 minutos, hasta que los huevos estén firmes. Rociar con queso y hornear durante un minuto más.

Servir con tortillas o tostadas y con yogurt de sabor a frutas bajo en grasa.

Huevos revueltos con jamón

4 PORCIONES

6 huevos levemente batidos	1 cucharada de mantequilla
2 cucharadas de leche descremada	1 taza de papas ya doradas, refrigeradas y desmenuzadas
1 cucharada de agua	
¼ de taza de cebollas verdes finamente tajadas	½ taza de jamón cocido, bajo en grasa, cortado en cubitos
¼ de cucharadita de sal de ajo	3 onzas de queso cheddar bajo en grasa, rallado
¼ de cucharadita de pimienta negra	

Mezclar los huevos, la leche, el agua, las cebollas, la sal y la pimienta y dejar a un lado. En un recipiente antiadherente derretir la mantequilla. Agregar las papas y el jamón. Cocinar durante 6 a 8 minutos (hasta que esté levemente dorado). Agregar la mezcla de huevo. Cocinar sin revolver a fuego medio hasta que la parte inferior comience a cuajar. Con una espátula, levantar los bordes e inclinar el sartén de manera que el huevo aún no cocido pueda correr hasta la parte inferior. Seguir cocinando durante 2 o 3 minutos más hasta que la mezcla de huevo esté totalmente cocida, pero húmeda. Retirar y rociar con el queso rallado.

Servir con media tostada de pan integral y fresas tajadas.

FRITURA DE VEGETALES

4 PORCIONES

Aceite en aerosol	8 huevos ligeramente batidos
1½ libras de espárragos frescos cortados en trozos de 1 pulgada	1 taza de leche semidescremada
1 pimentón dulce amarillo cortado en tiras de ¼ de pulgada	2 cucharadas de perejil fresco
	1 cucharadita de mantequilla
⅓ de taza de cebolla picada	Sal y pimienta
1 calabacín cortado por la mitad y partido en tajadas de ¼ de pulgada (aproximadamente 1 taza)	1 berenjena pequeña cortada en trocitos de ¼ de pulgada

Untar con aceite en aerosol una cacerola de 2/4 para meter al horno.

Derretir la mantequilla en una sartén grande. Agregar los espárragos, el pimentón el calabacín, la berenjena y la cebolla. Cocinar brevemente hasta que los vegetales estén crujientes por minutos. Distribuir los vegetales en una capa uniforme en el molde de hornear.

En un tazón grande, combinar los huevos, la leche, el perejil, la sal y la pimienta. Verter la mezcla sobre los vegetales, hornear sin tapar a 350° durante 35 minutos o hasta que al insertar un cuchillo en el centro éste salga limpio. Dejar que repose 10 minutos antes de servir.

Servir con una tajada de pan tostado.

GRANOLA CON YOGURT

4–6 PORCIONES

Aceite en aerosol	⅓ de taza de jugo de piña o jugo de manzana sin azúcar
2½ tazas de avena corriente en hojuelas	
1 taza de escamas de trigo	⅓ de taza de miel
⅓ de taza de germen de trigo tostado	¼ de cucharadita de especies mixtas
⅓ de taza de nueces tajadas, almendras o pacanas	¼ de cucharadita de canela molida

Cubrir un molde para hornear con aceite en aerosol, dejar a un lado. Mezclar los ingredientes secos en un tazón grande. En otro recipiente mezclar el jugo, la miel y las especias. Cocinar y revolver hasta que hierva. Bajar del fuego y verter sobre la mezcla de avena. Distribuir sacudiendo hasta que quede completamente recubierta. Verter en forma uniforme dentro del recipiente para hornear y hornearla a 325° durante 30 minutos. La avena se dorará levemente. Revolver 2 o 3 veces durante el proceso de hornear. Sacarla del horno e inmediatamente voltear el molde sobre un trozo grande de papel de aluminio. Dejar enfriar completamente.

Se puede congelar hasta por 3 meses o mantener en el refrigerador hasta por 2 semanas (en un recipiente cubierto).

Por cada porción ponga 1 taza de yogurt bajo en grasa y sin sabor dentro de un tazón. Poner encima ½ taza de la mezcla y ½ taza de frutas frescas (moras, frambuesas, arándanos azules, fresas cortadas, etc.)

PANECILLOS DANESES

4 PORCIONES

4 tajadas de pan, preferiblemente pan integral	1 cucharadita de canela
2 tazas de piña (si se usa piña enlatada debe escurrirse bien)	4 paquetes pequeños de sustituto de azúcar
1 taza de queso *cottage*	¼ de cucharadita de vainilla

En un tazón pequeño combine la piña, el queso *cottage,* la canela, la vainilla y el azúcar. Colóquelo encima del pan y póngalo a dorar al horno hasta que se caliente.

Agregue 2 huevos duros con una cucharadita de mantequilla para completar su desayuno.

Desayuno: Alimentos Congelados

LEAN POCKETS® (EMPANADAS SIN GRASA) CON SALCHICHA, HUEVO Y QUESO (1)
Agregue ½ taza de queso *cottage* bajo en grasa y su fruta favorita. Ya sea una manzana o un melocotón o mézclelo con 1 taza de fresas moras y frambuesas mixtas.

EASY OMELETS® (TORTILLAS FÁCILES) TORTILLA CON SABOR A QUESO
Agregue una porción de fruta a su gusto.

EGGO®: WAFFLES CON MORAS BAJOS EN GRASA (2)
Agregue una mezcla de 2 huevos (o 6 claras de huevo) y 1 onza de queso de su elección. Cúbralo con una porción de fruta o con 1 taza de fresas o moras y ¡disfrútelo!

Nota: Al preparar los huevos, use aceite en aerosol, si fuera necesario.

EGGO®: NUTRI-GRAIN LOW-FAT WAFFLES (2)
Unte una cucharadita de mantequilla de maní sobre los waffles. Prepare 3 tajadas de tocineta de pavo magra y agregue 1 vaso de leche con 1 por ciento de grasa o ¼ de taza de queso *cottage* bajo en grasa. No olvide agregar la fruta y tendrá un delicioso desayuno.

Nota: Al preparar huevos en una sartén de teflón, utilice spray de cocina si es necesario.

WEIGHT WATCHERS® SMART ONES® SANDWICH DE ENGLISH MUFFIN (1)
Agregue 1 fruta mediana o 1 taza de moras y fresas mixtas.

AMY'S KITCHEN® TOASTER POPS DE MANZANA O DE FRESA CON CREMA (1)
Agregar una fruta o un par de huevos.

AMY'S KITCHEN® REVOLTILLO DE TOFU EN UN PAN PITA
Agregar una fruta.

Desayuno: Comidas Rápidas

Estas opciones son las más saludables que entran en El Plato de las 3 Horas^{MR}.

EGG MCMUFFIN DE MCDONALD'S (1)

Agregue un vaso de leche baja en grasa al 1 por ciento y una fruta mediana o una taza de moras y fresas mixtas.

JACK-IN-THE-BOX® BREAKFAST JACK®

Agregue un vaso de leche descremada al 2 por ciento y una fruta mediana o una taza de moras y fresas mixtas para un excelente desayuno.

HARDEE'S® FRISCO® SÁNDWICH DE DESAYUNO

Agregue una fruta mediana o una taza de fresas y moras mixtas.

ARBY'S® SOURDOUGH, SÁNDWICH DE HUEVO Y QUESO

Agregue una fruta mediana o una taza de fresas y moras mixtas.

NOTA: Visita el sitio web JorgeCruise.com para la más reciente información de comidas hechas en casa, comidas congeladas y comidas rápidas en la sección Success News.

ALMUERZO/CENA

TABLA DE CONTENIDO

COMIDAS CONGELADAS

COMIDAS RÁPIDAS

Almuerzo/Cena: Hechos en Casa

QUICHE DE CALABACÍN

6 PORCIONES

2 cucharadas de aceite de oliva	¾ de taza de mezcla para hornear de suero de leche bajo en grasa
¾ de libra de calabacín, en tajadas delgadas	
5 onzas de queso suizo rallado	2 tomates medianos tajados
1⅓ de tazas de leche descremada	Sal y pimienta
3 claras de huevo	½ cucharadita de polvo Cajun
1 huevo entero	

Precalentar el horno a 400°. Calentar el aceite en un sartén a fuego medio. Sofreír los calabacines por 3 o 4 minutos, revolviendo con frecuencia y dejar cocinar hasta que estén blandos. Rociar un molde de tarta de 10" con aceite en aerosol, agregar los calabacines y rociar con ⅔ del queso rallado. En un tazón pequeño, vacíe los ingredientes restantes y agregue sal y pimienta al gusto. Verter esto sobre el calabacín y el queso.

Hornear durante 25 a 35 minutos (hasta que al insertar un cuchillo en el centro éste salga limpio). Cubrir con el queso restante y hornear durante 1 o 2 minutos más; el queso se dorará ligeramente. Dejar reposar 5 minutos antes de cortarlo en 6 porciones.

Para completar el menú, agregue una ensalada mixta.

ENSALADA DELI PASTA

4 PORCIONES

8 a 9 onzas de tortellini rellenos de queso o tortellini rellenos de queso congelados (unas 2 tazas)

1½ tazas de ramitos de brócoli

¾ de taza de zanahoria finamente tajada

¾ de taza de pimentón dulce amarillo o rojo picado

¼ de taza de vinagre de vino blanco

1 cucharada de aceite de oliva

1 cucharada de aceite de linaza

1 cucharada de condimentos italianos secos

4 huevos duros pelados

2 cucharadas de albahaca cortada

2 lechugas

1 cucharadita de mostaza Dijon

¼ de cucharadita de pimienta negra

⅛ de cucharadita de polvo de ajo

1 taza de queso *cottage* bajo en grasa

Cocinar la pasta en agua hirviendo. Agregar el brócoli, la zanahoria y los pimentones verdes y dejar cocinar por aproximadamente 3 minutos más. La pasta debe estar blanda y los vegetales deben estar crocantes y tiernos. Escurrir. Enjuagar en agua fría y escurrir bien.

En un frasco con tapa, combinar el vinagre, el aceite, los condimentos, la mostaza, la pimienta y el polvo de ajo. Tapar bien y agitar. Rociarlo sobre la pasta y revolver suavemente para cubrirla toda bien.

Disponer hojas de lechuga en 4 platos. Colocar una cuarta parte de la ensalada de pasta sobre parte de la lechuga, luego agregar ¼ de cucharada de queso cottage bajo en grasa y 1 huevo duro tajado a cada plato.

PAN DE PITA CON ALCACHOFA

4 PORCIONES

1 tarro de 15 onzas de arveja de ojo negro, lavadas y escurridas

1 tarro de 12 onzas de corazones de alcachofa escurridos y cortados en trocitos

2 taza de vegetales verdes mixtos, picados trocitos

½ de frasco de aderezo de ensalada de ajo, cremoso, bajo en grasa

¾ de cucharadita de pimienta negra triturada

2 cucharadas de cebolla picada

2 panes integrales de pita de 6 pulgadas cada uno

1 tomate mediano tajado

1 pepino pequeño, pelado y cortado finamente

En un recipiente pequeño mezclar las arvejas, los corazones de alcachofa, la cebolla, la pimienta negra, los vegetales verdes y el aderezo de ensalada. Cubrir cada mitad de pan de pita con tajadas de tomate y pepino. Con una cuchara, poner ¼ de la mezcla de alcachofa en cada uno.

Ensalada de camarones con maíz y frijoles negros

4 PORCIONES

2 cucharadas de aceite de oliva	1 cucharadita de mantequilla
1 taza de granos de maíz (frescos o congelados)	1 cucharadita de sustituto de azúcar
	¾ de cebolleta en trocitos
2½ cucharadas de jengibre, finamente picado	1 paquete de ensalada europea u otra mezcla de ensalada empacada
2 dientes de ajo finamente picados	2 tomates cortados en casquitos
1 chalote picado	Sal y pimienta
1½ libras de camarones cocidos y limpios	¼ de taza de cilantro fresco picado
1 lata de 15 onzas de frijoles negros, lavados y escurridos	

Calentar el aceite en un sartén antiadherente a fuego medio. Saltear los primeros 4 ingredientes durante 2 minutos. Agregar los langostinos, los frijoles, la mantequilla y el azúcar. Cocinar hasta que la mantequilla se derrita revolviendo con frecuencia. Agregar las cebolletas. Sazonar con sal y pimienta al gusto, revolver suavemente.

Repartir los vegetales verdes en 4 platos. Servir con una cucharada la mezcla de langostinos y fríjoles sobre las verduras y adornar con tomates y cilantro.

PITAS RELLENAS DE ENSALADA

6 PORCIONES

½ cabeza de lechuga *iceberg,* cortada en tiras delgadas

½ pepino en cuadritos

9 tomates miniatura cortados por la mitad

½ taza de cebolla, finamente picadas

½ taza de queso feta desmenuzado

8 aceitunas negras sin pepa picadas

2 panes pita de 6" cortados por la mitad

Combine todos los ingredientes en un tazón.

En un frasco pequeño o en un tazón para revolver combine un diente de ajo picado, ⅛ de cucharadita de sal, 1 cucharadita de jugo de limón, 2 cucharadas de aceite de oliva, 1 cucharadita de hojas de menta frescas picadas. Agite para mezclar bien.

Vierta el aderezo sobre la ensalada y revuelva bien.

Divídala en 6 porciones y rellene las mitades de pan de pita.

Disfrute un yogurt light de algún sabor como acompañamiento (Yoplait Light® tiene sólo 10 calorías).

ENVUELTO DE SÁNDWICH I

4 PORCIONES

4 (6 pulgadas) tortillas integrales o tortillas bajas en calorías.

Mostaza

4 cucharadas de mayonesa baja en grasa

8 onzas de jamón, pavo o *roast beef* cocinado, cortado en tajadas or en cubitos de ¼ pulgada.

4 onzas de queso Jack rallado

1 taza de lechuga picada

½ taza de tomates picados en cubitos

¼ taza de cebolla verde picada

Cubra cada tortilla con mostaza y mayonesa. Rellene cada una con ¼ de la carne, el queso, la lechuga, el tomate y la cebolla. Envuelva bien en forma de burrito.

Sirva este delicioso sándwich con 1 taza de sopa de vegetales sin grasa o una ensalada.

Envuelto de sándwich II

4 PORCIONES

4 (6 pulgadas) tortillas integrales o tortillas bajas en calorías.	½ taza de aguacate, cortado
Mostaza	1 taza de lechuga picada
4 cucharadas de mayonesa baja en grasa	½ taza de tomates picados en cubitos
8 oz. de jamón, pavo o roast beef cocinado, cortado en tajadas or en cubitos de ¼ pulgada.	½ taza de retoños de alfalfa
	¼ taza de cebolla roja picada
4 oz de queso Cheddar rallado	

Cubra cada tortilla con mostaza y mayonesa. Rellene cada una con ¼ de la carne, el queso, el aguacate, la lechuga, el tomate la alfalfa y la cebolla. Envuelva bien en forma de burrito.

Sirva este delicioso sándwich con 1 taza de sopa de vegetales sin grasa o una ensalada.

Ensalada italiana con mozzarella

4 PORCIONES

5 onzas de espinacas tiernas (baby spinach) lavadas y escurridas	1 pinta de tomates en miniatura cortados en 2
4½ onzas de berros lavados y escurridos	2 cucharaditas de vinagre balsámico
3½ onzas de queso mozzarella cortado en trocitos	2 cucharadas de aceite de oliva extra-virgen
7 onzas de jamón o salami cortado en cuadritos o en tiritas	Sal y pimienta

Coloque las espinacas y los berros en un tazón para ensalada, esparza el queso y la carne. Luego agregue los tomates en miniatura sobre la ensalada. Rocíela con el vinagre y el aceite de oliva, condiméntela con sal y pimienta y revuélvala. Sirva de inmediato.

Tomates Rellenos de Atún

4 PORCIONES

4 tomates grandes maduros	4 huevos duros tajados
2 latas de atún en agua (de 3 onzas)	Sal y pimienta
2 cucharadas de mayonesa baja en grasa	1 lechuga, roja o verde, lavada y cortada en trozos
4 cucharadas de apio picado en cubitos	
4 cucharadas de cebolla picada	1 pizca de pimienta *cayenne*
2 cucharada de jugo de limón	

Cortar la parte superior de los tomates y con una cuchara sacar la parte de adentro y las semillas.

Mezclar el atún, la mayonesa, el apio, la cebolla, la pimienta *cayenne* y el jugo de limón, agregar sal y pimienta al gusto.

Para servir se colocan 2 hojas grandes de lechuga sobre el plato y sobre esto se pone el tomate. Se rellena el tomate con la mitad de la mezcla de atún y se adorna con tajadas de huevo duro.

Agregue un pequeño panecillo o un croissant.

Ensalada de Pasta

4 PORCIONES

2 tazas de su pasta preferida, cocinada, lavada y drenada	16 aceitunas negras picadas
1 taza de ramitos de brócoli	½ taza de aderezo italiano para ensalada bajo en grasa
1 taza de ramitos de coliflor	8 hojas de albahaca cortadas finamente
1 pinta de tomates en miniatura cortados a la mitad	

Se mezcla todo ligeramente y sírvalo de inmediato.

Esta ensalada de pasta puede servir para acompañar unos langostinos al vapor o a la parrilla (6 onzas) o 1 pechuga de pollo al horno (3 onzas).

SOFRITO DE CARNE CON BRÓCOLI CON ENSALADA DE MANZANA Y AJONJOLÍ

4 PORCIONES

12 onzas de filete magro, sin gordos	½ libra de ramitos de brócoli
2 dientes de ajo machacados	¼ de taza de caldo de carne concentrado
1 pizca de aceite de chili	2 cucharaditas de almidón de maíz
Un trozo de ½ pulgada de jengibre fresco rallado	4 cucharaditas de agua
½ cucharadita de polvo de especias chinas	¼ de taza de zanahoria en tiritas para adornar
3 cucharadas de salsa de soya	2 tazas de arroz al vapor
El jugo y la cáscara rallada de una naranja	2 cucharadas de cilantro picado
2 cucharadas de aceite de oliva	

Cortar la carne en tiras delgadas y colocarlas en un tazón, agregar el ajo, el aceite de chili, el jengibre, las especias chinas y 2 cucharadas de salsa de soya, mezclar hasta recubrir la carne. Cubrir el tazón y dejar marinar en el refrigerador por varias horas.

Calentar una cucharada de aceite de oliva en un sartén grande. Agregar el brócoli y dejar cocinar a fuego mediano de 4 a 5 minutos. Sacar de la sartén con una espumadera y dejarlo a un lado. Agregar el aceite de oliva restante a la sartén y calentarlo. Agregar la carne marinada y revolver mientras se dora durante 2 a 3 minutos, hasta que adquiera un color café. Ponga nuevamente el brócoli en la sartén y añada el resto de la salsa de soya, el jugo de naranja y el caldo concentrado. Después coloque el almidón y el agua y deje hervir hasta que la mezcla esté espesa y traslúcida. Cocinar durante 1 minuto.

Colocar ½ taza de arroz en cada plato y poner encima la carne y el brócoli. Servir con un acompañamiento de ensalada verde con ajonjolí (la receta viene a continuación).

Apple-Sesame Salad

2 tazas de brotes de frijol	3 tallos de apio cortados en trozos de 1 pulgada
1½ cucharadas de cilantro fresco picado	1 pimentón verde grande, sin semillas, cortado en trozos pequeños
3 cucharadas de jugo de lima fresco	1 manzana grande Granny Smith, cortada en trozos pequeños
½ cucharadita de polvo de chili medianamente picante	2 cucharadas de semillas de ajonjolí tostadas para adornar
1 cucharadita de sustituto de azúcar	
½ cucharadita de sal	

Se echan los brotes de frijol en agua, se limpian y se escurren. Deben estar frescos y crocantes. En un tazón pequeño se combina el cilantro con el jugo de lima, el polvo de chili, el azúcar y la sal, mezclando bien. Se agrega el apio, el pimentón verde y la manzana y se revuelve suavemente. Justo antes de servir, se vierte el aderezo sobre la ensalada y se mezcla bien. Se adorna con semillas de ajonjolí.

ENCHILADAS VEGETARIANAS

4 PORCIONES

Salsa

1¼ tazas de tomates enlatados	1¼ tazas de caldo de vegetales concentrado
1 chalote picado	1 cucharadita de sustituto de azúcar
1 diente de ajo machacado	1 cucharadita de polvo de chili

Relleno

¼ de libra de espinacas frescas	1 puerro tajado
2 cucharadas de aceite de oliva	2 dientes de ajo machacados
8 mazorcas en miniatura cortadas	1 ají chili rojo picado
¼ cucharada de alverjas congeladas, descongeladas	Sal y pimienta
½ taza de pimentón rojo sin semilla y en cubitos	
½ taza de zanahoria en cubitos	4 tortillas
	12 onzas de queso cheddar

Se combinan todos los ingredientes en un sartén pequeño y grueso y se dejan hervir constantemente. Se cocinan a fuego alto por 20 minutos hasta que espese.

Se calienta el aceite en un sartén a fuego medio. Se agrega el maíz, las arvejas, el pimentón, la zanahoria, el puerro, el ajo y el ají chili, se mezcla bien y se cocina de 3 a 4 minutos. Se revuelve la espinaca y se agrega sal y pimienta al gusto.

Con una cuchara se coloca una cuarta parte del relleno en el centro de cada una de las tortillas, se enrollan y se colocan con la parte de la unión hacia abajo en una bandeja que pueda ir al horno (en una sola capa). Se vierte encima la salsa y se cubre con 12 onzas de queso cheddar rallado.

Se sirve con la ensalada de su elección.

LASAÑA DE PAVO

4 PORCIONES

Aceite en aerosol	⅓ taza de queso ricotta sin grasa o bajo en grasa
7 onzas de pavo molido o salchicha de pavo	1 cucharadas de queso parmesano
1 cebolla mediana picada	1 cucharada de perejil freso picado
1¾ de taza de salsa para spaghetti	3 onzas de queso mozzarella bajo en grasa, rallado
⅔ taza de agua	
1½ tazas de macarrones grandes, crudos	
1½ tazas de calabacín cortado en trozos de 1/2 pulgada	

En un sartén grande, dorar la carne, agregar la cebolla y cocinar hasta que esté dorada. Escurrir la grasa. Agregar la salsa para spaghetti y el agua. Dejar hervir y añadir los macarrones crudos. Dejar cocinar 3 minutos y luego agregar el calabacín. Dejar hervir de nuevo, luego dejar cocinar por unos 10 minutos o hasta que los macarrones estén listos. Revolver ocasionalmente mientras se cocina.

En un tazón pequeño, mezclar el queso ricotta, el queso parmesano y el perejil hasta formar una pasta suave. Dejar caer por cucharaditas encima de la mezcla de carne con pasta haciendo 10 a 12 montones pequeños. Cubrirlo con mozzarella y mantener a fuego lento durante 4 o 5 minutos más. Dejar reposar antes de servir.

Disfrútelo con una ensalada mixta de su elección.

LASAÑA DE VEGETALES

4 PORCIONES

4 pedazos de lasaña	Sal
2 tazas de calabacín (zucchini o amarillo) cortado en sentido horizontal en tajadas de ¼ de pulgada	2 cucharadas de queso parmesano rallado
	⅛ de cucharadita de pimienta negra
1½ tazas de champiñones tajados	1¾ de taza de salsa para spaghetti
⅓ taza de cebolla picada	⅔ de taza de queso mozzarella bajo en grasa rallado
2 cucharaditas de aceite de oliva	
⅔ de taza de queso ricotta light	1 tomate mediano tajado en rodajas de ¼ de pulgada
½ taza de queso *cottage* bajo en grasa	

Ponga una olla con agua y sal a hervir y cocine los pedazos de la lazaña de acuerdo a las instrucciones del paquete.

Calentar el aceite de oliva en un sartén grande, agregar el calabacín, los champiñones y la cebolla. Cocinar hasta que estén suaves, durante 4 o 5 minutos. Dejar a un lado.

Combinar el queso ricotta, el queso parmesano y la pimienta en un tazón pequeño. Rociar un recipiente de 2 cuartos, para hornear, con aceite de aerosol. Colocar 2 pedazos de lasaña en una sola capa en el fondo del molde. Esparcir la mitad de la mezcla de queso sobre las telas de lasaña. Cubrir con la mitad de la mezcla de vegetales, luego con la mitad de la salsa y con la mitad del queso mozzarella. Cubrir con los pedazos de lasaña restantes y colocarlas en la misma forma, excepto que el resto del queso mozzarella se reserva para después.

Se hornea destapado a 350° durante 30 minutos. Se colocan las tajadas de tomate por encima y se cubren con el resto del queso mozzarella. Se hornea durante otros 5 minutos asegurándose de que esté bien caliente. Se deja reposar antes de servir.

Se sirve con una ensalada verde mixta.

Filete de salmón con mantequilla de limón y arroz con espárragos

4 PORCIONES

Mantequilla de limón

4 filetes de salmón (de 3 onzas cada uno)	1 cucharadita de cáscara de lima finamente rallada
Sal y pimienta	
Mantequilla de lima	1½ cucharadas de jugo de lima fresco
4 cucharaditas de mantequilla a temperatura ambiente	1 cucharada de Sugar Ranch "MŌcean," mezcla de polen de hinojo
1 cucharada de cilantro fresco picado	

Combinar todos los ingredientes y mezclar. Enrollarlo en forma de tronco utilizando papel encerado. Refrigerar.

Condimentar los filetes de salmón con la mezcla de polen de hinojo, dorar 5 minutos por cada lado o hasta que esté opaca a la carne.

Tajar la mantequilla de lima en 4 porciones y colocar una porción sobre cada filete de salmón. Servir con arroz con espárragos.

Arroz con Espárragos

½ libra de espárragos frescos, cortados al sesgo en trozos de 1 pulgada	½ taza de castañas de agua en rodajas, escurridas
1 taza de champiñones shiitake finamente tajados	3 cucharada de salsa de soya
2 tazas de arroz cocidos	Pimienta
1 cucharadita de raíz de jengibre finamente rallada	

En un sartén rociado con aceite en aerosol, se revuelven y doran los espárragos y los champiñones hasta que estén calientes, durante unos 3 minutos. Se agrega el arroz y la raíz de jengibre. Se sigue revolviendo y cocinando por otros 3 minutos. Se agregan las castañas y la salsa de soya y se revuelve y dora la mezcla durante otro minuto. Se condimenta con pimienta y se sirve.

KABOBS DE VIEIRAS

4 PORCIONES

½ libra de vieiras (8 vieiras)	8 guisantes
½ cucharadita de jengibre molida	8 tomates en miniaturas
1 pimentón chili rojo fresco, sin pepas, finamente picado	1 calabacín cortado en trozos de una pulgada
1 tarro de 8 onzas de trozos de piña en jugo natural, escurridas, y el jugo se reserva	4 pinchos
Cáscara rallada y jugo de una limón	

En un tazón se combinan las vieiras, el jengibre, el jugo de piña, el pimentón chili, la cáscara de lima y el jugo de lima. Se cubre y se deja marinar a temperatura ambiente durante 20 minutos o durante 2 horas en el refrigerador. Se drenan las vieiras, y se reserva el líquido en el que se marinaron. Se envuelve un guisante alrededor de una vieira y se ensarta en uno de los pinchos. Se ensarta un tomate en miniatura, un trozo de calabacín y otro guisante envuelto alrededor de la vieira. Se alterna hasta llenar el pincho.

Notas: Se pueden utilizar otros vegetales como cebolla, pimentón rojo, etc. Se doran a 3" de la parrilla hasta que las vieiras tengan un color opaco. Bañándolas frecuentemente con la salsa en la que se marinaron y ocasionalmente dándoles la vuelta. Se pueden hacer otros pinchos de vegetales y cocinarlos al mismo tiempo.

Se sirven con arroz y una ensalada mixta.

CANELONES RELLENOS DE QUESO

4 PORCIONES

Sal	⅓ de taza de queso romano o parmesano finamente desmenuzado
12 canelones grandes	1 cucharada de albahaca fresca finamente picada
1 taza de cebolla picada	
1 taza de bulbo de hinojo cortado y picado	1 frasco de 26 onzas de salsa marinera
2 dientes de ajo picados	¼ de taza de vino tinto seco (opcional)
1 cucharada de aceite de oliva	1½ cucharaditas de semillas de hinojo, trituradas
1½ tazas de brócoli picado	Aceite en aerosol
1 taza de queso ricotta semidescremado	

Ponga una olla de agua con sal en el fuego y cocine la pasta de acuerdo a las instrucciones del paquete.

Cocine la pasta, la escurre, la enjuaga en agua fría y la vuelve a escurrir. Dejar a un lado. En un sartén antiadherente cocine la cebolla, el hinojo y el ajo en aceite de oliva caliente hasta que estén suaves. Agregar el brócoli y ¼ de taza de agua. Cocinar tapado a fuego bajo durante aproximadamente 5 minutos, hasta que los vegetales estén suaves. Retirar del fuego. Escurrir. Revolver los quesos y la albahaca.

Colocar la mezcla de queso por cucharadas dentro de los canelones. Rociar un molde para el horno con capacidad de 2/4 con aerosol antiadherente para cocina. Esparcir uniformemente ½ taza de la salsa marinera en el fondo, luego distribuir los canelones rellenos. Cubrir con papel de aluminio sin que éste quede demasiado tenso y hornear a 375° F durante unos 35 minutos.

Servir con ensalada verde.

Pimentones verdes rellenos

4 PORCIONES

Aceite en aerosol	½ cucharadita de albahaca u orégano secos
4 pimientos verdes medianos	¼ de cucharadita de sal
12 onzas de carne magra o pavo molida	¼ de cucharadita de pimienta negra
½ taza de cebolla picada	2 tomates pelados y picados, un poco más de una taza
1½ tazas de agua	
½ taza de arroz de grano largo	¼ de taza de queso cheddar o queso jack rallado
1 cucharada de salsa Worcestershire	

Se corta la parte superior de los pimientos y se sacan las semillas. En una olla grande se hierve agua, se sumergen los pimientos en el agua hirviendo durante 3 minutos, se sacan y se escurren bien.

Se dora la carne en un sartén grande, se agrega la cebolla y se deja cocinar hasta que esté dorada. Se escurre la grasa. Se agregan el agua y el arroz crudo, la salsa Worcestershire, los condimentos secos, la sal y la pimienta. Se deja hervir y luego se baja el calor. Se tapa y se deja cocinar durante 15 minutos o hasta que el arroz esté blando. Se revuelven los tomates.

Se rocía un molde de hornear de 8" x 8" con aceite en aerosol. Se colocan los pimentones parados de forma que no se caigan. Con una cuchara se rellenan con la mezcla de carne. Se hornean a 375° durante unos 20 minutos. Se cubren con el queso rallado. Se dejan reposar hasta que el queso se derrita.

Se sirven con ensalada verde mixta.

CHILE CON PAVO

5 PORCIONES

12 onzas de pavo molido	1 cebolla mediana picada
Aceite en aerosol	2 calabacines medianos verdes o amarillos, picados
2 latas de 14.5 onzas de tomates cocidos	
1 lata de 15 onzas de frijoles negros, escurridos	4 tallos de apio cortados en cuadritos
	2 tazas de caldo de carne o de pollo bajo en grasa
2 pimentones verdes en cuadritos	
1 paquete de mezcla de especias con chili	

En un sartén mediano dorar el pavo molido. Saltear los pimentones, la cebolla, el calabacín y el apio en una olla para sopa rociada con aceite en aerosol. Cuando los vegetales comiencen a ablandarse pero estén todavía un poco crocantes, agregar los tomates, el caldo, el pavo y las especias.

Notas: Si se desea un poco más picante se le agrega un poco más de mezcla de chili. Se deja conservar durante unos 30 minutos.

Esta receta tiene mejor resultado cuando se hace una gran cantidad. Se puede congelar en porciones individuales para cuando tenga su próximo antojo.

Añada una taza de vegetales cocidos o una pequeña ensalada.

PESCADO FRITO AL HORNO Y ENSALADA DE LECHUGA Y REPOLLO

4 PORCIONES

Aceite en aerosol	2 cucharadas de queso parmesano rallado
1 libra de pescado sin piel	¼ de cucharadita de condimento de pimienta y limón
¼ de taza de leche descremada	
⅓ de taza de harina regular	1 cucharada de mantequilla derretida
½ taza de cereal Uncle Sam (triturado) o miga de pan	

Cortar el pescado en 4 porciones. Alistar 3 platos. Colocar en uno la leche, en otro la harina y en el tercero el cereal triturado o las migas de pan, con el queso parmesano, los condimentos y la mantequilla (bien mezclados).

Rociar un molde que pueda llevarse al horno con aceite en aerosol. Mojar el pescado en la leche, cubrirlo con harina, mojarlo de nuevo en la leche, luego presionarlo sobre la mezcla de pan rallado. Cuidar que quede recubierto por todos los lados. Hornear destapado a 450° hasta que el pescado se dore. Aproximadamente 5 minutos por cada ½ pulgada de grosor del pescado.

Servir con ensalada de lechuga y repollo (receta a continuación).

Ensalada de repollo y lechuga
8 PORCIONES, 1 TAZA POR PORCIÓN

1 repollo finamente rallado	2 cucharadas de vinagre blanco
2 tazas de zanahorias finamente ralladas	3 cucharadas de jugo de manzana
2 tallos de apio rallados	½ taza de yogurt natural sin sabor
¼ de taza de pasas	Sal y pimienta
1 manzana en cubitos	

En un tazón mediano revolver el repollo, la zanahoria, el apio, las pasas y la manzana. Dejar a un lado. En un tazón pequeño revolver el vinagre, el jugo de manzana y el yogurt y cubrir lo todo con esta salsa. (Si se hace con anterioridad, se puede tapar y poner en el refrigerador hasta el momento de servirla.)

CHULETAS DE CORDERO AL ROMERO

4 PORCIONES

8 chuletas de cordero (aproximadamente 1 a 1½ libras), sin grasa	½ taza de conserva de albaricoque o melocotón baja en azúcar
2 cucharadas de aceite de oliva	¼ de taza de agua
2 cucharaditas de romero fresco picado (o ½ cucharadita de romero seco)	1 cucharada de mostaza Dijon
½ cucharadita de pimienta negra	1 cubo de caldo de pollo
2 dientes de ajo picados	½ cucharadita de menta fresca picada

Mezclar 1 cucharada de aceite de oliva, 2 cucharaditas de romero fresco (o ½ de romero seco) pimienta y ajo en un tazón pequeño. Untar esta mezcla sobre toda la superficie de las chuletas por ambos lados.

En una olla pequeña, preparar un glaseado combinando la conserva, el agua, la mostaza, el caldo, el resto del romero y la pimienta. Calentar y revolver hasta que empiece a hacer burbujas, luego dejar a un lado.

Calentar el resto del aceite en un sartén grande a fuego medio. Agregar las chuletas, cocinar unos 3 minutos por cada lado. Cocinar hasta que estén a término medio (160° de temperatura interna).

Servir con el glaseado, ½ taza de arroz y ensalada verde al gusto.

POLLO REBOSADO ASADO Y ENSALADA DE BRÓCOLI CRUDO

4 PORCIONES

Aceite en aerosol	½ cucharadita de mostaza seca
4 pechugas de pollo deshuesadas de 4 onzas	2 cucharaditas de pimentón
⅓ de taza de leche en polvo	1 cucharada de caldo de pollo bajo en sodio
1 cucharadita de sal	½ cucharadita de semillas de hinojo, desbaratadas
½ cucharadita de pimienta	

Mezclar los ingredientes secos y colocarlos en una bolsa plástica. Sumergir el pollo en agua y luego agitarlo individualmente dentro de la bolsa. Hornear durante 25 minutos a 400°.

Servir con ensalada de brócoli crudo (a continuación) y un panecillo.

Ensalada de Brócoli Crudo

4 tazas de ramitos de brócoli picados en trozos pequeños	2 cucharadas de Splenda® (u otro sustituto de azúcar para completar 1 cucharada)
¼ de taza de cebolla roja picada	2 cucharaditas de vinagre de sidra
2 tazas de mayonesa light	2 cucharaditas de semilla de girasol
3 cucharadas de pasas doradas	

Mezclar todos los ingredientes y enfriar antes de servir.

Sofrito de Tofú

4 PORCIONES

1 taza de arroz salvaje precocido	½ cucharadita de pimiento rojo triturado, si se desea
½ taza de caldo de vegetales o de pollo	1 taza de zanahorias tajadas finas o al sesgo
¼ de taza de jerez seco	
Aceite en aerosol	2 dientes de ajo picados
1 cucharada de almidón de maíz	2 tazas de ramitos de brócoli
1 cucharada de salsa de soya baja en sodio	2 tazas de tofú firme cortado en cubitos de ½ pulgada
1 cucharadita de sustituto de azúcar	
1 cucharadita de jengibre fresco rallado	

Preparar el arroz y mantenerlo caliente.

En un tazón pequeño mezclar el caldo, el jerez seco, el almidón de maíz, la salsa de soya, el sustituto de azúcar, las escamas de pimentón y los pimentones en trocitos. Dejar a un lado.

Rociar un sartén grande con aceite en aerosol. Precalentar el sartén a fuego medio, luego agregar las zanahorias y el ajo, revolver y dorar por ambos lados. Agregar el brócoli y dorar revolviendo durante 3 o 4 minutos más (hasta que los vegetales estén crocantes y suaves). Colocar los vegetales al lado del sartén. Colocar la salsa en la mitad del sartén y mezclar hasta que esté espesa y burbujeante. Agregar el tofú y revolver todos los ingredientes para recubrirlos. Dejar cocinar durante otro minuto más.

Para servir, con una cuchara, coloque la mezcla sobre ½ taza de arroz salvaje.

Pollo Fácil con Vegetales

4 PORCIONES

1½ cucharadas de mantequilla	10 onzas de habas verde congeladas
1 cucharadita de ajo en polvo	Sal y pimienta
½ taza de cebolla picada	4 papas rojas o blancas pequeñas
12 onzas de pechuga de pollo sin hueso y sin piel cortada en cuadritos	1 cucharada de ajo picado

Cocine en el fuego o en el horno microondas las papas hasta que estén blandas. Manténgalas calientes.

Derretir la mantequilla en un sartén, agregar el ajo y la cebolla. Revolver y cocinar a fuego lento durante unos 5 minutos. Retirar y colocar en el sartén el pollo. Cocinar a fuego lento hasta que el pollo esté totalmente cocinado, aproximadamente 12 minutos. Retirar el pollo del sartén y mantenerlo caliente. Colocar la habas verdes, el pimentón y las cebollas cocidas de nuevo en el sartén. Tapar y dejar cocinar a fuego medio durante unos 5 minutos o hasta que las habas estén blandas. Agregar el pollo y las papas, cocinar hasta que esté caliente, unos 3 o 4 minutos, revolviendo ocasionalmente.

PECHUGA DE PAVO EN OLLA ELÉCTRICA LENTA

4 PORCIONES

1 pechuga de pavo entera	1 paquete de mezcla de sopa de cebolla
2 cajas pequeñas de gelatina de arándano sin azúcar	1 taza de agua hirviendo

Disolver la gelatina en 1 taza de agua hirviendo. Colocar la pechuga de pollo (con la piel hacia arriba) en una olla eléctrica lenta, verter la mezcla de gelatina sobre el pavo y rociar con la sopa de cebolla hasta cubrirla totalmente. Tapar la olla y dejar cocinar a fuego ALTO durante 3 horas. Reducir el calor y cocinar durante otras 3 horas hasta que el pavo esté suave.

POLLO ASADO CON PAPAS FRITAS

4 PORCIONES

4 papas pequeñas para hornear, limpias y lavadas	½ cucharadita de tomillo seco
1 cucharada de aceite de oliva	8 muslos de pollo sin piel
1 cucharadita de sal de mar o sal corriente	1 huevo
1 cucharada de harina regular	2 cucharadas de agua
1 pizca de pimienta *cayenne*	6 cucharadas de cereal Uncle Sam triturado o pan rallado
½ cucharadita de pimentón	Sal y pimienta

Precalentar el horno a 400°.

Siga estas simples indicaciones para hacer menos pesados los menús de los días festivos y al mismo tiempo mantenerlos dentro del espíritu tradicional. Las comidas de los días festivos no tienen por qué estar llenas de calorías para ser sabrosas.

- Pavo asado—elija un pavo regular con preferencia a uno empacado en su propio jugo para reducir el contenido de sodio. Para asegurarse de que no se seque, áselo sin rellenar, deje la piel mientras se dora y sáquelo del horno cuando la temperatura interna alcance 170° en la pechuga (utilice un termómetro de cocina).
- Para la salsa—utilice una taza de salsa ya preparada o refrigere los jugos que quedan en el asador (para que la grasa se endurezca) y retire la grasa antes de hacer la salsa. Así se ahorrará unos 56 gramos de grasa por taza de salsa.
- Relleno—utilice un poco menos de pan y agregue más cebollas, apio, vegetales o inclusive frutas como arándanos y manzanas.
- Conservas dulces—no utilice margarina ni malvaviscos. Endulce con jugo de frutas, como jugo de manzana, y acentúe el sabor con canela.
- Cacerola de habas verdes—cocine las habas verdes frescas con pedacitos de papa en lugar de con una sopa en crema. Recúbralas con almendras en lugar de anillos de cebolla fritos.
- Puré de papa—utilice leche descremada, ajo en polvo y un poquito de queso parmesano en vez de leche entera y mantequilla.
- *Pie* de calabaza (ahuyama)—vea nuestra receta para *pie* de ahuyama sin masa en la Sección de Postres.
- Panecillos—sirva panecillos más pequeños o elimínelos por completo del menú.

Cortar cada papa en 8 porciones iguales a lo largo. Colocarlas en una bolsa de plástico limpia, agregar el aceite, sellar y agitar bien para recubrirlas completamente. Colocar las papas con la cáscara hacia abajo sobre un molde para hornear antiadherente, rociar con sal y hornearlas durante 30 a 35 minutos hasta que estén tiernas y doradas.

Mientras tanto, mezclar la harina y las especias en un plato. Pasar el pollo por la harina sazonada para recubrirlo levemente. Luego, en otro plato, mezclar el huevo y el agua y en otro plato el pan rallado. Mojar el pollo primero en el huevo y luego en el pan. Colocarlo sobre una hoja para hornear. Horneélos junto con las papas cortadas durante 30 minutos, volteándolos después de 15 minutos. Retire las papas y el pollo del horno cuando estén suaves y bien cocidos.

Sirva con vegetales al vapor y ensalada mixta.

PITAS CON ALBÓNDIGAS DE PAVO

4 PORCIONES

½ paquete (de 12 onzas) de albóndigas de pavo totalmente cocidas	¼ de cucharadita de sal
1 cucharadita de comino	4 panes de pita pequeños
1 cucharadita de pimentón	8 tajadas de tomate cortadas delgadas y partidas por la mitad
1 taza de pepino picado	4 hojas de lechuga grandes, de cualquier clase (romana, o de hoja larga)
1 taza de *yogurt* sin sabor	
2 cucharadas de eneldo fresco finamente picado	Eneldo fresco
	1 cucharada de jugo de limón

En un plato para microondas, calentar las albóndigas según las instrucciones del paquete. A mitad del proceso, rosearlas con la mitad del pimentón y la mitad del comino. Revolver con frecuencia.

Mezclar el pepino, el yogurt, el jugo de limón, el eneldo, la sal y el resto del pimentón y el comino en un tazón pequeño.

En cada pan de pita, disponer la lechuga y los tomates en el centro de la pita. Cubrir con las albóndigas (si lo desea, estas pueden cortarse en dos). Con una cuchara, vierta la salsa de pepino sobre las albóndigas.

Almuerzo/Cena: Comidas Congeladas

Muchas comidas congeladas no vienen con suficientes vegetales. Por eso creamos las ensaladas que a continuación encontrará para su disfrute y un mejor balance nutricional.

Para todas las opciones de almuerzo y cena elija entre las siguientes ensaladas:

Si su comida congelada no tiene queso, elija entre las siguientes opciones de ensaladas:

- Agregue una ensalada de lechuga romana grande con ½ taza de corazones de alcachofa, ½ taza de habas verdes al vapor y 1 onza de queso Monterrey Jack. Sirva con una cucharada de un aderezo libre de grasa o con bajo contenido de grasa o utilice una cucharadita de aceite de linaza con unas gotas de limón.

• Agregue una abundante ensalada de espinaca con 1 onza de queso feta y 1 taza de berenjena cocida y tajada. Rocíela con 1 cucharada de aderezo bajo en grasa o sin grasa tipo balsámico o con una cucharadita de aceite de linaza con unas gotas de limón.

Si su comida congelada tiene queso, elija una de las siguientes opciones de ensaladas

• Agregue una abundante ensalada de lechuga tipo *iceberg,* con un tomate mediano tajado o cortado en cubitos y 1 taza de pimentones de distintos colores. Rocíela con 1 cucharada de aderezo bajo en grasa o sin grasa tipo balsámico o con una cucharadita de aceite de linaza con unas gotas de limón.

• Agregue una abundante ensalada de espinaca con champiñones enteros o tajados y mézclele tajadas de rábano. Rocíela con 1 cucharada de aderezo bajo en grasa o sin grasa tipo balsámico o con una cucharadita de aceite de linaza con unas gotas de limón.

Lean Cuisine® Café Classics Chicken Carbonara

Lean Cuisine® Cheese Cannelloni

Lean Cuisine® Café Classics Cheese Lasagna w/ Chicken Scaloppini

Lean Cuisine® Dinnertime Selections Salisbury Steak

Healthy Choice® Rigatoni w/ Broccoli and Chicken

Healthy Choice® Flavor Adventures Roasted Chicken Chardonnay

Healthy Choice® Oven Roasted Beef

Healthy Choice® Roasted Chicken Breast

Weight Watchers®, Smart Ones®, Ham & Cheddar Smartwich

Weight Watchers®, Smart Ones®, Deluxe Pizza

Weight Watchers®, Smart Ones®, Lemon Herb Chicken Piccata

Weight Watchers®, Smart Ones®, Peppercorn Fillet of Beef

Amy's Kitchen® Spinach Feta in a Pocket Sandwich (1)

Amy's Kitchen® Stuffed Pasta Shells Bowl

Amy's Kitchen® Cheese Enchilada

Amy's Kitchen® Vegetable Lasagna

Almuerzo/Cena: Comidas Rápidas

BAJA FRESH®

- Cualquier elección de un (1) Baja Style Taco (de pollo, carne o langostinos del golfo). Agregue una ensalada como acompañamiento, sin aderezo o con unas gotas de lima para darle sabor.
- Taco de pescado asado al carbón. Agregue una ensalada con unas gotas de lima o limón.

BOSTON MARKET®

- ¼ de carne de pollo negra sin piel. Agregue un tazón de sopa de vegetales o un acompañamiento de arroz Pilaf.
- Jamón glaseado con miel. Agregue 2 acompañamientos, Papas Nuevas y habas verdes o cacerola de habas verdes.

BURGER KING®

- Hamburguesas. Agregue una ensalada con aderezo bajo en grasa o sin grasa o con unas gotas de limón.
- Ensalada de pollo o camarones a la parilla. Agregue un aderezo bajo en grasa o sin grasa y un paquete de galletas, si lo hubiere.
- Hamburguesa pequeña sin mayonesa. Agregue una ensalada de vegetales con aderezo Kraft® sin grasa.

DAIRY QUEEN®

- Sándwich de carne o cerdo a la parilla. Agregue una ensalada con aderezo bajo en grasa o sin grasa
- Ensalada de pollo a la parrilla con aderezo sin grasa o bajo en grasa. Agregue un paquete de galletas o un pan pequeño.

DEL TACO®
- 2 Tacos de pollo al carbón.

EL POLLO LOCO®
- 1 muslo y un encuentro de pollo a la parrilla. 1 tortilla de maíz de 6 pulgadas y una mazorca o vegetales frescos.

FAZOLIS®
- Ensalada Cesar de pollo y pasta. Agregue aderezo italiano bajo en calorías.

IN 'N' OUT BURGER
- Hamburguesa con cebolla estilo proteína. Pida la mitad de una porción de papas a la francesa. Agregue mostaza y salsa de tomate en vez de la salsa que viene con la hamburguesa.
- Hamburguesa con cebolla. Use mostaza y queso en vez de la salsa que viene con la hamburguesa.

JACK IN THE BOX®
- Pan de pita con fajitas de pollo. Agregue una ensalada y use limón como aderezo.
- Ensalada de Pollo Asiática. Use aderezo de vinagreta balsámica baja en grasa y agregue un rollito de vegetales (egg roll).

KFC®
- Pechuga de pollo sin piel y sin apanar. Agregue una porción de habas verdes o mazorca entera (de 3 pulgadas) con una porción de puré de papas sin salsa, agregue un cuadrito de mantequilla.

MCDONALD'S®
- 1 hamburguesa con queso. Agregue una ensalada con vinagreta balsámica baja en grasa.
- 1 Ensalada de tocineta ranchera sin pollo. Agregue un Fruit N' Yogurt Parfait con o sin granola, como postre.
- Huevos McMuffin. Agregue un vaso de leche descremada al 1 por ciento.
- Sándwich de pollo a la parrilla. Agregue una ensalada con limón como aderezo o con vinagreta balsámica Newman's Own Low Fat Balsamic Vinaigrette (use solo la mitad del paquete).

SONIC®

- Sándwich de pollo a la parilla.
- Rollo de pollo a la parrilla sin aderezo ranchero.

SUBWAY®

- Porción de jamón de 6 pulgadas sin mayonesa. Sal, pimienta y mostaza opcionales. Agregue una ensalada con unas gotas de limón o con aderezo italiano Kraft bajo en grasa o pida una sopa. Elija entre lo siguiente: sopa de pollo asado con fideos o minestrone.
- Pechuga de pavo de 6 pulgadas sin mayonesa. Sal, pimienta y mostaza opcionales. Agregue una ensalada Garden Fresh con unas gotas de limón o con aderezo italiano Kraft bajo en grasa o pida una sopa. Eliga entre: sopa de pollo asado con fideos o minestrone.
- Sándwich de tuna de 6 pulgadas, abierto. Agregue una ensalada Garden Fresh con limón o con aderezo italiano Kraft sin grasa.

TACO BELL®

- Todas las comidas tienen que ser ordenados "fresco style"
- 2 Tacos suaves de pollo ranchero.
- Carne de res, pollo o Filete Enchirito.
- Gordita Baja: Carne de res, pollo o Filete.
- 2 Tacos suaves de Filete a la parrilla.

WENDY'S®

- Una hamburguesa pequeña. Agregue una ensalada con un aderezo francés sin grasa.
- Ensalada de Pollo Mandarin. Agregue un aderezo de miel y mostaza bajo en grasa.
- Sándwich de pollo a la parrilla. Agregue una ensalada Cesar con limón en lugar del aderezo que se sirve en el restaurante.

NOTA: Visita el sitio web JorgeCruise.com para la más reciente información de comidas hechas en casa, comidas congeladas y comidas rápidas en la sección Success News.

MERIENDAS

Por cada cantidad especificada, llene la línea de meriendas en su Horario de las 3 Horas^{MR}. En general, sus meriendas son de 100 calorías.

Almendras (12)

Almendras cubiertas de Chocolate (7)

Apio (3 tallos con una cucharadita de mantequilla de maní en cada uno)

Barra de Granola baja en grasa (1)

1 barra de chocolate de leche Hershey's® (1 pequeña)

1 barra de chocolate Hershey's® con almendras (1 pequeña)

1 barra Heath® (tamaño merienda)

Bolas de leche malteada (9)

Brownie, pequeño (1)

Caramelo (1 onza)

Caramelo crocante con maní (1 onza)

Cereal Uncle Sam® (½ taza seco)

Cheez-It® Twisterz (12)

Chips horneados de tortilla o papa (¾ de onza o de 15 a 20 chips)

Dannon® DanActive—de fresa (1)

Dannon® DanActive—de naranja (1)

Dannon® DanActive—de vainilla (1)

Dannon® DanActive—sabor original (1)

Dannon® Light'n Fit Creamy de todos los sabores (6 onzas)

Dannon® Light'n Fit Smoothie, de todos los sabores (1 botella)

Dannon® Light'n Fit Yogurt, de todos los sabores (6 onzas)

Dulces de mantequilla y whisky (4 dulces)

Earthbound Farm Organic Snak Pack: Zanahorias con Salsa Ranchera

1 Fruta (ver la lista de frutas en el capítulo 12 para determinar el tamaño de la porción)

Galletas Baker's® cookie (www.bbcookies.com) (1)

Galletas de Soda (4)

Galletas de trigo integral (2–5)

Galletas Oysters (24)

Galletas Saltinas (6)

Gelatina (½ taza)

GeniSoy® Soy Crisps (25)

Goldfish® Crisps, Four Cheese (25)

Graham crackers, cuadrados de 2½ pulgadas (3)

Gumdrops (1 onza)

Handi-Snacks®, Mister Salty Pretzels n' Cheese (1 paquete)

Hershey's® Sweet Escapes (1 barra de cualquier clase)

Jell-O® Smoothie Snacks, de todos los sabores (1 merienda)

Kellogg's® Cocoa Rice Krispies Bar (1 barra)

Kellogg's® Tony's Cinnamon Krunchers Bar (1 barra)

Kit Kat® (1 barra de 2 porciones)

Knudsen® On the Go! Queso *cottage* bajo en grasa (1 porción)

Kudos® with M&M's granola bar (1 barra)

Maíz acaramelado (20 maíces)

Maní (20)

Marañones (12)

Melba toast (4 tajadas)

Mott's® Salsa de manzana con canela (1 taza)

Mott's® Salsa de manzana con fresa (1 taza)

Nabisco® 100 Calorie Pack, Chips Ahoy! Thin crisps (1 bolsa)

Nabisco® 100 Calorie Pack, Fruit Snacks Mixed Berry (1 bolsa)

Nabisco® 100 Calorie Pack, Kraft Cheese Nips thin crisps (1 bolsa)

Nabisco® 100 Calorie Pack, Oreo thin crisps (1 bolsa)

Nabisco® 100 Calorie Pack, Wheat Thins minis (1 bolsa)

Nabisco® Ritz Chips, Cheddar (10 chips)

Nabisco® Ritz Chips, Regular (10 chips)

Nabisco® Ritz Chips, Sour Cream & Onion (10 chips)

Nature Valley® Granola Bar, de todos los sabores (1 barra)

Nieve de frutas (½ taza)

No Pudge! Fat Free Fudge Brownie (www.nopudge.com) (1 tableta de 2")

Orville Redenbacher's® Mini tortas de todos los sabores (10 tortas)

Pacanas (8 mitades)

Palitos de pan, de 4 pulgadas de largo (2)

Palomitas de maíz, reventadas con aire (3 tazas)

Papas fritas sin grasa (15-20)

Papas Pringles® bajas en grasa de 8 paquetes (1 paquete)

Pasas (30)

Pretzels (¾ de onza)

Pria® Bar, de todos los sabores (1 barra)

Pudín sin grasa (1)

Quaker® Quakes Anillos de Maíz y Queso Cheddar (20)

Quaker® Quakes Anillos de Maíz y Queso Nacho (20)

Quaker® Quakes Anillos de
Maíz, BBQ (20)

Queso pera (1)

Sargento®, Cheeze & Sticks
Snacks (palitos de queso)
(1 paquete)

Semillas de ajonjolí
(2 cucharadas)

Semillas de calabaza (2
cucharadas)

Semillas de girasol
(2 cucharadas)

Skinny Cow® barra de
caramelo sin grasa (1)

Skinny Cow® sándwich de
helado bajo en grasa (½)

Stretch Island Fruit Leather,
cualquier sabor (2)

Tofutti (¼ taza)

Torta de Ángel (tajada de
2 onzas)

Torta regular (ponqué)
(1 tajada de 1 onza)

Tortas de arroz (2)

Tortilla chips, sin grasa
(15–20)

Trader Joe's Low-fat Rice
Crisps con caramelo (14)

Trader Joe's Low-fat
White Cheddar Corn
Crisps (20)

Yogurt congelado bajo
en grasa o sin grasa
(½ vaso)

Zanahorias en miniatura
(2 tazas)

GUSTOS

Por cada cantidad especificada, llene la línea de gustos de su Horario de las 3 Horas^{MR}. Dese un gusto todos los días. Por lo general, estos deben ser de 30 a 50 calorías.

Caramelo (1 caramelo de 2½ onzas)

Caramelos con licor (1)

Castañas europeas (1 onza)

Chips de chocolate (½ cucharada)

Ciruela pasa (1)

Dulces duros (1)

Galleta de jengibre (3)

Galleta de la fortuna (1)

Galleta de Mantequilla (1)

Galleta Miss Meringue (www.missmeringue.com) (1)

Galleta Oreo (1)

Galleta sin grasa (1 pequeña)

Galletas de animales (4)

Galletas Graham (1 o 2 cuadrados de ½ pulgada)

Galletas Triscuits® (2)

Gomitas (2)

Helado sin grasa (½ taza) roseado con salsa de chocolate Hershey's

Hershey's® Hugs o Kisses (2)

Hershey's® Miniatures (1, de cualquier clase)

Jelly beans (7)

Leche fría de vainilla (¼ taza)

Life Savers, cualquier sabor (3)

M&M's® (¼ de una bolsa pequeña)

M&M's® Minis (¼ de tubo)

Malvavisco (1 grande)

Malvaviscos mini (¼ taza)

Menta York (1 pequeña)

Mentas cubiertas de chocolate (4)

Nueces Ginkgo (1 onza o 14 medianas)

Paleta de jugo hecha con agua (1 de 2 onzas)

Paleta, Life Savers, sabores mixtos (1)

Palomitas de maíz reventadas con aire (1 taza)

Pasas (1 cucharada)

Pasas cubiertas de chocolate (10)

Postre de gelatina sin azúcar (1)

Pretzels (½ onza)

Reese's® Peanut Butter (1 taza)

Rice Krispies Treat square (½ cuadrado)

Ritz Bits®, con Mantequilla de maní (5)

Salsa de arándano (¼ de taza)

SnackWell's® galletas
  sándwich (1)
Starburst® de frutas (1)
Stretch Island Fruit Leather,
  cualquier sabor (1)
Tajada de queso bajo en
  calorías (1)

Teddy Grahams®, con sabor
  a miel (6)
Torta de maíz (1)
Uvas sin semilla congeladas
  (1 taza)
Wafers de Vanilla (2)

BIOGRAFÍA DE
JORGE CRUISE

"¡El nuevo gurú de la dieta en Estados Unidos!"

—*BETTER NUTRITION* MAGAZINE

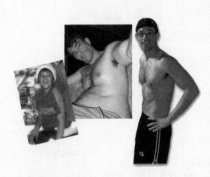 Jorge Cruise luchó personalmente
con el problema del peso cuando
niño y cuando joven. En la actualidad, es considerado el experto #1
en Pérdida de Peso para gente ocupada. Además, Jorge es también el
autor de la serie de libros best se-
llers del *New York Times 8 Minutes
in the Morning*® *(8 Minutos en la
Mañana*®*),* publicado en 14 idio-
mas. Ha asesorado más de 3 millo-
nes de personas en línea en JorgeCruise.com y es el asesor exclusivo de
Pérdida de Peso para AOL con 23 millones de clientes. Cada sábado su columna en "USA Weekend Magazine" es leída por más de 50 millones de lectores en 600 periódicos a través de todo el país. Jorge también es el
entrenador de Pérdida de Peso para la revista *First for Women,* con más de
3 millones de lectores al mes. Ha aparecido en el programa de *Oprah,* en
CNN, *Good Morning America, Today, Dateline NBC* y *The View.*

Con el conocimiento y las credenciales que ha recibido de la Universidad de California en San Diego (UCSD), Dartmouth College, el Cooper Ins-

titute for Aerobics Research, el American College of Sports Medicine (ACSM), y el American Council on Exercise (ACE), Jorge está dedicado a ayudar a la gente ocupada a adelgazar sin recurrir a las dietas de moda.

Jorge vive en San Diego, California, con su esposa Heather y su hijo Parker. Puede contactarlo en JorgeCruise.com o en AOL con la clave: Jorge Cruise.

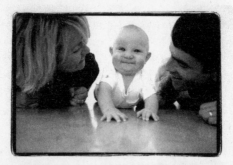

LA FAMILIA CRUISE: HEATHER, PARKER Y JORGE

"Jorge Cruise tiene respuestas que realmente funcionan y no requieren tiempo. Las recomiendo ampliamente."

—DR. ANDREW WEIL

DIRECTOR DEL PROGRAMA DE

MEDICINA INTEGRATIVA DE LA UNIVERSIDAD DE ARIZONA

Favor enviar sus comentarios sobre La Dieta de las 3 Horas^{MR} a:

JorgeCruise.com, Inc.
4019 Goldfinch Street, Suite 162
San Diego, CA 92103
Tel. 619-795-7886
Fax 619-373-2004

jc@jorgecruise.com

La Dieta de las 3 Horas^{MR}
Herramientas adicionales

¿Quiere sacar el máximo provecho de La Dieta de las 3 Horas^{MR}? Observe bien los siguientes pasos para llevar su plan al próximo nivel.

JorgeCruise.com

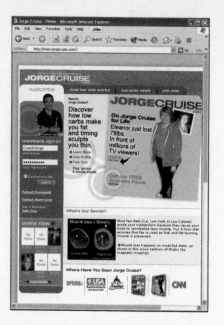

Algunas veces estar motivado y organizarse se complica. Asegure su éxito conectándose a la páginade Jorge Cruise y a sus asesores EN VIVO parade estemodo dar por sentado que padera dos libras ala semana con la Dieta de las 3 Horas^{MR}. El contar con estetipo de apoyo puede representar ladiferencía entre lograr el objetivo y mantenerlo.

Únase a nuestro club y obtendrá:

1. Un planificador semanal de comidas cada tres horas que le ayudará a comer a tiempo y singran esfuerzo.

2. Deliciosas recetas que usted puede hacer en la casa en sólo minutos a base de alimentos naturales, incluyendo carbohidratos! Todos los meses se añaden nuevas recetas.

3. Opciones de alimentos congelados de reconocidas marcas como Lean Cuisine®, Healthy Choice®, Amy's Kitchen® y otras.

4. Opciones de restaurantes de comidas rápidas como:

McDonald's®	KFC®
Arby's®	Subway®
In 'N' Out®	Taco Bell®
Burger King®	(y muchos otros más)
Jack in the Box®	

Además, usted obtiene acceso a nuestras juntas de apoyo, reuniones en línea, sistema de amigos y consejos diarios de Jorge para mantener le motivado. Formar parte de nuestro club es como unirse a una familia. Imagínese que no se privará de nada, ni habrá ninguna dieta baja en carbohidratos, además de que i perderá dos libras a la semana, sin dejar de comer!

Visite JorgeCruise.com y reciba hoy mismo un perfil GRATIS de La Dieta de las 3 Horas.

Más herramientas de apoyo

El programa de audio de *La Dieta de las 3 Horas*ᴹᴿ
Experimente la revolución de La Dieta de las 3 Horas directamente de Jorge Cruise. En este exclusivo programa de audio, Jorge lo llevará a través de todos los secretos de cómo perder dos Libras a la semana, sin privarse de nada de lo que proponen las dietas de moda. Coma algo adicional, escuchará también entrevistas reales con los clientes de La Dieta de las 3 Horas. Prepárese a aumentar su motivación y éxito ailos más altos niveles! Este programa está disponible en todas las líbrerías.

El libro de *La Dieta de las 3 Horas*ᴹᴿ en inglés
El fenomenal libro de Jorge fue escrito originalmente en inglés. Se puede obtener en cualquier librería.

El Diario de *La Dieta de las 3 Horas*ᴹᴿ
El Libro de Cocina de *La Dieta de las 3 Horas*ᴹᴿ
La Guía de Comidas de *La Dieta de las 3 Horas*ᴹᴿ
Estos tres libros se publicarán en el 2006. Para saber más sobre las fechas y otra información, visite la página de JorgeCruise.

La Serie de Libros de *8 Minutos en la Mañana*®
¿Quiere acelerar sus resultados? Entonces, asegúrese de obtener el libro de ejercicios de Jorge. Estos Libros para entonar y endure cer el cuerpo se usan en la casa para restaurar el músculo perdido, a la vez que activa so metabolismo todavía más ¡Y sólo hace falta ocho minutos al día! Se pueden compraren cualquier librería.

BIBLIOGRAFÍA SELECCIONADA

Antoine, J. M., R. Rohr, M. J. Gagery, R. E. Bleyer, and G. Debry. "Feeding Frequency and Nitrogen Balance in Weight-reduction Obese Women." *Human Nutrition: Clinical Nutrition* 38 no. 1 (1984): 313–38.

"A Randomized Controlled Trial of 4 Different Commercial Weight Loss Programs in the UK in Obese Adults: Body Composition Changes over 6 Months." *Asia Pacific Journal of Clinical Nutrition*. 13: S146.

Astrup, A., T. Meinert Larsen, A. Harper. "Atkins and Other Low-carbohydrate Diets: Hoax or an Effective Tool for Weight Loss?" *Lancet*. 364 no. 9437: 897–99, 2004.

Bravata, D. M., L. Sanders, J. Huang, H. M. Krumholz, I. Olkin, C. D. Gardner, D. M. Bravata. "Efficacy and Safety of Low-carbohydrate Diets: A Systematic Review." *Journal of the American Medical Association*. 289 no. 14: 1837–50, 2003.

Butki, B. "Effects of a Carbohydrate-restricted Diet on Affective Responses to Acute Exercise among Physically Active Participants." *Perceptual and Motor Skills*. 96 no. 2 (2003): 607–15.

Crovetti, R., M. Porrini, A. Santangelo, and G. Testolin. "The Influence of the Thermic Effect of Food on Satiety." *European Journal of Clinical Nutrition*. 52 no. 7 (1998): 482–88.

de Jonge, L., and G. A. Bray. "The Thermic Effect of Food and Obesity: A Critical Review." *Obesity Research*. 5 no. 6 (1997): 622–31.

Deutz, R. C., D. Benardot, D. E. Martin, and M. M. Cody. "Relationship Between Energy Deficits and Body Composition in Elite Female Gymnasts and Runners." *Medicine and Science in Sports and Exercise*. 32 no.2 (2000): 659–68.

"Eat More Often to Combat Overeating." *Environmental Nutrition*. 23 no. 4 (2000): 8.

Farshchi, H. R., M. A. Taylor, and I. A. Macdonald. "Decreased Thermic Effect of Food after an Irregular Compared with a Regular Meal Pattern in Healthy Lean Women." *International Journal of Obesity Related Metabolic Disorders*. 28 no. 5 (2004): 653–60.

Farshchi, H. R., M. A. Taylor, and I. A. Macdonald. "Regular Meal Frequency Creates More Appropriate Insulin Sensitivity and Lipid Profiles Compared with Irregular Meal Frequency in Healthy Lean Women." *European Journal of Clinical Nutrition*. 58 no. 7 (2004): 1071–77.

Fogteloo, A. J., H. Pijl, F. Roelfsema, M. Frölich, and A. E. Meinders. "Impact of Meal Timing and Frequency on the Twenty-four-hour Leptin Rhythm." *Hormone Research*. 62 no. 2 (2004): 71–78.

Foster, G. D., H. R. Wyatt, J. O. Hill, B. G. McGuckin, C. Brill, B. S. Mohammed, P. O. Szapary, D. J. Rader, J. S. Edman, S. Klein. "A Randomized Trial of a Low-carbohydrate Diet for Obesity." *New England Journal of Medicine*. 22 no. 21 (2003): 2082–90.

Garrow, J. S., M. Durrant, S. Blaza, D. Wilkins, P. Royston, and S. Sunkin. "The Effect of Meal Frequency and Protein Concentration on the Composition of the Weight Lost by Obese Subjects." *British Journal of Nutrition*. 45 no.1 (1981): 5–15.

Gwinup, G., R. C. Byron, W. H. Roush, P. A. Kruger, and G. J. Hamwi. "Effect of Nibbling vs. Gorging on Cardiovascular Risk Factors: Serum Uric Acid and Blood Lipids." *Metabolism*. 44 no. 4 (1995): 549–55.

Hargreaves M. "Muscle Glycogen and Metabolic Regulation." *Proceedings of the Nutrition Society*. 63 no. 2: 217–20, 2004.

Hargreaves, M., J. Hawley, and A. Jeukendrup. "Pre Exercise Carbohydrate and Fat Ingestion: Effects on Metabolism and Performance." *Journal of Sports Sciences*. 22 no. 1: 31–38, 2004.

Hays, N. P., R. D. Starling, X. Liu, D. H. Sullivan, T. A. Trappe, J. D. Fluckey, and W. J. Evans. "Effects of an Ad Libitum Low-Fat, High-Carbohydrate Diet on Body Weight, Body Composition, and Fat Distribution in Older Men and Women: A Randomized Controlled Trial." *Archives of Internal Medicine*. 164 no. 2 (2004): 210–17.

Iwao, S., K. Mori, and Y. Sato. "Effects of Meal Frequency on Body Composition During Weight Control in Boxers." *Scandinavia Journal of Medicine & Science in Sports*. 6 no. 5 (1996): 265–72.

Jenkins, D. J., A. Ocana, A. L. Jenkins, T. M. Wolever, V. Vuksan, L. Katzman, M. Hollands, G. Greenberg, P. Corey, and R. Patten. "Metabolic Advantages of Spreading the Nutrient Load: Effects of Increased Meal Frequency in Non-insulin-dependent Diabetes." *American Journal of Clinical Nutrition*. 55 no. 2 (1992): 461–67.

Jenkins, D. J., T. M. Wolever, V. Vuksan, F. Brighen, S. C. Cunnane, A. V. Rao, et al. "Nibbling vs. Gorging: Metabolic Advantages of Increased Meal Frequency." *New England Journal of Medicine*. 321 no. 14 (1989): 929–34.

Kappagoda, C. T., D. A. Hyson, and E. A. Amsterdam. "Low-carbohydrate High-protein Diets: Is There a Place for Them in Clinical Cardiology?" *Journal of the American College of Cardiology*. 3 no. 43: 725–30, 2004.

Klem, M. L., R. R. Wing, M. T. McGuire, H. M. Seagle, and J. Hill. "A Descriptive Study of Individuals Successful at Long-term Maintenance of Substantial Weight Loss." *American Journal of Clinical Nutrition*. 66 no.2 (1997): 239–46.

Kwiterovich Jr., P. O., E. P. G. Vining, P. Pyzik, R. Skolasky Jr., and J. M. Freeman. "Effect of a High Fat Ketogenic Diet on Plasma Levels of Lipids, Lipoproteins, and

Apolipoproteins in Children." *Journal of the American Medical Association.* 290 no. 7: 912–20, 2003.

Landers, P., M.M. Wolfe, S. Glore, R. Guild, and L. Phillips. "Effect of Weight Loss Plans on Body Composition and Diet Duration." *Journal of the Oklahoma State Medical Association.* 95 no. 5: 329–31, 2002.

LeBlanc, J., I. Mercier, and A. Nadeau. "Components of Postprandial Thermognesis in Relation to Meal Frequency in Humans." *Canadian Journal of Physiology and Pharmacology.* 71 no. 12 (1993): 879–83.

Romon, M., P. Lebel, C. Velly, N. Marecaux, J.C. Fruchart, and J. Dallongeville. "Leptin Response to Carbohydrate or Fat Meal and Association with Subsequent Satiety and Energy Intake." *American Journal of Physiology.* 277 no. 5 (1999): E855–61.

Speechly, D.P., and R. Buffenstein. "Acute Appetite Reduction Associated with an Increased Frequency of Eating in Obese Males." *International Journal of Obesity Related Metabolic Disorders.* 23 no. 11 (1999): 1151–59.

Speechly, D.P., and R. Buffenstein. "Greater Appetite Control Associated with an Increased Frequency of Eating in Lean Males." *New England Journal of Medicine.* 321 no. 14 (1989): 929–34.

Venkatraman, J.T., and D.R. Pendergast. "Effect of Dietary Intake on Immune Function in Athletes." *Sports Medicine.* 32 no. 5: 323–37, 2002.

Verboeket-van de Venne, W.P., and K.R. Westerterp. "Influence of the Feeding Frequency on Nutrient Utilization in Man: Consequences for Energy Metabolism." *European Journal of Clinical Nutrition.* 45 no. 3 (1991): 161–69.

Wurtman, R.J., J.J. Wurtman, M.M. Regan, J.M. McDermott, R.H. Tsay, and J.J. Breu. "Effects of Normal Meals Rich in Carbohydrates or Proteins on Plasma Tryptophan and Tyrosine Ratios." *American Journal of Clinical Nutrition.* 77 no. 1 (2003): 128–32.

Yancy Jr., W.S., M.K. Olsen, J.R. Guyton, R.P. Bakst, and E.C. Westman. "A Low-carbohydrate Ketogenic Diet Versus a Low-fat Diet to Treat Obesity and Hyperlipidemia: A Randomized, Controlled Trial." *Annals of Internal Medicine.* 140 no. 10: 769–77, 2004.

ÍNDICE